# 心血管介入诊疗护理技术操作规范

主　编　陈务贤　周云英　赵文利　李高叶

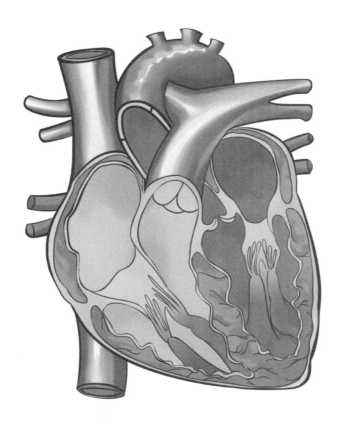

广西科学技术出版社

· 南宁 ·

**图书在版编目（CIP）数据**

心血管介入诊疗护理技术操作规范 / 陈务贤等
主编 . —南宁：广西科学技术出版社，2023.5
　　ISBN 978-7-5551-1876-3

　　Ⅰ . ①心… Ⅱ . ①陈… Ⅲ . ①心脏血管疾病—
介入性治疗—护理—技术操作规程 Ⅳ . ①R473.5-65

　　中国版本图书馆CIP数据核字（2022）第214553号

# 心血管介入诊疗护理技术操作规范

主编：陈务贤　周云英　赵文利　李高叶

策划编辑：罗煜涛　　　　　　　　　　封面设计：韦宇星
责任编辑：李宝娟　　　　　　　　　　责任印制：韦文印
责任校对：冯　靖

出 版 人：卢培钊
出版发行：广西科学技术出版社
社　　址：广西南宁市东葛路 66 号　　　邮政编码：530023
网　　址：http://www.gxkjs.com
经　　销：全国各地新华书店
印　　刷：广西社会福利印刷厂

开　　本：787 mm × 1092 mm　　1/16
字　　数：363 千字　　　　　　　　　印　　张：18
版　　次：2023 年 5 月第 1 版
印　　次：2023 年 5 月第 1 次印刷
书　　号：ISBN 978-7-5551-1876-3
定　　价：128.00 元

# 编委会

陈务贤　广西医科大学第一附属医院

陈丽霞　玉林市第一人民医院

林吉怡　厦门大学附属心血管病医院

周云英　江西省人民医院

冼金惠　中山大学附属第一医院

郑　梅　广西医科大学第一附属医院

郑一梅　北京大学第一医院

郑明霞　四川大学华西医院

赵文利　河南省人民医院

赵立波　贵州省遵义市第一人民医院

荆丽敏　北京电力医院

姜　琳　北京大学人民医院

徐娇阳　厦门大学附属心血管病医院

高学琴　哈尔滨医科大学附属第二医院

郭　晖　哈尔滨医科大学附属第一医院

黄　郁　昆明医科大学第一附属医院

曹燕清　柳州市人民医院

梁青龙　贵州省人民医院

梁晓梅　广西医科大学第一附属医院

彭会珍　河南省人民医院

蒋和俊　中南大学湘雅二医院

韩　琼　厦门大学附属心血管病医院

辜小芳　解放军总医院

覃日昆　广西医科大学第一附属医院

覃春雨　广西医科大学第一附属医院

曾　伟　广西医科大学第一附属医院

温红梅　厦门大学附属心血管病医院

路　华　桂林市人民医院

# 序

近年来，心血管介入诊疗技术迅速发展。国家质量控制中心网络直报数据的资料显示，2021年我国大陆地区冠心病介入治疗已达116.4万例（未包含军队医院），导管消融已达15.68万例，先天性心脏病介入治疗达到3.67万例，接受经导管主动脉瓣置换术超过1.5万例。在"以基层为重点，以预防为主"的健康中国建设背景下，心血管疾病防治主战场由三级医院逐步向基层医院下沉，县市级医院开展心血管介入诊疗技术逐渐增多，但由于心血管介入诊疗手术种类繁多，对护理人员提出了更高的要求，因此规范护理人员尤其是基层医院心血管疾病护理人员的心血管介入诊疗护理技术，解决护理人员在工作中遇到的诸多问题，提高心血管介入诊疗技术开展的配合度，大力普及、规范心血管介入诊疗护理技术操作尤为重要。

《心血管介入诊疗护理技术操作规范》是一部心血管介入诊疗护理学专著，由来自全国近40家知名心血管介入中心的50多位资深介入护理学专家编写而成，全面、系统地介绍心血管疾病介入诊疗及护理概述、介入医学与介入手术室、胸痛中心的建设、介入诊疗职业防护、心血管介入术中常用药物、心血管介入常用设备仪器使用与维护、心血管介入诊疗耗材及管理、心血管介入护理操作实践等内容，实用性和可操作性强，可为广大介入诊疗护理工作者提供操作范本，是介入护理技术培训与考核的理想教材。

是为序。

李浪

2023年4月

李浪，国家临床重点专科广西医科大学第一附属医院心血管内科学科带头人，主任医师，二级教授，博士生导师。

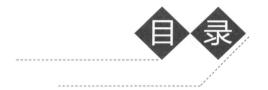

# 第一章
# 心血管疾病介入诊疗及护理概述

心血管疾病泛指由高脂血症、动脉粥样硬化和高血压等导致的心脏发生缺血性疾病，最常见的种类有心力衰竭、心律失常和冠心病等，其中冠心病最为常见。此类疾病具有高患病率、高致残率和高死亡率的特点。目前，我国心血管疾病患病率处于持续上升阶段。国家心血管病中心发布的《中国心血管健康与疾病报告 2021》显示，每 5 例死亡中就有 2 例死于心血管病。

经皮冠状动脉介入治疗（percutaneous coronary intervention，PCI）是现代介入治疗中的重要分类，是指经心导管技术疏通狭窄甚至闭塞的冠状动脉管腔，从而改善心肌血流灌注的治疗方式。因其创伤小、住院周期短、预后效果好，已成为目前公认的心血管疾病的主要治疗方式之一。在心血管疾病的治疗领域，经皮冠状动脉介入治疗具备介入诊断和介入治疗的双重功能，并与由此而延伸出来的专科护理领域，组成了心血管疾病介入诊疗的一大领域。近年来随着介入诊断技术水平的提高，其治疗水平和护理水平也得到明显的提高和发展。

## 一、心血管疾病介入诊断方式

### 1. 心脏电生理检查

心脏电生理检查是一种评价心脏电功能的精确有创方法，在自身心律或起搏心律时，记录心内电活动，分析其表现和特征加以推理，做出综合判断。在心脏医学领域，电生理技术发挥着重要的作用，主要是对心律失常进行诊断，并在此基础上对心律失常进行治疗，涉及的方法主要有心脏电生理检查、射频消融术、心脏起搏器植入术等。

在心脏电生理检查中，心电图是其中重要的组成部分，主要诊断心律失常，通过在人体不同部位放置电极，记录由 P、Q、R、S、T、U 组成的心电图波段，可以反映心脏的电活动，帮助诊断心脏的器质性疾病和病理性疾病，并且随着技术的发展，出现了更为先进的 24 小时动态心电图和心电图运动负荷试验，可以发现常规心电图检查不易发现的心律失常和心肌缺血等。除了使用心电图诊断，还可以辅以运动试验和胸片检查，提供辅助诊断和预后信息。

目前，心电图检查已成为临床上一个重要的诊断手段，尤其是在心血管疾病的诊断上，可作为重要的心脏监测和预后评估工具。

2. 超声心动图

超声心动图是利用超声短波的特殊物理学特性检查心脏和大血管的解剖结构及功能状态的一种影像学诊断技术，临床上可应用于检查心脏瓣膜、管腔大小及收缩舒张等心脏器质性功能是否正常，如对先天性心脏病、风湿性心脏病等结构性心脏病的诊断。1954 年首次应用超声诊断心脏病。一般临床常用的有 3 种：M 型、二维和多普勒超声心动图。目前越来越成熟的实时三维超声心动图，可以实现心脏手术中的实时监护，与心腔造影结合可快速显示造影灌注缺损区，与心脏电生理研究结合可由心肌活动顺序推衍心肌电生理参数等新的发展方向，超声心动图的发展可以极大促进心血管疾病诊断技术的进步，可以在临床诊断和治疗中发挥巨大的作用。

3. 电子计算机断层扫描

电子计算机断层扫描是一种十分成熟的心血管疾病诊断方法，可通过 X 射线、γ 射线提供具有高密度分辨率、无组织器官重叠的人体横断面血流图像，并能进行冠状、矢状和斜面影像重建。在心脏和大血管疾病诊断方面，电子计算机断层扫描检查对冠状动脉和心瓣膜的钙化、大血管壁的钙化及动脉瘤改变等病理性改变具有重要的临床意义。

4. 冠状动脉造影

冠状动脉造影（coronary arterial angiography，CAG）作为冠心病诊断的金标准，在心血管疾病的诊断中发挥着越来越重要的作用。CAG 通过心导管经皮刺入进入冠状动脉口，注入对比剂，通过数字减影血管造影（digital subtraction angiography，DSA）机使冠状动脉显影，CAG 可以评价冠状动脉血管的走行、数量和畸形，评价冠状动脉病变的有无、严重程度和病变范围和评价冠状动脉功能性改变和侧支循环的有无。CAG 诊断心血管疾病的特异性高，并且作为有创诊断手段，因副作用小，其应用范围越来越广。

5. 血管内超声

血管内超声通过心导管将微型化的超声换能器置入心血管腔内，显示心血管断面形态和（或）血流图形，主要包括超声显像技术和多普勒血流测定两方面。血管内超声可以识别 CAG 无法识别的病变，不仅可以定量化血管壁的构造，也可以评价冠状动脉粥样硬化病变的总负荷和斑块的性质，具有准确、直观等优点。近年来，血管内超声在我国介入心脏学中已发挥越来越重要的作用。CAG 和血管内超声相辅相成，可以有效地指导临床决策。

6. 光学相干断层显像

光学相干断层显像是一种光扫描断层显像技术，利用波长近似于红外线的光波和新的高分辨率断面成像模式，将新发展的光学技术与超灵敏探测合为一体，加上现代计算机图像处理，发展成为一门新兴的断层成像诊断技术。利用这种技术可以实现心血管组织深部微米分辨率的成像，用于临床鉴别和诊断动脉粥样硬化以及干预治疗后的效果评价。其区别斑块成分的能力要强于血管内超声，在识别高危斑块方面具有一定的作用。

## 二、心血管疾病介入治疗方式

1. 心导管球囊扩张术

心导管球囊扩张术经皮穿刺或切开外周血管将带球囊心导管在 X 射线监视下经皮刺入送入心脏或血管的病变部位，然后于球囊内加压注入显影液，使球囊扩张，在心血管疾病中用以治疗心脏瓣膜狭窄和血管阻塞，如二尖瓣狭窄和冠状动脉阻塞。但由于血管弹性回缩、平滑细胞增生等原因，心导管球囊扩张术术后血管再狭窄率高，患者预后效果不尽如人意。目前，新型的药物涂层球囊作为一种新的介入治疗方式，使用以紫杉醇酯为基础的药物涂层，可以抑制血管内膜增生，降低球囊扩张术后血管再狭窄的发生率，打开了心血管疾病介入治疗的新局面。

2. 冠状动脉内支架置入技术

冠状动脉内支架置入技术是心血管疾病介入治疗的第二个里程碑。支架置入术是处理急性血管闭塞最有效的手段，将金属支架永久性地放置于冠状动脉病变处，经球囊扩张释放或自膨胀方式支撑血管壁，以保持冠状动脉管腔的开放，降低急性心肌梗死死亡率。其可以显著降低血管的再狭窄率，有效弥补球囊扩张治疗的不足，并且随着新型药物洗脱支架的出现和心脏搭桥技术的成熟，在心血管疾病的治疗效果将越来越好。

3. 镶嵌治疗

镶嵌治疗是介入治疗与外科手术相结合的新型治疗方式。近些年随着国产先天性心脏病介入器材的成熟，镶嵌治疗得以不断普及。通过介入治疗辅助，镶嵌治疗不仅弥补了外科手术与介入封堵术的缺点与局限性，也解决了外科手术的并发症和遗留问题，具有切口小、术后无须放置引流管等优点，可以治疗某些重症复杂先天性心脏病。

4. 心脏起搏器植入术

心脏起搏器植入术是指通过介入方式人工植入心脏起搏器，用特定频率的脉冲电流，经过导线和电极刺激心脏，代替心脏的起搏点带动心脏搏动的治疗方法，是治疗不可逆的心脏起搏传导功能障碍的安全、有效方法。起搏器治疗发展到现在，应用的心血管疾病范围不断扩大，并且发展出双腔起搏等新的治疗方式，能很好地治疗心律失常疾病。

5. 左心耳封堵术

左心耳封堵术通过介入手术的方式应用封堵器堵塞左心耳，预防心房颤动（以下简称"房颤"）时左心耳形成血栓，可达到药物抗凝的治疗效果，降低房颤患者由血栓栓塞引发残疾或死亡的风险，而且出血风险大大降低。这种方式经过多年的验证和总结提高，成功率和安全性得到很大的提升，已成为房颤治疗的重要一环。

## 三、心血管疾病介入护理

### 1. 介入护理的概念

介入护理是 20 世纪 70 年代随着介入放射学的兴起而发展起来的新学科。在我国，许多医院的介入护士工作延伸于外科手术护理的概念。我国介入护理起步较晚，1990 年 4 月卫生部医政司发布《关于将具备一定条件的放射科改为临床科室的通知》之后，随着医院相继开设放射科介入病房，甚至成立独立的介入诊疗专科，拥有介入护理队伍，使介入治疗护理工作走向专业化，介入护理的概念才得以建立。介入护理是应用多学科、多领域的护理技术，从生物、心理、社会三个层面对接受介入治疗的患者实施系统的整体护理，帮助患者获得身心健康。介入护理随着介入治疗技术的发展而不断壮大，已成为护理学的重要分支，并且逐渐走向专科化护理水平。介入放射学是一门不断发展与进步的学科，要求介入护理人员要不断接受专业知识培训以适应学科发展，还要不断在介入护理实践中积累与研究，通过批判性思考寻求有关介入护理专业知识的应用与发展。

### 2. 介入护理的范畴

随着介入技术的不断发展完善，介入护理也从常规护理向专、精、细的专科护理发展。目前，介入护理工作分为介入手术室护理及介入病房护理两部分。介入手术室护理以心导管室发展最为迅速、最具规模，神经、血管和肿瘤等综合性介入护理管理规范化仍在总结与探索。介入病房护理较庞杂、全面，要求介入病房的护理工作者学习和掌握更全面的护理知识，促使介入护理从泛泛的常规护理向专、精、细的高素质介入专科护理的方向发展。介入护理的具体工作包括介入治疗的疾病与症状护理、介入治疗前的准备和治疗后的观察与护理、介入术中的台上与台下护理及术后的康复指导。介入手术室护士主要负责患者接送、介入术中配合、患者监护、器材药物准备、医嘱执行、耗材管理及术后手术室整理等。但大部分介入手术室护理只注重介入术中配合，缺乏术中介入护理文书及术前、术后护理交接等介入护理规范。

3. 介入护理的重要性

介入治疗中的护理工作是保证手术顺利进行的关键环节，也是临床护理中的一大分支。介入护理工作的质量会直接关系到患者的医疗安全、治疗效果和身心健康，也会直接影响患者的心理感受与医患关系的和谐融洽度。此外，介入治疗的疗效与并发症的发生与护理密切相关，正确、高效的护理工作可有效提高介入治疗的成功率。同时，介入护理的不断实践也促进了本学科的发展。

# 第二章
# 介入医学与介入手术室

## 第一节　介入医学

### 一、介入放射学

介入放射学（interventional radiology）一词由 Marginals 于 1967 年首次提出，是 20 世纪 70 年代后期迅速发展起来的一门边缘性学科。它是在医学影像设备的引导下，以影像诊断学和临床诊断学为基础，结合临床治疗学原理，利用导管、导丝等器材对各种疾病进行诊断及治疗的一系列技术，即在影像医学的引导下，通过经皮穿刺途径或通过人体原有孔道，将特制的导管或器械输送至病变部位进行诊断性造影和治疗的学科。由于这一技术具有微创、高效、应用广与费用低等优势，在某些方面或对某些疾病有着内科、外科所不及的作用，因此介入放射学已被认为是与内科、外科并列的三大医学技术之一。

### 二、数字减影血管造影

数字减影血管造影（DSA），即血管造影的影像通过数字化处理，把不需要的组织影像删掉，只保留血管影像，这种技术称作数字减影技术。其特点是图像清晰，分辨率高，为观察血管病变、血管狭窄的定位测量、诊断及介入治疗提供了真实的立体图像，为各种介入治疗提供必备条件。

### 三、介入护理学

由于介入放射学是 20 世纪 70 年代发展起来的新学科，故至今没有明确的介入护理的定义，自介入病房建立以来，这方面有所改善。与内科、外科、妇科、儿科的护理学相同，介入护理学也是一门综合性应用科学，研究的是整体的人，护理工作的基本方法是在护理过程把解决人的健康问题作为根本目的；只是介入护理直接相关的医学内容为介入放射学，接触的患者是接受介入诊疗的患者，所以介入护理学的内涵是与介入相关的护理学。随着介入放射学逐渐发展成熟，全国介入护理专业学组于 2014 年在中国介入放射学术大会会议上成立，标志着介入护理学已向系统化、规范化、专业化发展。

# 第二节　介入手术室

## 一、普通介入手术室

### （一）概述

介入手术室的前身是导管室，出现在 20 世纪 80 年代。导管室是实施介入性诊疗的重要场所，是医务人员在 X 射线引导下进行有创性操作的场所，兼有手术室和放射科的双重特点。普通介入手术室根据所开展介入手术范畴，可分为专科性介入手术室和综合性介入手术室。无论介入手术室的服务性质如何，开展的介入手术有多少类，合理的设置和科学的布局是对介入手术室的基本要求，也是开展介入手术所必需的设施条件。

### （二）标准

1. 建筑要求

（1）介入手术室位置要求。介入手术室的位置设置应考虑以下因素：应设在清洁和安静的位置，适合较低楼层，自成一区且与有关护理单元邻近，有条件的情况下应与急诊科、手术室、供应室、重症监护室等设有便捷通道，便于手术推车上下电梯，能够迅速、安全地转运患者；同时要避免 X 射线机对周围环境的辐射损害，须通过相关部门审批取得建设及使用资格。

（2）介入手术室的设施。地面应光滑平整，抗化学消毒剂腐蚀，避免潮湿。墙壁以淡绿色、淡蓝色为宜，光滑、不脱落，不散发或吸附尘粒，四周及天花板须有铅板屏障，以作为放射防护的必要设施。建筑材料以砖和水泥为宜，有线束朝向的墙壁应有 2 mm 铅当量的防护厚度，其他侧墙壁和天花板应有 1.8 mm 铅当量的防护厚度。门窗装置须紧密、宽大，门两面开启，具有防辐射功能，并坚固耐用；窗户为双层铅玻璃窗，须视线开阔且防辐射。

（3）用房设置。①手术间房间应宽敞，有足够的使用面积，一般手术间面积为 50 ～ 80 m²，高度为 3.0 ～ 3.5 m，利于操作和患者进出，也能降低室内 X 射线散射线对人的影响。手术室仅放置必备的设备，如血管造影诊断床、手术器械台、壁柜（内放无菌物品）、除颤仪、心电监护仪及压力监护仪、中心供氧装置、吸引器、吊式无影灯、吊式铅屏、高压注射器等。手术间设有冷暖设施，保持室温在 20 ～ 24 ℃之间，相对湿度 50% ～ 60%。附设的壁橱、阅片灯、中心吸引、中心供氧、电源插座等争取一次到位。②控制室一般要求面积为 10 ～ 14 m²，与手术间一墙之隔，中间装有铅玻璃，设有 X 射线机操作控制台、监护仪、刻录机、录影录像设备、手术医师及护士工作站等，手术间内装有对讲系统，便于控制室的人员与术者沟通、配合。此外，应具备手术录像转播系统，以供教学和参观使用。③设备间一般要求面积为 6 ～ 10 m²，必须保持低温干燥，设备的运转环境为 18 ～ 22 ℃，须装配独立的空调，保证设备间各种高压部件和控制部件以及核心计算机的正常运转。除维修人员外，其他人员不得入内。④外科洗手间应设在手术室旁边，术者洗手后可直接进入无菌区域。应采用非手动开关、冷热水龙头的洗手机，配备手刷、无菌擦手巾、洗手液以及快速手消液。洗手池要有足够的深度，防止水花外溅。⑤无菌物品房应设在紧靠手术间的限制区内，各种导管、导丝及介入治疗器材按有效期顺序放置在柜内，保持清洁、干燥、整齐，使之规范化，并设专人负责保管，便于检查，物账相符。⑥男、女更衣室面积一般为 10 ～ 20 m²，配置衣柜、鞋柜，设有洗手间、淋浴间。条件允许的可配备数字化自动行为管理系统，自助拿取清洁衣物、回收脏衣物。⑦污物处理间应设在非限制区，有污水池，用于倾倒引流的血液、体液；有用于浸泡污染手术器械的水池或盛器；有暂存一次性医疗废弃物的容器等。

2. 空气洁净度级别要求

普通介入手术室应符合《医院消毒卫生标准》（GB 15982—2012）区域环境要求中的Ⅱ类环境标准，即空气平均菌落数 ≤ 4.0 CFU/ 皿（15 min），物体表面平均菌落数 ≤ 5.0 CFU/cm³。净化空调系统至少设置三级空气过滤，第一级应设置在新风口或紧靠新风口处；第二级应设置在系统的正压段；第三级应设置在系统的末端或紧靠末端的静压箱附近，不得设在空调箱内。送风口应集中布置于手术台上方，使手术台周围一定区域内处于洁净气流的主流区内。

## 二、复合手术室

### （一）概念

复合手术室（hybrid operating room，HOR），是指安装了大型医用影像设备、能够在同一手术室中、在手术过程中同时开展 2 种及以上手术方式的手术室，其中的大型影像设备包括 DSA、MRI、CT 及 C 型臂 X 射线机等，手术方式包括开放手术、介入手术（血管介入、心脏介入及神经介入等）和放疗手术。

复合手术室分为综合性复合手术室和专科复合手术室，其优点是将传统的外科手术室与介入手术室有效地整合，以实现多学科同步联合的最佳治疗方式，可以避免患者在外科手术室和介入手术室之间的转运风险和多次麻醉可能带来的隐患，降低患者的损伤程度，缩短住院时间，提高医疗效率。

（二）标准

1. 建筑要求

（1）复合手术室布局要求。复合手术室包括手术用房（手术间、操作间、设备间、体外循环准备间）和辅助用房（示教室、会议室、更衣室、餐厅、家属谈话室），1间标准的复合手术室手术用房总面积约为120 m²，辅助用房可根据医院实际情况设置。

（2）手术用房面积要求。①手术间手术室应安装吊塔、无影灯、腔镜设备、存储视频会议设备，还要考虑DSA机的运动范围，因此手术间的最小面积应为80～100 m²。②操作间应安置各种工作站，最小面积应为20～30 m²。③设备间主要放置DSA机机柜、信息整合系统机柜、手术床控制机柜，面积可与普通手术间一致。④体外循环准备间面积为10 m²左右。

（3）手术间高度。根据百级层流各种风道的尺寸和布局，楼层高度要在4.5 m以上，天花板高度的设置首先要考虑DSA机的运动高度，以及手术灯和吊塔的运动高度，手术间净高度为2.9～4.0 m。由于复合手术室地面须预埋钢架来支撑扫描床，扫描床和设备之间的地面需要敷设电缆槽，同时复合手术室的地面还须考虑防X射线，因此，复合手术室所在区域的楼面在结构设计时应做下沉式设计，下沉的高度宜控制在250～300 mm。

2. 净化级别要求

（1）手术室分级要求。根据《医院洁净手术部建筑技术规范》（GB 50333—2013）的规定，开展心脏外科手术需要净化标准达到特别洁净手术室的Ⅰ级标准，即使不开展心脏外科手术，也至少应达到标准洁净手术室的Ⅱ级标准。Ⅰ级和Ⅱ级手术室须采用局部集中送风方式，即把送风口直接集中布置在手术台的上方。在设计复合手术室时，应充分考虑DSA机的安装方式，尽量避免在手术室中心净化送风区域设置钢架。Ⅰ级洁净度集中送风区域大小不小于2.4 m×2.6 m，Ⅱ级洁净度集中送风区域大小不小于1.8 m×2.6 m，洁净手术室和主要洁净辅助用房的等级标准的指标应符合《医院洁净手术部建筑技术规范》洁净手术室的等级标准（空态或静态的要求）。

（2）新风系统空气过滤的设置要求。至少设置三级空气过滤。复合手术室设计时，如送风口下方安装有阻挡洁净空气输送的设备，则容易形成局部湍流，从而使手术域内无法达到净化要求。这就要求细致规划送风口、DSA机、吊塔、灯带的位置。DSA机的C型臂必须具有灵活和大范围移动的能力，既要保证在手术状态下符合洁净度和手术人员、器械对场地的要求，又要满足在进行介入治疗时各种投照角度的严格要求。

（3）层流净化要求。按《医院洁净手术部建筑技术规范》（GB 5033—2013）要求，复合手术室的洁净度应达到层流净化手术室的百级标准，并应遵循不产尘、不积尘、耐腐蚀、防潮防霉、容易清洁和符合防火要求的总原则。手术床正上方尽量避免各种悬空部件，以免阻挡层流出风口，影响层流效果。在设计层流罩覆盖面积时，要充分考虑复合手术区域需要的面积，特别是要覆盖手术床的运动范围。配备 DSA 机的复合手术室的百级层流罩的尺寸要比一般的百级层流罩的尺寸大，一般为 3.1 m×3.0 m。其他要求：室内换气 20～25 次/h，新鲜空气含量应大于 20%；相对于周围走廊，手术室内气压为正；温度为 19～21 ℃，相对湿度为 50%～55%；天花板应为可冲洗材料；地板为带有整体墙基的无缝地板，以免寄生细菌和灰尘污染。

3. 放射防护要求

手术室的墙体、地板、天花板及门均应符合《医用 X 射线诊断放射卫生防护要求》（GB 8279—2001），根据 DSA 机的最大射线剂量，一般设计防护为至少 3 mm 铅当量，在手术间的 4 个墙面和天花板、地面（若不是在一楼）均用铅皮或者铅板进行防护，保证没有射线泄漏。另外操作间和手术间之间的观察窗大小应在 1.5 m×3.0 m 左右。在投入使用前应请具有专业资质的环境评价机构进行放射辐射评价，合格后方可使用。

4. 手术床要求

手术床要求轻巧、移动灵活、床体本身固定、有良好的 X 射线透光性及与 C 型臂一体化可控。外科手术要求床体可移动、稳定性好，并具有多方向成角能力，甚至床面分段可以调节手术体位。

5. 无影灯和吊塔要求

无影灯在满足手术要求的同时还要满足层流净化空气流动的要求。吊塔则应采用多臂双塔结构，可升降旋转并具有较强的承载能力，可轻松电动升降并在半径为 1 m 左右的范围内任意旋转，可停在医护人员触手可及的位置。

6. 快速升降温要求

复合手术室内如果开展心脏外科手术，为配合患者在不同手术阶段对环境温度的不同要求，可设置一台风冷冷凝机组和电热箱，用来实现手术室的快速升降温。

7. 医疗气体设计要求

由于手术过程中可能会用到氩气刀、体外循环机和其他风动工具，因此在设计医疗气体时除了手术室常规的氧气、压缩空气、真空吸引、笑气和麻醉废气，还须设置氩气、二氧化碳和氮气，并为其留有气体接口。

8. 设备要求

除普通介入手术室需要的设备外，复合手术室还须配备配套的外科手术设备，包括体外循环系统、胸腹腔镜系统、实时心脏超声系统、电刀工作站等。

### 三、隔离手术室

医院收治传染病患者时，应设立负压隔离病房及负压洁净手术室。负压隔离病房、负压洁净手术室的一个主要任务是保护医护人员和周围医疗科室与环境免遭致病菌的损害，这类病菌属于《中华人民共和国传染病防治法》中的传染病病菌。隔离手术间室内必须处于负压状态，通常包括一个通风系统，以便空气从走廊或者任意相邻区域流进负压手术室，同时确保污染的空气无法从负压手术室逸出，流入医院和卫生机构的其他区域。自然条件下，空气从高压带向低压带流动。负压手术室可以从根本上控制和解决手术室空气污染问题。按照《医院洁净手术部建筑技术规范》（GB 50333—2013）要求，负压手术室顶棚排风口入口处以及室内回风口入口处均必须设高效过滤器，并应在排风出口处设止回阀，回风口入口处设密闭阀。正负压转换手术室，应在部分回风口上设高效过滤器，另一部分回风口上设中效过滤器：当供负压使用时，应关闭中效过滤器处的密闭阀；当供应正压使用时，应关闭高效过滤器处的密闭阀。

### 四、布局与分区

随着微创技术的不断发展，数字一体化手术室成为新的发展方向。数字一体化手术室是以创造手术室的高效率、高安全性以及提升手术室对外交流平台为目的的多个系统（如医学、工控、通信、数码等）的综合运用。在数字一体化手术室中，通常按照三级综合医院等级评审标准要求，一般可将介入手术室分"三区四通道"［"三区"为限制区、半限制区（或缓冲区）和非限制区，"四通道"为工作人员通道、患者通道、污物通道及洁净物品通道］。限制区包括手术间、无菌敷料间等；半限制区（或缓冲区）包括控制室、护士站、患者等候区、麻醉苏醒室等；非限制区包括办公室、餐厅、家属谈话室、家属等候区、污物处理间、废弃物暂存间等。限制区与非限制区之间应设置 20 ～ 30 m² 的缓冲区。

为保持环境洁净，必须严格区分或隔离手术室的"三区"，一切人员及物品进出手术室均必须受到严格控制：凡进入手术室的人员必须更换手术室衣裤、鞋，戴专用帽子、口罩后方可进入半限制区，进入半限制区的人员不可大声谈笑及高声喊叫；进入限制区内的一切人员及其活动均须严格遵守无菌原则。

## 第三章
# 胸痛中心的建设

## 第一节　胸痛中心概述

### 一、胸痛中心的概念

胸痛中心（chest pain center，CPC）最初是为降低急性心肌梗死（acute myocardial infarction，AMI）发病率和死亡率而提出的概念。目前其概念已延伸，是指通过多学科（包括急诊学科、心血管内科、介入手术室、影像学科、超声科、心外学科、护理团队等）合作，依据快速准确的诊断、危险评估和恰当的治疗手段，对胸痛患者进行有效的分类治疗，可提高早期诊断和治疗急性冠脉综合征（acute coronary syndrome，ACS）的能力，降低 AMI 发生风险或者改善 AMI 的心肌缺血及预后情况，并准确筛查出肺栓塞、主动脉夹层以及 ACS 患者，以减少误诊、漏诊及过度治疗情况的发生，改善患者临床预后。

### 二、胸痛中心的发展概况

1. 国际胸痛中心的发展概况

1981 年，美国巴尔的摩 St.Agnes 医院建立全球第一所胸痛中心，至 20 世纪 90 年代初，胸痛中心认证工作均由其所在医院自行认证。为促进胸痛中心发展及大力提升 ACS 患者的救治成功率，美国于 1998 年成立了胸痛中心协会，后更名为心血管患者护理学会（The Society of Cardiovascular Patients Care，SCPC），2016 年再次更名，现为 ACC 认证服务（American College of Cardiology Accreditation Services），对认证工作进行组织实施。2014 年，SCPC 发布了第 5 版认证标准，包括七大要素，同时根据该医院是否具有直接经皮冠状动脉介入治疗分别进行认证。至 2015 年，美国已有 2000 余所医院建立胸痛中心，其中超过 800 所通过 SCPC 认证。而德国首家胸痛单元（Chest Pain Unit，CPU）于 2003 年在法兰克福建立。2008 年 10 月，德国心脏学会（German Cardiac Society，GCS）成立了 CPU 认证工作组，并发布了适合德国医疗体系的认证标准。此后，GCS 开始在全国范围内建立 CPU 网络，截至 2014 年 8 月，已有近 200 所医院通过认证。目前全球多个国家的医院均设有胸痛中心，如英国、法国、加拿大、澳大利亚等。

2. 中国胸痛中心的发展概况

中国胸痛中心建设起步较晚，20 世纪 90 年代，多家医院建立了院内 AMI 救治的"绿色通道"，致力探索快速救治 AMI 患者的方法。2010 年，《胸痛中心建设中国专家共识》发布。2011 年，中国人民解放军广州军区总医院（2018 年更名为南部战区总医院）正式成立了我国第一个区域协同救治型胸痛中心。该胸痛中心模式取得了显著成效，对全国胸痛中心的建设起到了积极的推动和示范作用。2011—2012 年，首届中国胸痛中心高峰论坛和全国规范化胸痛中心建设及 ST 段抬高型心肌梗死（ST-segment elevation myocardial infarction，STEMI）区域协同救治现场示范及经验交流会召开，通过理论探讨、学术交流和经验分享，有效地推广和普及胸痛中心建设和区域协同救治的理念。2013 年，《中国胸痛中心认证标准》及胸痛中心培训和建设流程等发布，开启了中国胸痛中心自主认证之路。2015 年，《中国基层胸痛中心认证标准》正式发布。2016 年，在中国心血管健康联盟领导下，胸痛中心总部成立，共设有 4 个区域认证中心，并分别成立中国胸痛中心专家委员会、胸痛中心监督委员会、中国胸痛中心执行委员会、中国胸痛中心联盟中医院工作委员会、中国胸痛中心联盟县域医院及基层工作委员会，全面领导全国胸痛中心建设。2019 年，在国家卫生健康委员会医政医管局的支持下成立中国胸痛中心联盟，此后国家卫生健康委员会医政医管局发文，委托中国胸痛中心联盟开展全国胸痛中心建设和管理工作。2020 年，中国胸痛中心联盟发布《胸痛救治单元建设实施方案》，提出建设胸痛单元。迄今为止，全国已建设胸痛中心 5200 余个、胸痛救治单元 5700 余个，实现全国 314 个地级市、州、地区至少有 1 个胸痛中心通过认证，覆盖率为 93%，县域覆盖率达 96% 以上，我国胸痛中心建设工作取得了长足发展。

## 三、胸痛中心的理论医学模式

经过 10 余年的发展，胸痛中心建设已形成独具中国特色的理论医学模式。该模式将心血管急危重症疾病救治的关键环节进行标准化、体系化整合，横向通过多学科联合诊疗，纵向通过构建院前前、院前、院中、院后一体化的区域协同医疗服务体系，为急性胸痛患者普及疾病知识，进行筛查预警，提供快速而准确的诊断、危险评估和恰当的治疗手段及出院后的心脏康复随访管理，实现对患者的全流程管理，以提高急性胸痛患者的早期诊断和治疗能力，降低死亡率，改善患者临床预后。具体内容如下。

1. 创新组织架构及管理模式

胸痛中心既可以是组建一个多学科人员共同工作的实体单元，也可以是在不改变现有结构基础上整合多学科功能实体运作的虚拟单元。同时，无论何种模式，均要求设立胸痛中心委员会，明确各成员职责分工；进行胸痛中心核心团队建设，明确核心团队成员的基本素质与要求，制定胸痛中心的各项管理制度。强调"一把手工程""多科室联动"，确保胸痛中心常态化运行。

建设单位的胸痛中心委员会是组织、领导和协调胸痛中心全面工作的最高组织机构，对胸痛中心的建设和发展负责，包括对胸痛中心医疗质量进行定期评议；对制度、流程和培训等工作提出持续改进意见；制定规划和提出发展建议，体现专人负责专项管理的特点。由于胸痛中心委员会必须具备调动院内外技术、行政资源共同为胸痛中心服务的能力，一般应由医院主要领导担任委员会核心领导，胸痛中心委员会主任委员由院长或分管医疗工作的副院长担任，主持胸痛中心委员会的工作和重大决策；医疗总监由心内科主任或急诊科主任担任，必须具备对 ACS、急性主动脉夹层、肺栓塞等急性胸痛患者进行诊断和早期急救的专业技能；行政总监由从事急诊或医疗行政管理工作且能有效调动院内各部门资源的人员担任；协调员由具有急诊或心血管内科专业背景的医师，必须具备正确处理 ACS 及其他急性胸痛的能力，负责协助主任委员负责胸痛中心的协调工作。

核心团队是指由心血管内科和急诊科两个专业的主要领导加上胸痛中心委员会的主要（常务）领导所组成的决策小组。该小组既是胸痛中心的主要决策者，也是保障执行力的关键，是推动胸痛中心健康发展的核心力量。

管理制度包括数据库管理制度、联合例会制度、质量分析会制度、典型病例讨论会制度、培训制度、奖惩制度、时钟统一管理制度等。

2. 制定不同人员不同层次培训机制

培训与教育工作是胸痛中心建设的重要工作内容和职责。胸痛中心快速高效的救治体系要求其成员必须具备扎实的业务能力，因此，对胸痛中心涉及各部门人员进行培训至关重要。针对不同人员，培训内容层次不同，分为针对医院领导、医疗管理、行政管理人员的培训；针对胸痛中心核心科室，如急诊科、心血管内科、ICU 等直接参与 AMI 等急性胸痛救治工作的各专科医师和护士的培训；针对全院（上述胸痛中心核心科室除外）医师、护士、药师和技术人员的培训；针对医疗辅助人员和后勤管理人员的培训。此外，还应注重对本地区其他基层医疗机构及社区的培训，通过对不同人员进行不同层次的培训，促进胸痛中心工作质量的不断改进和区域性协同救治水平的提升。

3. 建立大众和患者教育机制

胸痛中心认证标准中要求胸痛中心必须承担公众健康教育义务并积极致力于通过公众

教育来降低心脏病发病率及死亡率，提高公众对急性胸痛危险性的认识以及在胸痛发作时拨打"120"急救电话的比例。要求通过发放科普性的宣传资料，通过各类新媒体、网络等途径提供心脏病相关急救常识教育。提供心脏康复及二级预防的知识指导，并培训大众心肺复苏技术及宣传尽早拨打"120"急救电话的重要性，通过建立多途径、多角度的教育机制，全面促进"全民参与"。

4. 建立持续改进机制

持续改进是胸痛中心认证的核心价值。胸痛中心建设标准要求各单位制定各类督促流程改进的措施和方法，如急性胸痛分诊流程、急性胸痛鉴别诊断流程、ACS诊治总流程、先救治后收费流程、非STEMI/心绞痛患者进行初步评估及再次评估流程、院内发生ACS时救治流程、不同类型主动脉夹层诊治流程、急性肺动脉栓塞诊断筛查流程等，并通过数据质控显示持续改进的效果。通过落实数据管理制度、联合例会、质量控制、典型病例分析会等制度，实施以问题为导向的医疗质量持续改进，确保医疗质量和医疗安全。

5. 建立院前前、院前、院中、院后全流程管理模式

随着《胸痛救治单元建设实施方案》的发布，我国胸痛救治单元的建设拉开帷幕。胸痛救治单元的建设对胸痛患者的及时明确诊断、减少发病后早期的救治延误、降低死亡率及提高心肌梗死救治率，具有重要意义。胸痛救治单元是胸痛中心区域协同救治体系的组成部分，也是胸痛救治网络的基础环节，其建设能有效打通胸痛救治的"起跑第一公里"和"最后一公里"。通过基层首诊，大众教育、预警筛查等实现对胸痛患者院前前的管理。胸痛中心建设标准中要求胸痛中心单位与"120"急救系统及网络医院建立紧密合作机制，通过落实联合救治计划、培训机制、质量改进机制，共同为提高急性胸痛患者的院前救治效率提供服务。患者转运至院内时，多学科通力合作快速救治，并提供优质护理服务，在患者出院后对其进行心脏康复及二级预防的随访管理。胸痛中心通过建立院前前普及教育、预警筛查，院前急救，院中救治，院后随访康复的全流程管理模式，实现全域覆盖、全民参与、全程管理，扎实推进胸痛中心"三全模式"建立。

6. 建立信息化发展模式

胸痛中心的快速发展，离不开信息化的支持。中国心血管健康联盟、中国胸痛中心联盟、胸痛中心总部先后搭建了中国胸痛中心数据填报平台和中国胸痛中心认证平台，全国、省级、地市级胸痛中心质控平台，为胸痛中心的认证、审核、质量控制及持续改进提供有效工具，也为开展相关科学研究提供支持。在最新版的认证标准中增加了信息化建设，旨在引导各医疗机构积极规范进行信息化建设，通过开发系统、平台等，提高数据填报质量，完善胸痛病历质控，减少医护人员数据填报时间及工作量；同时，通过信息化建设有效缩短胸痛

患者的救治时间，提高救治效率，构建随访系统，实现对胸痛患者的院前前、院前、院中、院后全流程管理。加速推进全国心电一张网胸痛中心远程心电信息智慧平台建设，构建智慧医疗服务模式。

### 三、胸痛中心的建设发展成效

在规范化引导下，胸痛中心建设效果显著，极大改善了我国急性胸痛患者的救治现状。《中国胸痛中心质控报告（2021）》显示，各项关键指标发展持续向好，胸痛救治水平不断提升。

1. 缩短了心肌梗死患者的救治时间

行直接经皮冠状动脉介入治疗的 STEMI 患者入门至导丝通过（door to wire，D2W）时间自 2016 年总体呈下降趋势。2021 年，新型冠状病毒肺炎疫情防控工作常态化，D2W 时间为 74 min，达标率提升至 80%，较 2020 年有明显提升，从总体趋势来看，标准版胸痛中心单位在疫情防控工作常态化期间，仍能规范化、高质量运行，保证 STEMI 患者在短时间内得到有效救治。2021 年，通过认证基层版胸痛中心 D2W 时间为 77 min，达标率从 2017 年的 61% 上升至 78%。行溶栓治疗的 STEMI 患者入门至开始溶栓（door to needle，D2N）时间从 2017 年的 43 min 下降到 2021 年的 32 min，低于 30 min 的达标比例从 2017 年的 49% 上升到 2021 年的 69%。由此说明胸痛中心的建立显著缩短了心肌梗死患者的救治时间，提高了我国急性胸痛患者的救治效率与水平。

2. 提高了 STEMI 患者的再灌注治疗比例

目前胸痛中心认证及质控标准要求为 75%，通过认证标准版胸痛中心单位再灌注比例从 2017 年开始持续上升，到 2021 年为 85.6%。全国有 16 个省（自治区、直辖市）再灌注比例超过全国平均水平。通过认证基层版胸痛中心单位再灌注的比例从 2017 年的 69.1% 上升至 2021 年的 85.6%。14 个省（自治区、直辖市）的基层版胸痛中心单位再灌注比例高于全国平均水平。由此可见，规范化、标准化胸痛中心建设，通过流程优化、资源整合显著提升了各级医疗机构救治水平，为患者提供及时、有效的再灌注治疗，最大限度地缩短了 STEMI 患者心肌缺血总时间。

3. 缩短住院时间，降低住院费用

近年来，胸痛中心单位 STEMI 患者平均住院天数持续下降。2021 年 STEMI 患者平均住院天数为 8.2 d，总体呈下降趋势；平均住院费用持续下降，从 2016 年的 4.48 万元下降到 2021 年的 3.08 万元。2021 年基层版胸痛中心单位 STEMI 患者平均住院天数为 6.6 d，从 2017 年起整体呈下降趋势；患者平均住院费用为 1.82 万元，较往年相比，呈现显著下降趋势。胸痛中心建设通过不断促进医院优化流程和规范救治，既缩短了患者的救治时间，减少了

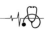

心肌梗死并发症，让更多的患者能够获得良好的预后效果，又降低了住院费用和减少了住院时间，节约医疗资源。

4. 降低院内死亡率

在以区域协同救治体系建设为特色的胸痛中心全面推动建设前，我国 AMI 患者的院内死亡率高达 10%。随着胸痛中心规范化建设的开展，2021 年标准版胸痛中心单位 STEMI 患者院内死亡率为 3.39%，较 2019 年有所下降；2021 年基层版胸痛中心单位死亡率为 3.85%，总体呈下降趋势。由此可见，通过规范化胸痛中心建设，可为更多患者提供及时、有效的救治，显著降低了 STEMI 患者的院内死亡率。

胸痛中心建设通过整合资源、优化流程，将技术植入体系，显著提升了急性胸痛患者的救治效率，极大降低了 AMI 患者的病死率。通过构建区域协同救治体系，打造智慧胸痛中心，促进分级诊疗的进一步落实，助力健康中国的建设。

# 第二节　胸痛中心认证工作

中国胸痛中心联盟、胸痛中心总部先后更新发布了标准版、基层版胸痛中心认证标准与再认证标准，胸痛中心质控考核办法及胸痛救治单元建设方案，并增加不同角色护士在胸痛中心认证中应完成的事宜及胸痛中心认证时应做的迎检准备。

## 一、胸痛中心认证标准

若所在单位年（自然年 / 滚动年）经皮冠状动脉介入治疗例数 > 200 例，急诊经皮冠状动脉介入治疗例数 > 50 例，则进行标准版胸痛中心认证，详细内容见《中国胸痛中心认证标准（第六版）》；若所在单位未达到标准版的要求，但该单位年（自然年 / 滚动年）AMI 例数 > 30 例，则进行基层版胸痛中心认证，详细内容见《中国基层胸痛中心认证标准（第三版）》；若所在单位为基层医疗机构（乡镇卫生院、社区医院等），则参考《胸痛救治单元建设方案》；若所在单位已通过胸痛中心认证，首次认证有效期 3 年，有效期前至少 4 个月进行再次认证，参考《中国胸痛中心再认证标准（标准版）》，提出再认证申请参考《中国基层胸痛中心再认证标准（基层版）》，再次认证有效期延长至 5 年，同时在认证后参考《中国胸痛中心质控指标及考核办法（第三版）》接受中国胸痛中心联盟的质控考核。

## 二、胸痛中心迎检准备工作

1. 设置醒目、清晰的标识和指引

医院周边地区的主要交通要道，医院门诊、急诊的入口处，医院内流动人群集中的地方，均应设置醒目的胸痛中心或通往急诊科/胸痛中心的标识和指引。

在急诊科分诊、挂号、诊室、收费、抽血、检验、检查、药房等科室或窗口均应设有急性胸痛优先标识。

2. 硬件设备等要求

院前救护车应配备心电图机、多功能监护仪、便携式除颤器、移动式供氧装置、人工气道建立设备和各类急救药品等，有条件的救护车尽可能配备便携式呼吸机、吸引器以及具有远程实时传输功能的监护设备、心脏临时起搏器、心肺复苏机等仪器。在急诊科入口处应配备足够的轮椅和担架车。

急诊科应设置胸痛诊室（专用或兼用）、抢救室（或急诊监护室）、胸痛留观室等功能区域，同时应配备床旁快速检测肌钙蛋白、D-二聚体的设备，急性胸痛诊疗和抢救所需的相应设施，包括心电图机、供氧系统、监护仪、除颤器、呼吸机等急救器材和急救药品。

对于具备急诊经皮冠状动脉介入治疗能力的医院，导管室应配备数字血管影像设备、无创性和有创性血流动力学监护设备、呼吸机、除颤器、心脏临时起搏器、主动脉内球囊反搏仪、急诊经皮冠状动脉介入治疗所需的各类耗材等设备，确保能够满足开展急诊经皮冠状动脉介入治疗的需求。

3. 现场核查中原始文件复核的准备工作

医院发布成立胸痛中心及胸痛中心委员会的正式文件，内容须包括承诺分配相应人力、设备和财政资源，并做好监察、考核、质量控制等工作，确保胸痛中心规范化运行；由医院院长或分管医疗工作的副院长担任胸痛中心委员会主任委员，主持医院胸痛中心委员会的工作和重大决策；若胸痛中心委员会人员发生变更时，应及时更新。

胸痛中心建设主要在于持续改进与优化等工作内容，医院结合胸痛中心的实际运行情况，每6个月召开一次联合例会，每3个月召开一次质量分析会和典型病例讨论会，并且须留存原始的会议材料，包括会议议程、会议纪要、会议照片、签到表、会议幻灯片等内容。

定期开展针对医院领导、医疗管理、行政管理人员、核心科室医护人员、数据管理员、医疗辅助人员、后勤管理人员的培训工作，须留存的原始材料包括培训计划、培训议程、培训记录、培训照片、签到表、培训幻灯片等内容。另须准备医疗总监、协调员、导管室护士的职称证书原件和近一年的培训证书。

4. 现场核查中会场与数据库核查的准备工作

会场准备：在现场核查前一天，再次确认现场核查第一个汇报环节会场的音响、话筒、幻灯投影、激光笔、网络信号源、内网电脑1台（须提前测试可以登录医院的预检分诊系统、HIS系统）、外网电脑3台（须提前测试可登录胸痛中心总部数据云平台）处于完成备用状态。

现场核查当天请医院信息部人员参与现场保障工作。

会场纸质文件包括参会人员名单、会议议程、桌牌、前期医院的专家网评反馈意见及根据专家网评反馈意见进行修正后的终稿汇编成册材料。

将急诊和门诊分诊台的预检分诊原始登记本或分诊信息系统、医院 HIS 系统、导管室原始登记本或溶栓原始登记本、院前"120"救护车出车登记本提前准备在现场核查第一个汇报环节会场。现场核查当天请医院病案室工作人员协助调阅原始病历工作。

### 三、护士在胸痛中心认证中的工作

#### 1. 分诊护士

急诊分诊台应设在醒目并且靠近抢救区域的位置，方便步行入院的患者及时发现，有清晰的标识指引能够指引急性胸痛患者得到优先分诊。急诊分诊台须具备 24 h 分诊的功能，建立分诊机制和患者归口管理工作，所有进入急诊科就诊的患者均须经过分诊后就诊，对于夜间急诊量较小、不具备设置夜间急诊分诊条件的基层版胸痛中心，必须建立替代机制以确保急性胸痛患者得到及时快速诊疗。在急诊、门诊分诊台须设有预检分诊登记本或分诊信息系统，将所有分诊的患者全部使用电子分诊系统或纸质记录本进行登记，并能对其中主诉为胸痛、胸闷（除外伤导致的胸痛患者）的急性胸痛病例进行检索或标记。所有负责分诊的护士均应熟悉分诊流程，能够熟练掌握高危胸痛患者的临床表现和症状，识别 STEMI 的典型心电图表现，及时测量患者的生命体征；同时在首次医疗接触开始应立即启动时间节点管理表和预检信息登记，立即通知医生，要求医生优先看诊；在首次医疗接触后 10 min 内进行接诊工作及心电图检查、查体等工作。有效落实胸痛患者的规范分诊与先救治后收费制度和时间统一管理制度。

#### 2. 临床护士与院前急救护士

应熟练掌握心电图机、心电监护、除颤仪、肌钙蛋白等设备的时间校对方法与使用操作方法，并且能够定期落实各时钟和各种仪器设备的时钟统一管理制度，确保关键时间节点记录时间的高度统一。能够在首次医疗接触后 10 min 内完成或协助完成首份心电图的操作，识别 STEMI 的典型心电图表现，熟练掌握床旁肌钙蛋白的使用操作方法，确保从采血结束到出肌钙蛋白或 D- 二聚体结果报告在 20 min 内完成，所有诊断为 ACS 的患者应从确诊开始到负荷量双抗给药时间在 10 min 内完成。对于基层版首选再灌注策略为溶栓的胸痛中心，应建立溶栓护理团队和溶栓治疗标准操作流程，临床护士须熟练掌握溶栓药品的适应证和禁忌证等相关理论知识点以及使用操作流程，确保所有院内溶栓 STEMI 患者从进入医院大门到溶栓开始能够在 30 min 内完成，且溶栓后的患者应在 24 h 内完成 CAG 检查。有条件的医院可以开展院前溶栓工作。

对于基层版首选再灌注策略为转运直接经皮冠状动脉介入治疗的胸痛中心，在转运过程中应明确负责转运的医生和护士，护士要携带有关抢救药品、除颤仪、心电监护等急救设备与药品，确保胸痛患者转运过程的安全，月平均入门－出门（door-in and door-out）的时间应不大于 30 min，同时应做好患者病情和时间节点表的交接工作。协助建立 ACS 患者随访制度，对出院后的 ACS 患者应进行长期的随访管理，提高患者康复质量，降低复发风险。

3. 导管室护士

对于首选再灌注策略为直接经皮冠状动脉介入治疗的医院，应具备至少 2 名经过专业介入辅助技术培训、熟悉导管室工作流程的导管室专职护士。同时导管室护士应每年接受一次 4 学时以上的介入诊疗和 ACS 的新知识培训，并获得证书。建立导管室激活机制与人员备班机制，能够确保 24 h 导管室护士从启动导管室后 30 min 内到位，配合完成导管室激活、转运患者的病情交接工作、实时记录时间节点表、导管室登记本的完整登记、护理记录等工作。协助接受直接经皮冠状动脉介入治疗的 STEMI 患者，月平均入门到导丝通过时间不超过 90 min，且达标率不低于 75%。

4. 全院护士

应定期参加胸痛中心相关培训，熟悉掌握胸痛中心的认知度、院内发生心搏骤停患者的救治流程、心肺复苏技能、胸痛中心的电话等内容。

# 第三节　胸痛中心护理工作

## 一、胸痛中心护理人员要求

美国建设胸痛中心最早发布的认证标准中就包含了对护士的要求，在 SCPC 第 5 版认证标准的七大要素中，院前护理、急性期护理、延续性护理这三大要素均与护理相关。此外，胸痛中心认证评审专家中除了要求有急诊医学、医院管理等领域的专家，还要求有护理学专家。而德国不仅要求 CPU 配备专职医护人员，还要求按照护患比为 1 ∶ 4 进行护士设置。在我国认证标准的人员资质中，也对介入手术室专职护士做出了明确要求：须配备 3 名以上经过专门介入辅助技术培训、熟悉介入手术室工作流程的护理人员。

## 二、胸痛中心护理人员角色与作用

护理人员遍布急性胸痛患者诊疗的各个环节，在环节衔接及患者救治等方面扮演着不同的角色，发挥着不可或缺的作用。

（1）分诊。治疗急性胸痛患者的第一步也是最重要的一步是正确地进行分诊。正确地进行分诊是急诊科护士必备的技能。无论是自行入院还是由"120"救护车送往医院的胸痛患者，进入医院大门首次接触的往往是分诊台的护士，分诊护士通过全面的病史评估及心电图检查后进行分诊。心电图是评估急性胸痛患者的基础工具，目前胸痛中心认证标准要求在首次医疗接触后 10 min 内完成首份 12/18 导联的心电图检查，此任务往往由护士完成。

（2）救治。当分诊结束，医生在对患者进行诊断检查时，护士发挥着重要的促进作用。护士可以通过建立静脉通路和采集血液标本进行血清生物标志物的床旁检测来促进医生进行快速、准确地诊断。对于诊断为 STEMI 的患者，当务之急是进行再灌注治疗。此时，护士快速、准确地给药尤为重要，可降低 D2W、D2N 时间，为患者救治争取更多的时间。当患者需要进行经皮冠状动脉介入治疗时，护士应保证快速安全地将患者转运至介入手术室。在进行介入手术时，护士应完成手术配合，加快导丝通过的时间。

（3）观察监测与围手术期护理。除配合医生完成介入手术外，护士还须对转入冠心病监护病房、心内科病房患者的生命体征等进行严密的观察监测，对胸痛患者进行围手术期护理等。

（4）健康教育。护士不仅在胸痛患者的分诊、救治、观察监测与围手术期护理、介入护理等方面作用显著，在让患者出院回家的过程中也起着重要的作用。护士须要在患者出院前向其提供并讲解如何识别和控制心血管危险因素的知识，如高血压、高血脂、糖尿病等，心脏康复的相关知识以及督促患者以提高其依从性。同时，护士还须向患者及家属普及戒烟、饮食、运动等健康生活方式的知识。此外，胸痛中心承担着对社会大众健康教育的义务，而护士往往是健康教育的主力军。

（5）随访。随访是胸痛患者治疗中重要的一步，出院时护士须向患者及家属说明随访的重要性及随访安排，并根据患者个体情况进行针对性随访。

（6）数据管理。胸痛中心数据是评价胸痛中心建设质量和水平的主要依据，是胸痛中心建设过程中的核心内容和持续改进的保证，也是质量管理和控制的主要手段，更是胸痛中心省联盟预检、网评、现场核查、暗访等认证过程中的核查重点，也是科研的重要资料。落实胸痛中心数据库管理、杜绝造假、防止漏填、减少填写错误是胸痛中心高质量运行的要求，强调"没有记录就没有发生"。目前，全国胸痛中心中数据管理的工作往往由护士完成。

由此可见，护士在胸痛中心的建设中具有重要作用。然而，目前胸痛中心认证标准并未对胸痛中心护士的角色与作用进行规范，因此，应尽快制定我国胸痛中心护士的工作内容，规范胸痛护理。

### 三、胸痛护理发展措施

当前，我国胸痛中心建设已取得阶段性成果，胸痛护理也应借助平台深入发展，为持续深化推进胸痛中心发展实现全域覆盖、全员参与、全程管理，推动我国心血管疾病预防救治事业、推动健康中国建设贡献力量。

1. 构建胸痛护士发展体系

近年来，我国胸痛中心认证工作日趋完善，护士作为胸痛中心建设中的重要成员，也应全面发展。应以《全国护理事业发展规划（2021—2025年）》为指引，以胜任力为基础，建立胸痛护士管理制度，明确胸痛护士的准入条件、工作职责、服务范畴、培训考核要求，形成适用于胸痛护士的发展体系。

2. 建立有效的胸痛护士培养机制

以胸痛护士发展体系为指引，结合胸痛中心认证标准中相关培训内容，参考陈媛等学者构建的胸痛护士胜任力指标体系及考核评价体系，形成规范、科学、统一的专科护士培训大纲，建立行之有效的胸痛护士培养机制，助推胸痛中心高质量发展。

3. 开展科学研究，促进胸痛护理深化发展

目前，胸痛中心开展越来越多的临床研究，各类指南及共识的更新越来越快，进一步促进了胸痛中心的发展，这也为胸痛护理体系的发展和完善提供了契机。可根据大纲培养一批科研能力突出的胸痛护士，通过科学严谨的研究手段及方法，促进胸痛护理深度发展。

# 第四章
# 介入诊疗职业防护

## 第一节　职业暴露防护制度

### 一、锐器伤防护制度

（1）医务人员在进行侵袭性诊疗、护理、手术操作过程中，要确保有充足的光线，并要特别注意防止被针头、缝合针、刀片等锐器刺伤或划伤。

（2）原则上严禁将使用后的一次性针头回套，如需盖帽只能单手盖帽。

（3）禁止用手直接接触污染的针头、刀片等锐器。

（4）在加药折安瓿时，应戴手套或用纱布包裹，推荐使用专用折安瓿器折断安瓿，不得用手直接折断安瓿，避免被玻璃划伤。

（5）手术中传递锐器建议使用传递容器，以免刺伤或划伤医务人员。

（6）使用后的锐器应直接放入耐刺、防渗透的锐器盒中，以防被刺伤或划伤，并适时更换锐器盒。

（7）禁止重复使用一次性医疗用品，禁止弯曲被污染的针具。

（8）禁止用手直接去拿被污染的破碎玻璃物品，应使用扫帚、垃圾铲、夹子等器械处理。

（9）处理污物时，严禁用手直接抓取污物，尤其是不能将手、脚伸入垃圾容器中向下挤压废弃物，以免被锐器刺伤或划伤。

### 二、血液、体液、黏膜暴露防护制度

（1）医务人员进行有可能接触患者血液、体液的诊疗、护理和实验操作时必须戴手套，操作完毕脱去手套后应立即洗手或消毒。

（2）在诊疗、护理、手术操作过程中，有可能发生血液、体液大面积飞溅到医务人员

的面部或身体，因此医务人员应戴一次性帽子、外科口罩、防护面屏或护目镜，穿戴具有防渗透性能的隔离衣或围裙。

（3）在可能发生职业接触的场所，禁止进食、饮水、吸烟、化妆等。

（4）禁止将食品和饮料置于存储血液和其他潜在感染的存储柜、存储箱内。

（5）所有被血液、体液污染的废弃物应按照《医疗固体废物处理标准操作规程》分类处理。

（6）在维修或运输可能被血液或其他潜在感染性物质污染的设备前，应检查并进行必要的消毒，在被污染的设备上张贴生物警示标识和中文警示说明。

# 第二节　职业健康管理

## 一、职业健康检查

（1）对准备参加放射工作的人员，必须进行职业健康检查，符合《放射工作人员健康要求及监护规范》（GBZ 98—2020）健康要求，接受放射防护知识和有关法律知识的培训并考核合格后方可参加工作。

（2）放射工作人员在岗期间职业健康检查周期一般为 1 ～ 2 年，不得超过 2 年，如遇应急照射和事故照射，须增加临时性检查。

（3）离岗前应及时安排其进行离岗时的职业健康检查，以评估其离岗时的健康状况；放射工作人员脱离放射工作 2 年以上（含 2 年）重新从事放射工作，按上岗前职业健康检查处理。

（4）放射工作人员职业健康检查项目中包括基本信息资料、常规医学检查项目和特殊医学检查项目，基本信息资料和常规医学检查方法要求按《职业健康监护技术规范》（GBZ 188—2007）的相应规定执行，应详细记录既往病史、职业接触史，如有受照史和其他职业史也应记录，其中受照史应包括医疗照射、剂量资料，并记录在职业健康检查表中；特殊医学检查项目包括细胞遗传学检查（外周血淋巴细胞染色体畸变分析和淋巴细胞微核率试验）和眼科检查。详细项目列表可参见《放射工作人员健康要求及监护规范》（GBZ 98—2020）附录 A。

（5）对于职业健康检查中发现不宜继续从事放射工作的人员，应及时调离放射工作岗位，并妥善安置；对于需要复查和医学随访观察的放射工作人员，应当及时予以安排。

（6）不得安排孕期、哺乳期的女职工从事对本人和胎儿、婴儿有危害的放射作业。

## 二、职业健康监护档案管理

放射工作人员职业健康监护档案应包括以下内容：

（1）职业史（放射和非放射）、既往病史、个人史、应急照射和事故照射史（如有）。

（2）历次职业健康检查结果评价及处理意见。

（3）职业性放射性疾病诊治资料（病历、诊断证明书和鉴定结果等）、医学随访资料。

（4）须存入职业健康监护档案的其他有关资料，如工伤鉴定意见或结论、怀孕证明等。

放射工作单位应为放射工作人员建立并终生保存职业健康监护档案，工作人员有权查阅、复印本人职业健康监护档案，主管部门应当如实、无偿提供，并在所提供的复印件上签章。

# 第三节 工作人员放射防护

（1）工作人员所受照射的累积剂量与时间成正比，因此应缩短照射时间，减少不必要的射线接触。

（2）辐射剂量与距放射源距离的平方成反比，因此应尽量远离放射源（C臂球管），从而达到距离防护。

（3）采用适当的屏蔽防护，X射线常用的屏蔽材料是铅板和混凝土墙，或是钡水泥墙（添加有硫酸钡的水泥）。

（4）防护用品的选择应根据工作需要和防护原则进行，防护用品配置要求、铅当量符合《放射诊断放射防护要求》（GBZ 130—2020），个人防护用品包括铅橡胶围裙、铅橡胶颈套、铅防护眼镜、介入防护手套、铅橡胶帽子、铅内裤、铅内衣等，辅助防护措施包括铅悬挂防护屏/铅防护吊帘、床侧防护帘/床侧防护屏、移动铅防护屏风等。

（5）工作期间应该规范佩戴个人剂量计，佩戴要求应符合《职业性外照射个人监测规范》（GBZ 128—2019）的规定，即在铅围裙外锁骨对应的领口位置佩戴剂量计，建议采用双剂量计监测方法（在铅围裙内躯干上再佩戴另一个剂量计）。常规监测周期一般为1个月，最长不超过3个月。

（6）介入诊疗过程中术者应严格控制照射野，将有用线束限制在临床实际需要的范围内，减少连续曝光，并注意尽量缩短时间。

（7）科室内每年进行一次放射事故应急演练，定期接受医学放射工作人员放射防护培训，2次培训的时间间隔不超过2年。

# 第四节　患者防护

（1）在介入诊疗过程中，应当遵守医疗照射正当化原则，并事先告知患者辐射对健康的影响。

（2）应以医疗照射指导水平为放射防护指导原则，遵从放射防护最优化的原则，严格控制照射野，将有用线束限制在临床实际需要的范围内，减少连续曝光，并注意尽量缩短时间，使受检者所受剂量尽可能低。

（3）数字减影机技术参数、防护要求应符合国家标准，取得放射诊疗许可证。

（4）为患者配备必要的放射防护用品，必须注意患者非检查部位的防护，特别应加强对性腺及眼睛晶状体的屏蔽防护。

（5）诊疗过程中应禁止非受检者进入术间；因患者病情特殊需要家属陪检时，应对陪检者采取防护措施。

（6）机房门外应有电离辐射警告标志；机房门上方应有醒目的工作状态指示灯，灯箱上应有如"射线有害、灯亮勿入"的可视警示语句；候诊区应设置放射防护注意事项告知栏。

（7）尽可能将每次诊疗后受检者受照剂量记录在病历中，需要时应能追溯到受检者的受照剂量。

# 第五节　防护用品管理

## 一、防护用品管理要点

（1）导管室内应准备数量充足、类型齐全的放射防护用品，满足放射工作人员及受检者的防护需要。

（2）防护用品铅当量、物理性能等技术参数应满足《放射诊断放射防护要求》（GBZ 130—2020），详见附录F《医用诊断X射线个人防护材料及用品要求》。

（3）使用者在使用铅防护服时，应选择与自己体型适宜的防护服。

（4）在使用前，应首先检查铅防护服是否有破损、铅橡胶是否有外露，如有损坏不得使用，并报损更换。

（5）医用铅防护服使用中应避免与尖锐物体接触，以免造成划伤而影响防护效果。

（6）医用铅防护服使用后应用铅衣架挂起，不可折叠或挤压，以免缩短使用寿命，影响防护效果。

（7）铅防护服储存时，应放在阴凉通风处，远离热源，严禁与酸、碱等化学物品接触，

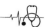

以免缩短铅防护服的使用寿命。

（8）使用中的个人防护材料及用品每年应至少自行检查一次，防止因老化、断裂或损伤而降低防护质量。若发现老化、断裂或损伤应自行及时更换。

（9）原《医用诊断 X 射线个人防护材料及用品标准》（GBZ 176—2006）规定："个人防护材料及用品的正常使用年限为 5 年，经检查并符合要求时可延长至 6 年。"新版《放射诊断放射防护要求》（GBZ 130—2020）标准删除了使用年限，使个人防护用品使用更加灵活，使用频率较高的可以在较短的时间内更换，使用频率较低的可以超过 5 年或 6 年再进行更换。

（10）建议可通过视诊、触诊、射线检查的流程进行自检。

（11）介入手术室每周由负责人员检查射频识别标签是否合格及有无破损及脱落，清点防护服数量并做好登记。

（12）每台手术后应检查铅防护服是否有污染，根据污染情况采取相应的清洁措施。每周清洗铅防护服表面 1 次，对于汗渍较多的铅防护服，可随时进行清洗，清洗后悬挂通风晾干，有条件者可选用铅防护服消毒柜进行烘干、消毒。

## 二、铅防护服自检流程

### 1. 视诊

将铅防护服平放在手术床上，目视检查所有内外表面、接缝是否有可见的破损、铅橡胶外露、接缝开线等情况。

### 2. 触诊

将铅防护服悬挂在铅衣架上，一只手摸内侧，另一只手摸外侧，从上至下触摸铅防护服表面，仔细检查是否有结块、裂缝、铅橡胶厚薄不均、铅橡胶硬化，检查腰带及锁扣是否松动或变形。

### 3. 射线检查

将铅防护服平放在手术床上，把机头对准可疑损坏的地方，尤其注意接缝处，逐个单次曝光检查有无裂缝、脱垂、孔洞等。

# 第五章
# 心血管介入术中常用药物

安全用药包括规范地保存、取用、使用，主要内容包括：按照药品安全管理规范指定专人负责药品的领用、保管和清理工作；根据药品药理性质及储存要求分类、定点、统一储存，不能混装、裸装；所有药品依据有效期的先后，按"左进右出"或"后进前出"的原则，依次存放和取用，确保"先进先出，近效期先用"；药品按照核定的品种、数量定期进行清点、核对和检查，注意检查备用药品质量及有效期，做好记录并签名。

## 第一节　对比剂

对比剂是指临床检查和治疗中为了增加某一内脏组织或腔道对比度，更加清晰地显示内脏组织或腔道的形态、轮廓及病变特征，常需应用的某些特殊物质，用于协助医生做出可靠的诊断，又称为造影剂。临床上根据苯环的个数不同分为单体（如碘苯六醇）和二聚体（如碘克沙醇注射液）。根据结构差异、溶液中是否电离出离子和渗透压的不同分为：①离子型高渗对比剂，如泛影葡胺注射液；②非离子型次高渗对比剂，如碘海醇注射液、碘普罗胺注射液、碘帕醇注射液；③非离子型等渗对比剂，如碘克沙醇注射液。常用对比剂见表5-1-1。

表5-1-1　常用对比剂

| 药名 | 规格（含碘量，mg） | 分型类别 | 临床应用 |
|---|---|---|---|
| 碘海醇注射液 | 300 | 非离子型，单体，次高渗 | 用于血管造影及体腔内注射 |
| | 350 | | |

续表

| 药名 | 规格（含碘量，mg） | 分型类别 | 临床应用 |
|---|---|---|---|
| 碘普罗胺注射液 | 300 | 非离子型，单体，次高渗 | 用于血管造影及体腔内注射 |
| | 370 | | |
| 碘帕醇注射液 | 370 | 非离子型，单体，次高渗 | |
| 碘克沙醇注射液 | 320 | 非离子型，二聚体，等渗 | |

## 一、对比剂的选择和使用剂量

《中国经皮冠状动脉介入治疗指南》2016 版为预防急性肾损伤，对合并中重度慢性肾脏病患者推荐应用等渗或低渗对比剂，优先考虑使用等渗对比剂；《心肌血运重建指南》2014 版为预防癌前病变，对合并中重度慢性肾脏病的患者推荐应用等渗或低渗对比剂，优先考虑使用等渗对比剂。对比剂的用量和副作用密切相关，在满足成像（诊断）的前提下，《碘对比剂血管造影应用相关不良反应中国专家共识》推荐使用最小剂量的碘对比剂，碘对比剂的使用剂量可参考 Cigarroa 计算公式：对比剂用量 =5 mL × 体重（kg）／血清肌酐（mg/dL），最大剂量不超过 300 mL。

## 二、对比剂的不良反应及处理方法

### （一）不良反应

1.轻度特异性反应

（1）皮肤：皮肤潮红，有的出现局限性荨麻疹等。

（2）消化系统：腹部不适、恶心、呕吐等。

（3）呼吸系统：发热感、咳嗽、流涕等。

［处理方法］立即停止注射药物，安慰患者，根据症状可给予止吐药、$H_1$ 或 $H_2$ 受体阻滞药，必要时给予地塞米松、抗组胺类药物，多可在短时间内治愈。

2.中度特异性反应

（1）皮肤：眼睑、颜面水肿，出现中度、重度荨麻疹等。

（2）消化系统：剧烈呕吐、剧烈腹痛等。

（3）呼吸系统：支气管痉挛、呼吸困难、短暂昏迷等。

（4）循环系统：低血压、偶发室性期前收缩、房性期前收缩等。

［处理方法］中度特异性反应较危重，应及时处理。除采取上述措施外，还应将患者

处于头低足高位，吸氧，观察患者的血压、脉搏和心率变化，如血压下降合并心动过缓，用 0.125 ~ 0.150 mg 盐酸异丙肾上腺素缓慢注射，如血压下降伴呼吸困难可用氨茶碱 0.125 g 静脉注射。此类反应如出现喉头水肿、喉痉挛、支气管痉挛及肺水肿时，应及时给予肾上腺素 0.5 ~ 1.0 mg 皮下注射，地塞米松 20 mg 静脉推注，异丙嗪 25 mg 肌内注射。

3. 重度特异性反应

（1）皮肤：严重荨麻疹、严重红斑等。

（2）呼吸系统：喉头水肿、重度支气管痉挛、急性肺水肿、呼吸衰竭等。

（3）循环系统：各种心律失常、循环衰竭、心室颤动乃至心脏停搏。

［紧急处理方法］立即停止检查，并根据病情采取以下措施：①静脉注射大剂量水溶性皮质类固醇，如注射用甲泼尼龙琥珀酸钠，立即静脉注射 500 mg（4 岁以下的儿童用量为 250 mg）于 2 ~ 3 min 内注射完毕；危重症患者可再追加剂量至 30 mg/kg，同时及早补充血容量。②给氧，必要时正压给氧。③出现循环衰竭和休克时，应静脉注射周围血管升压药，注射血液代用品以补充血容量。持续监测心率及血压。④出现心脏停搏的患者，应快速、有力地叩击胸骨中段的胸壁，如无效，立即进行胸外心脏按压及气管插管予以辅助呼吸。⑤出现肺水肿时，以血压计袖带阻断静脉回流，静脉注射呋塞米等利尿剂。⑥对于重度荨麻疹患者，除注射皮质类固醇外，还可注射抗组胺类药物，也可给予钙剂（使用强心苷类药物的患者慎用）。⑦对于哮喘发作的患者，可非常缓慢地静脉注射氨茶碱。

总之，对于重度特异性反应的患者，要及早进行抗过敏、抗休克处理，同时通知麻醉科配合抢救，保持患者呼吸道通畅，必要时可行气管插管或气管切开，呼吸、循环停止者立即进行心肺复苏，出现心室颤动时及时进行电除颤，以帮助患者尽快度过危险期，降低死亡率。

（二）注意事项

《中华医学会放射学分会对比剂使用指南》2013 版建议两次使用碘对比剂间隔时间应超过两周。

《欧洲泌尿生殖放射学会（ESUR）对比剂指南》2018 版建议：

（1）肾功能正常或中度降低的患者给药后 4 h，碘对比剂的排泄率达到 75% 者，两次碘对比剂注射的间隔应达到 4 h。

（2）肾功能重度降低的患者，两次碘对比剂注射的间隔应达到 48 h。

（3）接受透析的患者如果有残余肾功能，两次碘对比剂注射的间隔至少应达到 48 h。

对比剂使用注意事项：遮光，低于 30 ℃室温贮藏，使用前在 37 ℃的条件下最多可贮存 1 个月。

使用前检查有无微粒、变色和容器的损坏现象，仅在注射前才将产品抽入注射器，每瓶仅供 1 人使用，用剩药液弃去。在使用前可用恒温箱保持对比剂温度与体温（37 ℃）相恒。注意不能和其他药物混用，必须使用单独的注射器。

### 三、对比剂的水化方案

水化是有效减少对比剂所致急性肾损伤发生的预防措施，对使用对比剂的患者应注意充分水化：

（1）推荐优先采用静脉补液来水化，0.9% 氯化钠注射液优于 0.45% 氯化钠注射液，碳酸氢钠等效或优于等渗氯化钠注射液。

（2）对于住院患者，推荐在使用碘对比剂前 12 h 和术后 6 ～ 24 h 给予 0.9% 氯化钠注射液或碳酸氢钠溶液［1.0 ～ 1.5 mL/（kg·h）］。

（3）对于非住院患者，至少在术前 3 h、术后 12 h 补液。

（4）对于年龄较大或肾功能减退的患者，为避免水钠潴留导致心力衰竭或加重肾脏负担，应注意补液速度，并建议其少量多次饮水。手术过程中和手术后 4 h 内均应给予相应的补液治疗。水化过程中须密切注意患者生命体征，并随时根据患者的心功能和尿量情况调节滴速。

# 第二节　抗凝血药物

## 一、注射用比伐芦定（0.25 g/ 支）

### （一）作用

注射用比伐芦定是直接的凝血酶抑制剂，抗凝效果与剂量呈线性关系，效果稳定，无须监测，不但可以抑制游离的凝血酶，还可以抑制结合于血栓中的凝血酶，全面抑制凝血酶，保证抗凝效果，耐受性良好，与凝血酶可逆结合，半衰期短，停药后凝血酶可迅速恢复功能，减少出血风险。

### （二）配制、用量和用法

静脉使用，溶入 50 mL 5 % 葡萄糖注射液或 0.9% 氯化钠注射液中，配成 5 mg/mL 或 0.5 mg/mL 的溶液，使用量见表 5-2-1、表 5-2-2。

表5-2-1　一般患者使用量参考表

| 体重（kg） | 浓度为5 mg/mL | | 浓度为0.5 mg/mL |
| --- | --- | --- | --- |
| | 一次性静脉注射 0.75 mg/kg | 持续静脉注射 1.75 mg/（kg·h） | 后续静脉滴注 0.2 mg/（kg·h）（如必要） |
| 45 | 7.0 | 16.0 | 18 |
| 50 | 7.5 | 17.5 | 20 |
| 55 | 8.0 | 19.0 | 22 |
| 60 | 9.0 | 21.0 | 24 |
| 65 | 10.0 | 23.0 | 26 |
| 70 | 10.5 | 24.5 | 28 |
| 75 | 11.0 | 26.0 | 30 |
| 80 | 12.0 | 28.0 | 32 |
| 85 | 13.0 | 30.0 | 34 |
| 90 | 13.5 | 31.5 | 36 |
| 95 | 14.0 | 33.0 | 38 |

表5-2-2　重度慢性肾脏病患者术前、术中用量参考表（浓度为5 mg/mL）

| 体重（kg） | eGFR<30 mL/min 的患者 | | 血液透析的患者 | |
| --- | --- | --- | --- | --- |
| | 术前一次性静脉注射 0.75 mg/kg | 术中持续静脉注射 1.0 mg/（kg·h）, 直至术后4 h | 术前一次性静脉注射 0.75 mg/kg | 术中持续静脉注射 0.25 mg/（kg·h）, 直至术后4 h |
| 45 | 7.0 | 9 | 7.0 | 2.3 |
| 50 | 7.5 | 10 | 7.5 | 2.5 |
| 55 | 8.0 | 11 | 8.0 | 2.7 |
| 60 | 9.0 | 12 | 9.0 | 3.0 |
| 65 | 10.0 | 13 | 10.0 | 3.3 |
| 70 | 10.5 | 14 | 10.5 | 3.5 |
| 75 | 11.0 | 15 | 11.0 | 3.7 |
| 80 | 12.0 | 16 | 12.0 | 4.0 |
| 85 | 13.0 | 17 | 13.0 | 4.3 |
| 90 | 13.5 | 18 | 13.5 | 4.5 |
| 95 | 14.0 | 19 | 14.0 | 4.7 |

注：eGFR 为30～59 mL/min 的患者，用量和用法与一般患者一致。

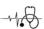

（三）不良反应及注意事项

（1）出血。不明原因的红细胞容积、血红蛋白或血压下降提示可能有出血，应停止给药。目前尚没有注射用比伐芦定解毒药物，但其作用会很快消失（半衰期为 35～40 min）。

（2）过敏。患者若有荨麻疹、全身性荨麻疹、胸闷、气喘、低血压和其他过敏反应等情况须提前告知。

（3）肾功能损伤的患者应监测活化凝血时间（actived clotting time，ACT）。

## 二、肝素钠注射液（2 mL/12500 U）

### （一）作用

肝素钠注射液是有带强负电荷的理化特性，能干扰血凝过程的很多环节，在体内外均有抗凝血作用，主要通过与抗凝血酶Ⅲ（AT-Ⅲ）结合，增强后者对活化的Ⅱ、Ⅸ、Ⅹ、Ⅺ和Ⅻ凝血因子的抑制作用，从而达到抗凝作用，防止血栓形成。

### （二）配制、用量和用法

（1）静脉使用。在 AMI 使用 t-PA 溶栓时先给予 5000 U 静脉注射，继以每小时 600～1000 U 静脉滴注，维持使用 48 h。

（2）溶入 10.5 mL 0.9% 氯化钠注射液中，配成 1000 U/mL 溶液。①冠状动脉介入治疗体外导管耗材冲洗，于 500 mL 0.9% 氯化钠注射液中注入 500 U 肝素钠注射液，以降低在体内操作过程中血栓形成的概率。②单纯 CAG 检查前，常规向动脉管腔中注入肝素钠注射液 2500～3000 U：冠状动脉血管成形术时需高强度的抗凝治疗，以预防血栓形成。肝素钠注射液的剂量应根据患者的体重以及是否联合应用 GPb/a 受体拮抗剂而定，未联用 GPb/a 受体拮抗剂时，建议剂量为 100 U/kg；合用 GPb/a 受体拮抗剂时，建议剂量为 60 U/kg，同时推荐进行 ACT 监测。未联用 GPb/a 受体拮抗剂时，ACT 应保持在 300～350 s；合用 GPb/a 受体拮抗剂时，ACT 应保持在 200～250 s。手术时间延长，术中每超过 1 h 追加肝素钠注射液 1000 U，并监测 ACT，当负荷剂量或追加剂量后 ACT 未达标时，可以再追加 2000～5000 U，拔除股动脉管时 ACT 应低于 150～180 s。

### （三）不良反应及注意事项

（1）应用过量引起自发性出血为最严重的不良反应，间歇性静脉给药比持续静脉滴注更容易发生。一旦发生，除停用肝素钠注射液外，还应立即注射鱼精蛋白进行中和，每 1 mg 鱼精蛋白可中和 100 U 肝素钠注射液，但每次不可超过 50 mg。

（2）血小板减少症。一般发生在开始注入肝素钠注射液后的 10～15 d，以及曾经使

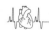 

用肝素钠注射液的患者，可在给肝素钠注射液数小时后发生。血小板减少症是可逆的，停药后可自行恢复，但重型血小板减少症须使用激素治疗，必要时采用换血疗法，以消除致敏因素。

（3）耐药性。应用常规剂量后，ACT 不能达到预期水平，多见于心内膜炎、联合瓣膜病、休克、左心房黏液瘤，特别是易见于曾用过肝素钠注射液的患者。因此常规监测 ACT 对判断肝素钠注射液是否达到治疗水平、是否耐药有着重要的意义，同时必须仔细询问患者的既往病史及用药史，这是保障用药安全的前提。

# 第三节　抗血小板药物

## 一、阿司匹林肠溶片（100 mg/ 片）

### （一）作用

阿司匹林肠溶片对血小板聚集有抑制作用，可用于预防短暂性脑缺血发作（transient ischemic attack，TIA）、心肌梗死、人工心脏瓣膜和静脉瘘或其他手术后的血栓形成。该药属于血小板聚集抑制药，可用于降低 AMI 疑似患者的发病风险；用于预防心肌梗死复发；用于中风的二级预防；用于降低短暂性脑缺血发作及其继发脑卒中的风险；用于降低稳定性和不稳定性心绞痛患者的发病风险；用于动脉外科手术或介入手术后，如经皮冠状动脉腔内成形术（percutaneous transluminal coronary angioplasty，PTCA）、冠状动脉旁路术（coronary arbery bypass graft，CABG）、颈动脉内膜剥离术和动静脉分流术等；用于预防大手术后深静脉血栓和肺栓塞；用于降低具有心血管危险因素者（冠心病家族史、糖尿病、血脂异常、高血压、肥胖、抽烟史、年龄大于 50 岁者）心肌梗死发作的风险。

### （二）用量和用法

口服，肠溶片应饭前用适量水送服。

（1）用于降低 AMI 疑似患者的发病风险：建议首次剂量 300 mg，嚼碎后服用以快速吸收；以后每天 100 ～ 200 mg。

（2）用于预防心肌梗死复发：每天 100 ～ 300 mg。

（3）用于中风的二级预防：每天 100 ～ 300 mg。

（4）用于降低短暂性脑缺血发作及其继发脑卒中的风险：每天 100 ～ 300 mg。

（5）用于降低稳定性和不稳定性心绞痛患者的发病风险：每天 100 ～ 300 mg。

（6）用于动脉外科手术或介入手术后，如 PICA、CABG、颈动脉内膜剥离术、动静脉分流术，每天 100 ～ 300 mg。

（7）用于预防大手术后深静脉血栓和肺栓塞，每天 100 ～ 200 mg。

（8）用于降低具有心血管危险因素者（冠心病家族史、糖尿病、血脂异常、高血压、肥胖、抽烟史、年龄大于 50 岁者）心肌梗死发作的风险，每天 100 mg。

（9）"心梗急救一包药"一般指"阿司匹林肠溶片 300 mg+ 硫酸氢氯吡格雷片 300 mg 或替格瑞洛片 180 mg"。

### （三）不良反应

（1）胃肠道反应，如腹痛和胃肠道出血，偶尔出现恶心、呕吐和腹泻，长期服用后可能出现胃肠道隐匿性出血，或出现黑便（严重胃出血症状）。

（2）过敏反应，主要指在哮喘患者中常出现的过敏反应。

（3）小剂量乙酸水杨酸能减少尿酸的排泄，可引起痛风发作。

有以下情况者禁用阿司匹林肠溶片：

（1）因活动性溃疡病或其他原因引起消化道出血的患者、血友病或血小板减少症的患者。

（2）有阿司匹林肠溶片或其他非甾体抗炎药过敏史者，尤其是出现哮喘、血管神经性水肿或休克者。

（3）罕见肝功能或肾功能障碍、低血糖以及特别严重的皮肤病变者，如多形性渗出性红斑。

（4）出现眩晕和耳鸣者，特别是儿童和老人。

## 二、硫酸氢氯吡格雷片（25 mg/ 片，75 mg/ 片，300 mg/ 片）

### （一）作用

硫酸氢氯吡格雷片是一种血小板聚集抑制药，通过与血小板表面的二磷酸腺苷受体结合，使纤维蛋白原无法与糖蛋白 GPⅡb / Ⅲa 受体结合，从而抑制血小板相互聚集，进而预防和治疗因血小板高聚集而引起的心、脑及其他动脉循环障碍疾病。

### （二）用量和用法

1. 成人和老年人

通常推荐成人 75 mg，每日 1 次，口服给药，但根据年龄、体重、症状可加减 50 mg。

2. ACS 患者

（1）非 ST 段抬高型 ACS（不稳定性心绞痛或非 Q 波心肌梗死）患者，应以单次负荷量硫酸氢氯吡格雷片 300 mg 开始，然后以 75 mg 每日 1 次连续服药，建议服用 12 个月，同时长期服用阿司匹林肠溶片。

（2）ST 段抬高型 AMI 患者，应以单次负荷量硫酸氢氯吡格雷片 300 mg 开始，然后以 75 mg 每日 1 次，建议服用至少 4 周，同时合用阿司匹林肠溶片，可合用或不合用溶栓剂。对于年龄超 75 岁的患者，不使用硫酸氢氯吡格雷片负荷剂量。

（3）近期心肌梗死患者（从几天到小于 35 d），近期缺血性卒中患者（从 7 d 到小于 6 个月）或确诊外周动脉性疾病的患者，推荐剂量为 75 mg/d，每日 1 次。

## （三）不良反应

1. 常见不良反应

血液系统：非严重性出血（3.6%～5.1%）。

2. 严重不良反应

（1）心血管系统：冠状动脉支架内血栓形成。

（2）固定性药疹。

（3）胃肠道：结肠炎，胃肠道出血（与阿司匹林肠溶片合用时出血风险增加）。

（4）血液系统：粒细胞缺乏症，再生障碍性贫血，大出血，全血细胞减少（严重），血栓性血小板减少性紫癜。

（5）肝脏：肝炎，肝毒性，肝功能衰竭。

（6）免疫系统：超敏反应。

（7）神经系统：硬膜外血肿，颅内出血。

（8）眼：眼内出血。

（9）其他：撤药后会出现反跳效应。

## 三、替格瑞洛片（60 mg/ 片，90 mg/ 片）

### （一）作用

替格瑞洛片是一种血小板聚集抑制剂，主要用于 ACS（不稳定性心绞痛、非 STEMI 或 STEMI），包括接受药物治疗和经皮冠状动脉介入治疗的患者，降低血栓性心血管发生率。

### （二）用量和用法

1. ACS 患者

除非有明确禁忌，对于 ACS 患者，替格瑞洛片应与阿司匹林肠溶片联用。在服用首剂负荷阿司匹林肠溶片后，阿司匹林肠溶片的维持剂量为每日 1 次，每次 75～100 mg。替格瑞洛片起始剂量为单次负荷量 180 mg（90 mg×2 片），此后每次 1 片（90 mg），每日 2 次。

2. 有心肌梗死病史的患者

对于至少有 1 年心肌梗死病史且伴有至少一种动脉粥样硬化血栓形成事件高危因素的患者，当患者需长期治疗时，推荐给药剂量为每次 60 mg，每日 2 次。对于伴有动脉粥样硬化血栓形成事件高风险的 ACS 患者，在使用本品 90 mg 或其他二磷酸腺苷受体抑制剂治疗 1 年后，可立即开始给予本品 60 mg（每日 2 次）持续治疗，也可在出现心肌梗死后 2 年或停用二磷酸腺苷受体抑制剂后 1 年内开始使用本品治疗。

### （三）不良反应

（1）出血症状：胃肠道出血、牙龈出血、直肠出血、血尿、引导出血、眼内出血、鼻出血、咯血等。

（2）呼吸困难：可能表现为轻度至中度的呼吸困难，少数患者可能出现出血严重的呼吸困难。

（3）尿酸升高：长期服用有尿酸升高的风险。

（4）心动过缓：有心动过缓的不良反应，严重者可能出血晕厥或意识丧失。

## 四、盐酸替罗非班氯化钠注射液（100 mL/ 瓶）

### （一）作用

盐酸替罗非班氯化钠注射液是一种非肽类的血小板糖蛋白 IIb / IIIa 受体的可逆性拮抗剂，该受体是与血小板聚集过程有关的主要血小板表面受体。该注射液能有效阻止纤维蛋白原与糖蛋白 IIb/ IIIa 结合，阻断血小板的交联及血小板的聚集，防止血栓形成，从而达到抗血栓的目的。

### （二）配制、用量和用法

高危 ACS 药物治疗的盐酸替罗非班氯化钠注射液体重剂量见表 5-3-1，负荷量 0.4 μg /（kg·min）静脉滴注 30 min，维持量 0.1 μg /（kg·min），静脉滴注 48 ～ 108 h。

表 5-3-1　高危 ACS 药物治疗的盐酸替罗非班氯化钠注射液体重剂量

| 患者体重（kg） | 大多数患者 | | 严重肾功能不全的患者 | |
|---|---|---|---|---|
| | 30 min 负荷滴注速率（mL/h） | 维持滴注速率（mL/h） | 30 min 负荷滴注速率（mL/h） | 维持滴注速率（mL/h） |
| 30 ～ 37 | 16 | 4 | 8 | 2 |
| 38 ～ 45 | 20 | 5 | 10 | 3 |
| 46 ～ 54 | 24 | 6 | 12 | 3 |
| 55 ～ 62 | 28 | 7 | 14 | 4 |
| 63 ～ 70 | 32 | 8 | 16 | 4 |
| 71 ～ 79 | 36 | 9 | 18 | 5 |
| 80 ～ 87 | 40 | 10 | 20 | 5 |
| 88 ～ 95 | 44 | 11 | 22 | 6 |
| 96 ～ 104 | 48 | 12 | 24 | 6 |
| 105 ～ 112 | 52 | 13 | 26 | 7 |
| 113 ～ 120 | 56 | 14 | 28 | 7 |
| 121 ～ 128 | 60 | 15 | 30 | 8 |
| 129 ～ 137 | 64 | 16 | 32 | 8 |
| 138 ～ 145 | 68 | 17 | 34 | 9 |
| 146 ～ 153 | 72 | 18 | 36 | 9 |

ACS 的经皮冠状动脉介入治疗的盐酸替罗非班氯化钠注射液体重剂量见表 5-3-2，负荷量 10 μg/kg，3 min 内静脉推注完毕，维持量 0.15 μg/（kg·min），静脉滴注 24 ～ 36 h。

表 5-3-2　ACS 经皮冠状动脉介入治疗的盐酸替罗非班氯化钠注射液体重剂量

| 患者体重（kg） | 大多数患者 | | 严重肾功能不全的患者 | |
|---|---|---|---|---|
| | 30 min 负荷滴注速率（mL/h） | 维持滴注速率（mL/h） | 30 min 负荷滴注速率（mL/h） | 维持滴注速率（mL/h） |
| 30 ～ 37 | 7 | 6 | 4 | 3 |
| 38 ～ 45 | 8 | 8 | 4 | 4 |
| 46 ～ 54 | 10 | 9 | 5 | 5 |
| 55 ～ 62 | 12 | 11 | 6 | 6 |

续表

| 患者体重（kg） | 大多数患者 | | 严重肾功能不全的患者 | |
| --- | --- | --- | --- | --- |
| | 30 min 负荷滴注速率（mL/h） | 维持滴注速率（mL/h） | 30 min 负荷滴注速率（mL/h） | 维持滴注速率（mL/h） |
| 63～70 | 13 | 12 | 7 | 6 |
| 71～79 | 15 | 14 | 8 | 7 |
| 80～87 | 17 | 15 | 9 | 8 |
| 88～95 | 18 | 17 | 9 | 9 |
| 96～104 | 20 | 18 | 10 | 9 |
| 105～112 | 22 | 20 | 11 | 10 |
| 113～120 | 23 | 21 | 12 | 11 |
| 121～128 | 25 | 23 | 13 | 12 |
| 129～137 | 26 | 24 | 13 | 12 |
| 138～145 | 28 | 26 | 14 | 13 |
| 146～153 | 30 | 27 | 15 | 14 |

## （三）不良反应

（1）出血。颅内出血、腹膜后出血、心包积液、肺出血和脊柱硬膜外血肿。严重肾功能不全的患者应减量，治疗前应测定活化部分凝血活酶时间。

（2）全身急性及（或）严重血小板计数减少可伴有寒战、轻度发热或出血并发症。

（3）超敏感性。过敏反应较为罕见。

# 第四节　强心类药物

## 一、去乙酰毛花苷注射液（2 mL ： 0.4 mg/ 支）

### （一）作用

去乙酰毛花苷注射液为一种强心剂，可通过使细胞质内 $Ca^{2+}$ 数量增多，肌浆网内 $Ca^{2+}$ 储量也增多。当心肌兴奋时，有较多的 $Ca^{2+}$ 释放；心肌细胞内 $Ca^{2+}$ 浓度增高，激动心肌收缩蛋白从而增加心肌收缩力。主要用于心力衰竭的治疗，缓解心力衰竭引起的不适症状。

由于其作用较快，适用于急性心功能不全或慢性心功能不全急性加重的患者，也可用于控制伴快速心室率的房颤、心房扑动患者的心室率。对终止室上性心动过速起效慢，已少用。

### （二）配制、用量和用法

用法：静脉注射（心电监护下缓慢推注）。可以用 5% 葡萄糖注射液 20 mL 加 0.2 ～ 0.4 mg 去乙酰毛花苷注射液后缓慢注射，首剂 0.4 ～ 0.6 mg（1.0 ～ 1.5 支），以后每 2 ～ 4 h 可再给 0.2 ～ 0.4 mg（0.5 ～ 1.0 支），总量 1.0 ～ 1.6 mg（2.5 ～ 4.0 支）。

用药期间应注意血压、心率及心律、心电图、心功能监测，电解质尤其是钾、钙、镁的检测，关注肾功能状态。警惕出现洋地黄中毒症状，疑有洋地黄中毒时，应做地高辛血药浓度测定。

### （三）不良反应

不良反应包括新出现的心律失常，胃纳不佳或恶心，呕吐（刺激延髓中枢），下腹痛，异常的无力、软弱，视力模糊或"黄视"（洋地黄中毒症状），腹泻，中枢神经系统反应如精神抑郁或错乱。

洋地黄中毒最重要的表现是各类心律失常，最常见者为室性期前收缩，多呈二联律或三联律，其他如房性期前收缩、房颤、房室传导阻滞等。胃肠道反应如食欲下降、恶心、呕吐。神经系统症状如头痛、倦怠、视力模糊（黄视、绿视等）。

洋地黄中毒的处理：①立即停用洋地黄。②低血钾者可口服或静脉补钾，停用排钾利尿剂。③纠正心律失常：快速性心律失常可用利多卡因或苯妥英钠，一般禁用电复律，因易致心室颤动；有传导阻滞及缓慢性心律失常者可用阿托品静脉注射或安置临时心脏起搏器。

以下患者禁用：①任何强心苷制剂中毒。②室性心动过速。③心室颤动。④梗阻性肥厚型心肌病（若伴收缩功能不全或房颤仍可考虑）。⑤预激综合征伴房颤或扑动者。⑥对本品过敏者。

有以下情况的患者慎用：①低钾血症。②不完全性房室传导阻滞。③高钙血症。④甲状腺功能减退。⑤缺血性心脏病。⑥ AMI 早期。⑦心肌炎活动期。⑧肾功能损害。

## 二、地高辛注射液（2 mL ： 0.5 mg/ 支）

### （一）作用

地高辛注射液为强心苷类药物，可用于室上性心律失常，特别是房颤与心力衰竭的治疗；可缓解阵发性室上性心动过速发作症状，也可用于防止进一步发作；还可改善心力衰竭症状，主要用于辅助治疗。地高辛注射液属于正性肌力药，主要可用于治疗急性和慢性心功能不全，尤其适用于伴有快速心室率的房颤的心功能不全，也用于控制伴有快速心室率的房颤、心房扑动患者的心室率及室上性心动过速。

### （二）配制、用量和用法

静脉注射 0.25 ～ 0.50 mg，用 5% 葡萄糖注射液 20 mL 稀释后缓慢注射。以后用量可为 0.25 mg，每隔 4 ～ 6 h 按需注射，但每日总量不超过 1 mg。

### （三）不良反应

地高辛注射液发生不良反应，主要因为治疗剂量和毒性剂量相距很近，地高辛注射液的中毒浓度为 > 2 mg/mL。地高辛注射液用药过量同样会引起洋地黄中毒症状（详见去乙酰毛花苷注射液的不良反应中洋地黄中毒表现及处理）。

## 三、肾上腺素（1 mL ： 1 mg/ 支）

### （一）适应证

肾上腺素主要适用于因支气管痉挛所致严重呼吸困难，可迅速缓解药物等引起的过敏性休克，也可用于延长浸润麻醉用药的作用时间，是各种原因引起的心搏骤停进行心肺复苏的主要抢救用药。

### （二）作用

兼有 α 受体和 β 受体激动作用。α 受体激动引起皮肤、黏膜、内脏血管收缩。 β 受体激动引起冠状血管扩张、骨骼肌与心肌兴奋、心率增快、支气管平滑肌与胃肠道平滑肌松弛。对血压的影响与剂量有关，常用剂量使收缩压上升而舒张压不升或略降，大剂量则使收缩压、舒张压均升高。

### （三）配制、用量和用法

1. 全身应用

（1）抢救过敏性休克，如青霉素等引起的过敏性休克。由于本品具有兴奋心肌、升高血压、松弛支气管等作用，因此可缓解过敏性休克的心跳微弱、血压下降、呼吸困难等症状。皮下注射或肌内注射 0.5 ～ 1.0 mg，也可用 0.1 ～ 0.5 mg 缓慢静脉注射（以 0.9% 氯化钠注射液稀释到 10 mL）；如疗效不好，可改用 4 ～ 8 mg 静脉滴注（溶于 5% 葡萄糖注射液 500 ～ 1000 mL）。

（2）抢救心搏骤停。《2019 年美国心脏协会心肺复苏及心血管急救指南》中推荐肾上腺素作为心搏骤停的抢救用药（Ⅰ类推荐，B 级证据）。

（3）应用时机：①对于不可电击心律（心室停搏和无脉电活动），肾上腺素应该尽早使用（Ⅱa类推荐，C级证据）。②对于可电击心律（心室颤动和无脉室速），肾上腺素应该在第一次电击失败后使用（Ⅱb类推荐，C级证据）。

（4）用法。1 mg静脉或骨内注射（国内骨内注射少用），每3～5 min重复1次（Ⅱa类推荐，C级证据）。如果是从外周静脉给药，应该使用生理盐水冲管，以保证药物能够到达心脏。目前并不推荐在心搏骤停中使用高剂量的肾上腺素（通常指0.1～0.2 mg/kg）。心肺复苏时使用的肾上腺素，基本以原液为主。

2. 局部应用

可与局麻药配伍，延缓局麻药的吸收，延长麻药的作用时间。

用法：加入少量肾上腺素稀释液（0.002～0.020 mg/mL，通常为0.005 mg/mL，即将肾上腺素原液稀释200倍）于局麻药中，总量不超过0.3 mg。

（四）不良反应及注意事项

（1）不良反应。出现心悸、头痛、血压升高、震颤、无力、眩晕、呕吐、四肢发凉。有时可有心律失常，严重者可因心室颤动致死。用药局部可有水肿、充血、炎症。

（2）注意事项：高血压、器质性心脏病、冠状动脉疾病、糖尿病、甲状腺功能亢进、洋地黄中毒、外伤性及出血性休克、心源性哮喘等患者禁用。

## 四、米力农注射液（5 mL ：5 mg/ 支）

### （一）作用

米力农注射液为强心药，配制成注射剂用于急性失代偿性心力衰竭患者的短期静脉治疗。适用于短期治疗对其他抗心力衰竭药物无效的严重心力衰竭和心脏手术后的急性心力衰竭。

### （二）配制、用量和用法

初始5～10 min静脉注射25～75 μg/kg，维持剂量为0.75～3 mL/h［相当于50 kg体重，0.25～1.00 μg/（kg·min）］，日剂量不超过1.13 mg/（kg·d）。肾功能不全者应减量。

### （三）不良反应

常见室性心律失常、低血压、心绞痛、胸痛、头痛，少见低血钾、震颤和血小板减少。其他不良反应报道有支气管痉挛、过敏性休克、肝功能异常、皮肤过敏反应及输液反应。由于米力农注射液有扩张血管的作用，因此过多剂量米力农注射液可导致低血压。如果发生低血压，应减量或暂时停药，直至患者病情稳定。目前尚无特殊的解毒药，但应采用支持血液循环的一般措施。

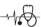

## 五、盐酸多巴酚丁胺注射液（2 mL ： 20 mg/ 支）

### （一）作用

盐酸多巴酚丁胺注射液对心肌产生正性肌力作用，主要作用于 $\beta_1$ 受体，对 $\beta_2$ 及 $\alpha$ 受体作用相对较小。能直接激动心脏 $\beta_1$ 受体以增强心肌收缩和增加搏出量，使心排血量增加。可降低外周血管阻力（后负荷减少），但收缩压和脉压一般保持不变，或仅因心排血量增加而有所增加。能降低心室充盈压，促进房室结传导。心肌收缩力有所增强，冠状动脉血流及心肌耗氧量常增加。由于心排血量增加，肾血流量及尿量常增加。盐酸多巴酚丁胺注射液与多巴胺不同，并不间接通过内源性去甲肾上腺素的释放，而是直接作用于心脏。用于器质性心脏病时心肌收缩力下降引起的心力衰竭，包括心脏直视手术后所致的低排血量综合征，作为短期支持治疗。

### （二）配制、用量和用法

用药前应先补充血容量、纠正血容量。药液的浓度随用量和患者所需液体量而定。治疗时间和给药速度按患者的治疗效应调整，可依据心率、血压、尿量以及是否出现异位搏动等情况进行调整。如有可能，应监测中心静脉压、肺锲嵌压和心排血量。

配制方法：多巴胺 / 盐酸多巴酚丁胺注射液 150 mg+35 mL 0.9% 氯化钠注射液（常用），300 mg+20 mL 0.9% 氯化钠注射液（用于中心静脉）， 50 mg+45 mL 0.9% 氯化钠注射液（用于外周静脉）。

简便计算方法：多巴胺的用量 = 个人的体重（kg）×3，加溶媒至 50 mL，然后以多少"mL/h"的速度泵入就是多少"$\mu$g/（kg·min）"。

用量：泵入速度 2～20 mL/h，相当于 2～20 $\mu$g/(kg·min)。须注意的是 < 2 $\mu$g/(kg·min) 则有扩张肾血管利尿作用。

### （三）不良反应

可有心悸、恶心、头痛、胸痛、气短等不良反应。如出现收缩压增加［多数增加 1.33～2.67 kPa（10～20 mmHg），少数增加 6.67 kPa（50 mmHg）或更多］、心率增快（多数在原来基础上每分钟增加 5～10 次，少数可增加 30 次以上）者，与剂量有关，应减量或暂停用药。

## 六、左西孟旦注射液（5 mL ： 12.5 mg/ 支）

### （一）作用

左西孟旦注射液为心脏治疗药，仅限规范治疗效果不佳的急性失代偿性心力衰竭短期

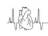 

治疗。本品是钙增敏剂，以钙离子浓度依赖的方式与心肌肌钙蛋白 C 结合而产生正性肌力作用，增强心肌收缩力，但并不影响心室舒张；同时本品可通过使腺苷三磷酸敏感的 $K^+$ 通道开放而产生血管舒张作用，使得冠状动脉阻力血管和静脉容量血管舒张，从而改善冠脉的血流供应，另外它还可抑制磷酸二酯酶 III。

在心力衰竭患者中，左西孟旦注射液的正性肌力和扩血管作用可以使心肌收缩力增强，降低前后负荷，而不影响其舒张功能。

### （二）配制、用量和用法

常用"左西孟旦注射液 12.5 mg+ 0.9% 氯化钠注射液 45 mL"静脉泵入。负荷剂量 6～12 μg/kg 静脉推注（>10 min），此后维持 0.05～0.20 μg/（kg·min）静脉泵入 24 小时。对于收缩压<100 mmHg 的患者，不使用负荷剂量，可直接用维持剂量静脉滴注，防止发生低血压。

在负荷剂量给药时以及持续给药开始 30～60 min 内，密切观察患者的反应，如反应过度（低血压、心动过速），应将输注速率减至 0.05 μg/（kg·min）或停止给药。如初始剂量耐受性好且须增强血流动力学效应，则输注速率可增至 0.2 μg/（kg·min）。

对处于急性失代偿期的严重慢性心力衰竭的患者，持续给药时间通常为 24 h。在左西孟旦注射液停药后，未发现有耐药和反弹现象。血流动力学效应至少可持续 24 h，停药后，此效应可能持续 9 d。

### （三）不良反应

左西孟旦注射液使用过量会导致低血压和心动过速。

有文献报道，左西孟旦注射液引起的低血压可以用升压药（如充血性心力衰竭患者用多巴胺，心脏手术后的患者用肾上腺素）治疗。高剂量［≥ 0.4 μg/（kg·min）］和输注超过 24 h，可使心率加快，有时会出现 QTc 间期延长。心充盈压过度下降可能会降低患者对本品的反应，可通过静脉补液来治疗。一旦发生左西孟旦注射液使用过量，应立即对心电图进行连续监测，重复检测血清电解质，使用侵入性血流动力学监测。

本品临床中最常见的不良反应包括头痛、低血压和室性心动过速，其余不良反应有低钾血症、失眠、头晕、心动过速、心力衰竭、心肌缺血、早搏、恶心、便秘、腹泻、呕吐、血红蛋白减少等。

# 第五节　利尿类药物

## 一、呋塞米注射液（2 mL ∶ 20 mg/ 支）

### （一）作用

呋塞米注射液是一种作用于髓袢的强效利尿药物，用于治疗水肿性疾病（包括心源性水肿、肾性水肿、肝硬化腹水、功能障碍或血管障碍所引起的周围性水肿，急性肺水肿、脑水肿和高血压危象等）、高血压、高血钾及高钙血症、稀释性低钠血症、抗利尿激素分泌过多症，以及预防急性肾功能衰竭；药物中毒时服用可加速毒物的排泄。

呋塞米注射液主要抑制髓袢升支粗段对 $Cl^-$ 和 $Na^+$ 的重吸收，使肾髓质渗透压降低，管腔内渗透压增大，干扰尿的浓缩过程，导致管腔中水分不易弥散外出，从而产生较好的利尿作用。

### （二）配制、用量和用法

治疗急性左心衰竭时，起始 40 mg 原液静脉注射，必要时每小时追加 80 mg，直至疗效满意。有效者可按原剂量重复应用或酌情调整剂量，每日总剂量不超过 1 g。利尿效果差时不宜再增加剂量，以免出现肾毒性，对急性肾衰功能恢复不利。治疗慢性肾功能不全时，一般每日剂量 40 ～ 120 mg。

在静脉推注效果不好尤其是与托拉塞米交替使用效果不佳时（如在单次静脉推注 100 mg 利尿不佳），应考虑换为持续静脉用药。

配制方法：200 mg 呋塞米注射液 +30 mL 0.9% 氯化钠注射液。

用量：负荷剂量 20 mg，维持泵入 2 ～ 20 mL/h，根据患者利尿反应进行调整。

### （三）不良反应

用药后，尤其是大剂量或长期应用时，常见与水、电解质紊乱有关的副作用。可见直立性低血压、休克、低钾血症、低氯血症、低氯性碱中毒、低钠血症、低钙血症以及与此有关的口渴、乏力、肌肉酸痛、心律失常等症状。少见有过敏反应（包括皮疹、间质性肾炎，甚至心搏骤停）、视觉模糊、黄视症、光敏感、头晕、头痛、食欲缺乏、恶心、呕吐、腹痛、腹泻、胰腺炎、肌肉强直等。

此外，还可见骨髓抑制导致粒细胞减少、血小板减少性紫癜和再生障碍性贫血、肝功能损害、指（趾）感觉异常、高糖血症、尿糖阳性、原有糖尿病加重、高尿酸血症等。耳鸣、听力障碍多见于大剂量静脉快速注射时（每分钟剂量大于 4 mg），多为暂时性，少数为不可逆性，尤其当与其他有耳毒性的药物同时使用时。在高钙血症时，可引起肾结石。还有报道本药可加重特发性水肿。对诊断的干扰：本品可致血糖升高、尿糖阳性，尤其是糖尿病或糖尿病前期患者。过度脱水可使血尿酸和尿素氮水平暂时性升高，血 $Na^+$、$Cl^-$、$K^+$、$Ca^{2+}$ 和 $Mg^{2+}$ 浓度下降。

## 二、氢氯噻嗪片（6.25 mg/ 片，10 mg/ 片，25 mg/ 片，50 mg/ 片）

### （一）作用

氢氯噻嗪片是噻嗪类利尿药，有利尿和降血压作用。本品为中效利尿药，作用部位在肾远曲小管，可用于治疗水肿性疾病，常用于充血性心力衰竭、肝硬化腹水、肾病综合征、急慢性肾炎水肿、慢性肾功能衰竭早期、肾上腺皮质激素和雌激素治疗所致水钠潴留。可排泄体内过多的钠和水，消除水肿。治疗高血压病可单独或与其他降压药联合使用，主要用于治疗原发性高血压。

### （二）用量和用法

每日用药仅一次时，应在早晨用药，以免夜间排尿次数增多。间歇用药（非每日用药）能减少电解质紊乱发生的概率。应从最小有效剂量开始用药，以减少不良反应的发生，减少反射性肾素和醛固酮分泌。

治疗水肿性疾病：一次 25 ~ 50 mg，每日 1 ~ 2 次，或隔日用药，或连服 3 ~ 4 d 后停药 3 ~ 4 d。治疗高血压：每日 12.5 ~ 25.0 mg，分 1 次或 2 次服用；老年人可从一次 12.5 mg、每日 1 次开始，并按降血压效果调整剂量。停用时应缓慢停药。

### （三）不良反应

大多数不良反应与剂量和疗程有关。水、电解质紊乱较为常见，可表现为口干、烦渴、肌肉痉挛、恶心、呕吐和极度疲乏无力等。

（1）高血糖症：噻嗪类利尿药可使糖耐量降低，血糖升高，可能与抑制胰岛素释放有关。

（2）高尿酸血症：干扰肾小管排泄尿酸，少数可诱发痛风发作。由于通常无关节疼痛，因此高尿酸血症易被忽视。

（3）过敏反应，如皮疹、荨麻疹等，但较为少见。

（4）血白细胞减少或缺乏症、血小板减少性紫癜等均少见。

（5）其他：低血压、便秘、腹泻、食欲缺乏、胆囊炎、性功能减退、光敏感、肌痉挛、头痛、头昏、感觉异常、视物模糊、色觉障碍、黄视症、静坐不能等，但较罕见。

### 三、螺内酯片（20 mg/ 片，12 mg/ 片，25 mg/ 片）

#### （一）作用

螺内酯为类固醇，是作用强烈的内源性盐类皮质激素醛固酮。螺内酯与醛固酮有类似的化学结构，在远曲小管和集合管的皮质段上皮细胞内与醛固酮竞争结合醛固酮受体，从而抑制醛固酮促进 $K^+$—$Na^+$ 交换的作用。使 $Na^+$ 和 $Cl^-$ 排出增多，起到利尿作用，而 $K^+$ 则被保留。该药利尿作用较弱，缓慢而持久。连续用药一段时间后，其利尿作用逐渐减弱。同时具有抗雄激素活性，可选择性地破坏睾丸及肾上腺微粒体细胞色素 P450，从而抑制性腺产生雄激素，并能在靶组织处与二氢睾酮竞争受体，减少雄激素对皮脂腺的刺激。螺内酯片可作为治疗高血压的辅助药物，可用于原发性醛固酮增多症的诊断和治疗。与噻嗪类利尿药合用，用于低钾血症的预防，增强利尿效应。

#### （二）用量和用法

口服给药，服用剂量为 40 ～ 120 mg，分 2 ～ 4 次服用；治疗原发性醛固酮增多症可用 100 ～ 400 mg，分 2 ～ 4 次服用。

#### （三）不良反应

（1）高钾血症：最为常见，尤其是单独用药、进食高钾饮食、与钾剂或含钾药物合用时，以及存在肾功能损害、少尿、无尿时；即使与噻嗪类利尿药合用，高钾血症的发生率仍可达 8.6% ～ 26.0%，且常以心律失常为首发表现，故用药期间必须密切随访监测血钾和心电图。

（2）胃肠道反应：恶心、呕吐、胃痉挛和腹泻等。

（3）低钠血症：单独用药时少见，与其他利尿药物合用时发生率增高。

## 第六节　扩张血管类药物

### 一、硝酸甘油注射液（5 mg ： 1 mL/ 支）

#### （一）作用

硝酸甘油注射液可降低血管平滑肌张力，对静脉容量影响作用比动脉容量明显，减少静脉回心血量而降低心脏充盈压力。心脏充盈压力的下降可减少左心室舒张末期容积和前负荷，从而显著降低心肌耗氧量。可降低全身血管阻力、肺血管和动脉血管压力，从而降低后负荷。可使血流沿心外膜到心内膜的侧枝血管重新分布，从而改善心肌供氧。

（二）配制、用量和用法

（1）静脉滴注常用氯化钠注射液稀释，"硝酸甘油注射液 5 mg+50 mL 0.9% 用氯化钠注射液"或"硝酸甘油注射液 10 mg+50 mL 0.9% 氯化钠注射液"。初始滴速 3 mL/h（5 μg/min），每 3 ～ 5 min 增加 3 mL/h（5 μg/min），直至症状缓解或血压控制满意为止，一般不超过 100 μg/min。建议使用输液泵或精密输液器注射。

（2）冠脉介入治疗动脉内使用 1 支 5 mg 硝酸甘油注射液溶入 50 mL 0.9% 氯化钠注射液中，配成 100 μg/mL，根据患者血压变化冠脉内注入 100 ～ 200 μg，以缓解冠脉痉挛和慢血流。

（三）不良反应

最常见为头痛，主要由血管舒张作用引起，治疗初时发生，随着持续用药可减轻或消失，但仍有少数患者不能接受而终止治疗。部分患者表现为面红和心动过速。大剂量使用时还会引起高铁血红蛋白血症，表现为呕吐、发绀等。

## 二、注射用盐酸地尔硫䓬（10 mg/ 支）

（一）作用

（1）扩张冠状动脉，增加冠状动脉血流，增加心肌供血供氧，解除冠状动脉痉挛，增加心内膜、心外膜下心肌血流比值。

（2）降低心肌耗氧，降低血压，减轻心脏后负荷，通过减慢心率及其负性肌力作用使心肌做功减少，轻度抑制交感神经活性。

（二）配制、用量和用法

冠状动脉内使用：注射用盐酸地尔硫䓬 1 支溶入 10 mL 0.9% 氯化钠注射液中，配成 1 mg/mL 溶液，再抽取 5 mL 注射用盐酸地尔硫䓬溶入 0.9% 氯化钠注射液 50 mL 中稀释，配成 100 μg/mL 溶液，根据患者血压变化于冠状动脉内注入 10 ～ 100 μg。

（三）不良反应

（1）浮肿、头痛、恶心、眩晕、皮疹、无力。

（2）心动过缓、完全性房室传导阻滞：给予硫酸阿托品、盐酸异丙肾上腺素等，和（或）使用心脏起搏。

（3）心力衰竭和低血压：给予强心剂、升压药、输液和（或）使用心脏辅助循环装置。

### 三、注射用硝普钠（50 mg/ 支）

**（一）作用**

（1）对动脉、静脉平滑肌均有直接扩张作用，通过扩张血管使周围血管阻力减少，产生降血压作用。

（2）减低心脏前、心脏后负荷，改善心排血量，以及减少瓣膜关闭不全时的血液反流。

**（二）配制、用量和用法**

（1）静脉滴注。常用注射用硝普钠 50 mg（1 支）粉剂溶解于 5 mL 的 5% 葡萄糖注射液中，再稀释于 250 ～ 1000 mL 的 5% 葡萄糖注射液中，在避光输液瓶中静脉滴注。

（2）静脉泵入。常用注射用硝普钠 50 mg（1 支）粉剂溶解于 50 mL 的 5% 葡萄糖注射液中，使用避光注射器。开始剂量为 0.5 $\mu$g/（kg·min），根据疗效逐渐以 0.5 $\mu$g/（kg·min）递增，常用维持剂量为 3 $\mu$g/（kg·min），最大剂量为 10 $\mu$g/（kg·min），总量为 3500 $\mu$g/kg。

（3）冠状动脉内用。① 1 支注射用硝普钠溶入 10 mL 0.9% 氯化钠注射液中，配成 5 mg/mL 溶液。②再抽取 1 mL 注射用硝普钠溶液注入 0.9% 氯化钠注射液 50 mL 中稀释，配成 100 $\mu$g/mL 溶液。根据患者血压变化于冠状动脉内注入 10 ～ 100 $\mu$g。

**（三）不良反应**

短期适量应用不易发生不良反应。其毒性反应主要由经肝肾代谢产物（氰化物和硫氰酸盐）引起：

（1）氰化物中毒：反射消失、昏迷、低血压、呼吸浅、瞳孔散大等。

（2）硫氰酸盐中毒：运动失调、视力模糊、谵妄、眩晕、头痛、呕吐等。

### 四、腺苷注射液（三磷酸腺苷二钠注射液）

**（一）作用**

（1）能显著抑制房室结传导，延长有效不应期，同时具有增强副交感神经张力的作用，因而可用于阵发性室上性心动过速。

（2）是一种强血管扩张剂。明显增加正常冠状动脉血流，达到最大充血状态，消除微循环阻力，使心肌供血重新分布，用于冠心病的诊断具有较高的敏感性和特异性。

**（二）配制、用量和用法**

（1）静脉给药治疗室上性心动过速（PSVT）。将三磷酸腺苷二钠注射液 20 mg 以生理盐水稀释至 5 mL，1 ～ 3 s 内快速静脉注射，继以快速静脉滴注 0.9% 氯化钠注射液冲管，

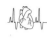 

密切观察反应，如 2 min 内 PSVT 不能终止，则只可以重复 1 次。

（2）冠脉血流储备分数检查。静脉给药：腺苷注射液 / 三磷酸腺苷注射液（2 mL 20 mg）配制成 1 mg/mL，推注速度：140 μg/（kg·min），快速公式：体重（kg）×8.4= 输注速度（mL/h）；最大推注速度：180 μg/（kg·min），快速公式：体重（kg）×10.8= 输注速度（mL/h）（见表 5-6-1）。配制方法：4 mL 三磷酸腺苷注射液（20 mg/2 mL）+ 36 mL 0.9% 氯化钠注射液（推注泵），10 mL 三磷酸腺苷注射液（20 mg/2 mL）+90 mL 0.9% 氯化钠注射液（输液泵，常用）。

表 5-6-1　各体重对应的推注速度

| 体重（kg） | 推注速度〔140 μg/（kg·min）〕 | 推注速度〔180 μg/（kg·min）〕 |
|---|---|---|
| 40 | 336 mL/h | 432 mL/h |
| 50 | 420 mL/h | 540 mL/h |
| 60 | 504 mL/h | 648 mL/h |
| 70 | 588 mL/h | 756 mL/h |
| 80 | 672 mL/h | 864 mL/h |

（3）使用方法（股静脉或肘正中静脉给药，建议用 18G 针头）。冠状动脉给药配制方法：三磷酸腺苷注射液（2 mL 20 mg）加入 500 mL 0.9% 氯化钠注射液，配制成 40 μg/mL 溶液；左冠常规 60 μg（1.5 mL），右冠常规 40 μg（1 mL）；最大剂量 150 μg（3.75 mL）；快打快充，第一次给药可以先从小剂量（20 μg）开始。

（三）不良反应及注意事项

（1）不良反应：房室传导阻滞、心动过缓、窦性停搏、血压下降、胸闷、心悸等。

（2）注意事项：①Ⅱ度或Ⅲ度 AV 传导阻滞者（带有人工起搏器者除外）禁用。②窦房结疾病患者（带有人工起搏器者除外）禁用。③已知或估计有支气管狭窄或支气管痉挛的肺部疾病患者（如哮喘）禁用。④已知对三磷酸腺苷注射液有过敏反应的患者禁用。

## 五、注射用尼可地尔（12 mg/ 支）

（一）作用

（1）冠状血管扩张作用。

（2）增加冠状动脉血流量的作用。

（3）缓解冠状血管痉挛作用。

（二）配制、用量和用法

成人静脉滴注，以 2 mg/h 为起始剂量，可根据症状适当增减剂量，最大剂量不超过 6 mg/h。

配制方法：本品应溶于 0.9% 氯化钠注射液或 5% 葡萄糖注射液中，并在配制后 24 h 内用药。本药品应用于 AMI 经皮冠状动脉介入治疗患者，常规用法为将本品溶于 0.9% NaCl 12 mL 制成 1 mL/1 mg 溶液，遵医嘱备用。

（三）不良反应及注意事项

（1）不良反应：头痛、肝功能障碍、ATL（GPT）升高、血压下降、AST（GOT）升高、ALP 升高、血小板减少、总胆红素升高、LDH 升高、贫血、γ–GTP 升高等。

（2）注意事项。下列患者慎用：①老年人。②低血压患者（本品能降低血压，使症状加重）。③肝功能、肾功能障碍患者（因代谢、排泄功能受损，血药浓度可能升高）。④在急性心功能不全有左室流出道狭窄、肥厚梗阻型心肌病或大动脉狭窄症的患者（因本品会增大压差，使症状加重）。

重要提示：①使用本品时，应注意监控血压及血流动力学，应根据患者的症状和血流动力学逐渐调整用量。②出现低血压等异常情况或患者患有低血压时，应减少用量或停止使用，必要时，要采取服用增压剂等措施。③由于与枸橼酸西地那非同时服用时会增加低血压效应以及使血压过度降低，因此使用本品前不得服用枸橼西地那非，另外，在注射本品时或注射后，也严禁患者服用枸橼西地那非。

# 第七节　收缩血管类药物

## 一、重酒石酸去甲肾上腺素注射液（1 mL ∶ 2 mg/ 支）

（一）作用

重酒石酸去甲肾上腺素属于儿茶酚胺类，是一种抗休克的血管活性药物，主要用于抢救急性低血压和周围血管扩张引起的休克，可用于治疗 AMI、体外循环、嗜铬细胞瘤切除等引起的低血压症状；对血容量不足所致的休克或低血压，可作为急救时补充血容量的辅助治疗，使患者血压回升，可暂时维持脑与冠状动脉灌注，直到补足血容量，发挥治疗作用；也可用于治疗椎管内阻滞时的低血压及心搏骤停复苏后的血压维持；稀释后口服，可用于上消化道出血患者的止血治疗。与局麻药物联用，可减少麻醉药吸收，降低麻醉药用量，增强麻醉效果。

（二）配制、用量和用法

用"5% 葡萄糖注射液或葡萄糖氯化钠注射液 50 mL/100 mL+ 重酒石酸去甲肾上腺素注射液 1 mL"静脉泵入或静脉滴注。输注时须选择中心或外周的大静脉，以减少药物的不良反应，并根据血压进行适当调整。开始以 0.1 ～ 0.2 μg/（kg·min）剂量泵入，或 8 ～ 12 μg/min 速度静脉滴注，调整泵入（滴注）速度以使血压达到理想水平。维持量为每分钟 2 ～ 4 μg。在必要时可超过上述剂量，但须保持或补足血容量。

（三）不良反应及注意事项

静脉给药时药液外漏可能引起局部组织坏死。重酒石酸去甲肾上腺素有强烈的血管收缩作用，可使重要器官血流减少，可能出现尿量减少、组织缺氧和酸中毒；使用时间过长或大量使用时，可使回心血流量减少，外周血管阻力升高，心排血量减少，后果较严重。静脉输注时可能出现静脉皮肤发白，注射局部皮肤破溃、发绀、发红，严重眩晕；上述反应虽属少见，但后果严重。可能因过敏而出现皮疹、面部水肿等。缺氧、电解质平衡失调、器质性心脏病患者使用时或药物过量时，可能出现心律失常；血压升高后可能出现反射性心率减慢。可能出现焦虑不安、眩晕、头痛、皮肤苍白、心悸、失眠等症状。

缺氧、高血压、动脉硬化、甲状腺功能亢进症、糖尿病、闭塞性血管炎、血栓病患者慎用。用药过程中必须监测动脉压、中心静脉压、尿量、心电图。

## 二、盐酸多巴胺注射液（2 mL ： 20 mg/ 支）

（一）作用

盐酸多巴胺注射液激动交感神经系统肾上腺素受体和位于肾、肠系膜、冠状动脉，脑动脉的多巴胺受体，其效应为剂量依赖性。

小剂量时［0.5 ～ 2.0 μg/（kg·min）］，主要作用于多巴胺受体，使肾及肠系膜血管扩张，肾血流量增加及肾小球滤过率提高，尿量及钠排泄量增加。

小到中等剂量［2 ～ 10 μg/（kg·min）］，能直接激动 β₁ 受体及间接促使去甲肾上腺素自储藏部位释放，对心肌产生正性应力作用，使心肌收缩力及心搏量增加，最终使心排血量增加、收缩压升高、脉压可能增大，舒张压无变化或有轻度升高，外周总阻力常无改变，冠脉血流及耗氧改善。

大剂量时［10 μg/（kg·min）］，激动 α 受体，导致周围血管阻力增加，肾血管收缩，肾血流量及尿量反而减少。由于心排血量及周围血管阻力增加，致使收缩压及舒张压均增高。

## （二）配制、用量和用法

根据中国心力衰竭诊断和治疗指南 2018，多巴胺适用于低血压（收缩压 < 90 mmHg）和（或）组织器官低灌注的急性心力衰竭患者（Ⅱb 类推荐，C 级证据）。心血管介入术中低血压、迷走反射常用静脉滴注，可使用"0.9% 氯化钠注射液 90 mL+ 盐酸多巴胺注射液 100 mg（5 支）"静脉滴注，根据患者病情和血压调整滴速。静脉泵入可使用"盐酸多巴胺注射液 150 mg+35 mL 0.9% 氯化钠注射液"（常用），"盐酸多巴胺注射液 300 mg+20 mL 0.9% 氯化钠注射液"（用于中心静脉），"盐酸多巴胺注射液 50 mg+45 mL 0.9% 氯化钠注射液"（用于外周静脉）。

多巴胺用量：①小于 3 $\mu$g/（kg·min），激动多巴胺受体，扩张肾动脉；② 3～5 $\mu$g/（kg·min），激动心脏 $\beta_1$ 受体，正性肌力作用；③大于 5 $\mu$g/（kg·min），激动心脏 $\beta_1$ 受体、外周血管 $\alpha$ 受体。

剂量调整与疗程：从小剂量起始，根据病情逐渐调节，最大剂量为 20 $\mu$g/（kg·min），大于 10 $\mu$g/（kg·min）外周血管收缩明显，增加脏器缺血风险。

给药说明：应用盐酸多巴胺注射液治疗前必须先纠正低血容量。在滴注前必须稀释，稀释液的浓度取决于剂量及个体需要的液量；若不需要扩容，可用 0.8 mg/mL 溶液；如有液体潴留，可用 1.6～3.2 mg/mL 溶液。中、小剂量对周围血管阻力无作用，用于处理低心排血量引起的低血压；较大剂量则用于提高周围血管阻力以纠正低血压。

选用粗大的静脉作静脉注射或静脉滴注，以防药液外溢及产生组织坏死；如确已发生液体外溢，可用 5～10 mg 酚妥拉明稀释溶液在注射部位作浸润。

静脉滴注时应控制滴速，滴速和时间须根据血压、心率、尿量、外周血管灌流情况、异位搏动出现与否等而定，有条件的应做心排血量测定。休克纠正时即减慢滴速。

遇有血管过度收缩引起舒张压不成比例升高和脉压减小、尿量减少、心率增快或出现心律失常时，滴速必须减慢或暂停滴注。如在滴注盐酸多巴胺注射液时血压继续下降或经调整剂量仍持续低血压，应停用，改用更强的血管收缩药。突然停药可产生严重低血压，故停用时剂量应逐渐递减。

## （三）不良反应

常见的有胸痛、呼吸困难、心悸、心律失常（尤其使用大剂量时）、心搏快而有力、全身软弱无力感，心跳缓慢、头痛、恶心呕吐者则少见。长期应用大剂量或小剂量的外周血管病患者，可出现手足疼痛或手足发凉的不良反应；外周血管长时期收缩，可能导致局部坏死或坏疽。

## 三、重酒石酸间羟胺注射液（1 mL ： 10 mg/ 支）

### （一）作用

重酒石酸间羟胺注射液主要作用于 α 受体，可直接兴奋 α 受体而发挥作用，促使交感神经末梢释放去甲肾上腺素，也可兴奋心脏 $\beta_1$ 受体，具有收缩血管、升高血压，增强心肌收缩力的作用。间羟胺可用于防治椎管内阻滞麻醉时发生的急性低血压，也可用于部分低血压的辅助性对症治疗，包括由于出血、药物过敏、手术并发症及脑外伤或脑肿瘤合并休克等导致的低血压，还可用于心源性休克或败血症所致的低血压。

### （二）配制、用量和用法

低血压：皮下注射（肌内注射）2 ～ 10 mg/ 次。由于最大效应并非立即显现，因此在重复用药前对初量效应至少观察 10 min。

心血管介入手术常用"重酒石酸间羟胺注射液 10 mg+9 mL 0.9% 氯化钠注射液"，术中出现严重低血压、休克，紧急情况下可直接缓慢静脉注射 0.5 ～ 5.0 mg，然后改为静脉滴注。

静脉滴注：15 ～ 100 mg，以氯化钠注射液或 5% 葡萄糖注射液 500 mL 稀释后静脉滴注，调整滴速以维持理想的血压。最大量为一次 100 mg（0.3 ～ 0.4 mg/min）。

### （三）不良反应

（1）心血管系统：心律失常，升压反应过快过猛还可致使心搏骤停，长期使用后骤停可发生低血压。

（2）呼吸系统：升压反应过快过猛可致肺水肿、心律失常、心跳停顿。过量使用的表现为抽搐、严重高血压、严重心律失常，此时应立即停药观察，血压过高者可用 5 ～ 10 mg 酚妥拉明静脉注射。

（3）静脉给药时药液外溢可引起局部血管严重收缩，导致组织坏死糜烂或红肿硬结形成脓肿。长期使用后骤停可发生低血压。

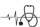

# 第八节　抗心律失常药物

## 一、利多卡因（100 mg/ 支）

### （一）作用

利多卡因主要在失活状态轻度阻断钠通道，这种阻断作用发生迅速并呈频率依赖性。可轻度减慢希浦系统和心肌的传导，缩短或不改变肯野纤维的 APD 和有效不应期（ERP），但增加动作电位时程 / 有效不应期（ERP/APD）的比例，有利于防止折返性室性心律失常。能使缺血心肌的传导明显减慢但对心脏正常传导系统的电生理效应很小，对心房、房室结和旁路的作用很弱甚至没有，因此对室上性心动过速无效。利多卡因可抑制浦肯野纤维的自律性，因而能够治疗室性心律失常。

### （二）配制、用量和用法

静脉应用：先给负荷量 75 ～ 200 mg，然后以 1 ～ 4 mg/min 的速度静脉滴注维持。首次负荷量 5 ～ 10 mg 后无效时，可再静脉注射 100 mg。如需应用较高的维持剂量，应在加大维持速度前弹丸式再次应用 50 ～ 75 mg，以避免达到较高血浆浓度的时间延迟。注意 1 h 内累积剂量不宜超过 300 mg。

### （三）不良反应

最常见的不良反应是中枢神经系统症状，快速大剂量给药时可引起癫痫样发作。其他不良反应有头晕、麻木、刺痛、震颤、感觉异常、定向障碍、感觉迟缓、耳鸣和嗜睡等。此外，还可出现恶心和呕吐。过量时可出现心血管系统的副作用：心率减慢、窦性停搏、房室传导阻滞、血压下降。

## 二、胺碘酮（150 mg/ 支）

### （一）作用

胺碘酮是Ⅲ类抗心律失常药，对钠通道的作用呈频率依赖性，即较快心率时作用更强。主要电生理效应是延长各部分心肌组织的 APD 和 ERP，并减慢心房、希浦系统、心室和旁路的传导，有利于消除折返激动，降低窦房结的自律性并减慢心率。静脉应用时主要通过抗交感和阻断钙通道而发挥急性作用，减慢心率、延长房室结 ERP，但对心房和心室的作用较轻，并且轻度延长 APD 能够直接扩张冠状动脉及周围血管，并影响甲状腺素的代谢。

（二）配制、用量和用法

静脉应用：①负荷量为 10 min 内静脉推注"5% 葡萄糖注射液 15 mL+ 胺碘酮 150 mg"。②静脉滴注为"5% 葡萄糖注射液 150 mL+ 胺碘酮 150 mg"，以 1 mg/min 的速度静脉滴注 6 h，转律停药，未转律继以 0.5 ～ 1.0 mg/min 的速度静脉滴注，总量为 1200 mg/d。以后逐渐减量，静脉滴注胺碘酮最好不超过 3 ～ 4 d。心律失常出现反复时，可追加 150 mg，在 10 min 内静脉滴注完毕。

（三）不良反应及注意事项

（1）Q-T 延长诱发尖端扭转型室速，使用前须监测电解质 $K^+$ 的变化。

（2）胺碘酮会扩张冠状动脉及周围血管，在血流动力学不好时易导致低血压。

（3）由于药物的刺激，输液处易致静脉炎。

（4）长时间使用会产生肺毒性、肝功能损害，影响甲状腺功能，出现窦性停搏、房室传导阻滞。

## 三、伊布利特注射液（1 mg/ 支）

（一）作用

通过对离子通道的调节影响动作电位的变化，如时程、有效不应期、QT 间期延长以达到抗心律失常的作用。

（二）配制、用量和用法

（1）首次剂量。"10 mL 原液 +10 mL 0.9% 氯化钠注射液"稀释后，总量 20 mL 缓慢匀速静脉推注 10 min；体重低于 60 kg 者，首次给药剂量 0.01 mg/kg，给药方法相同。

（2）再次剂量。首次给药结束，观察 10 min，若心房扑动、房颤未终止，且 QTc 间期延长小于 60 ms，无严重不良反应，重复给药一次。一旦复律，立即停药。

（3）停止给药：①心电图转为窦律；②心室率 < 50 bpm；③心电图二度或二度以上的房室阻滞；④心电图持续性室上心动过速；⑤收缩压 < 90 mmHg；⑥ QTc 间期延长大于 60 ms；⑦支气管痉挛。

（三）不良反应及注意事项

在使用前注意：①血流动力学稳定；②心室率 ≥ 55 bpm；③ QTc ≤ 440 ms；④血钾 ≥ 4.0 mmol/L、血镁 ≥ 0.8 mmol/L；⑤无 TdP 病史；⑥经适当抗凝治疗。使用按照标准选择，副作用少见，偶见非持续性室速，呈一过性。

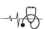

## 四、硫酸阿托品注射液（1 mL ： 0.5 mg/ 支）

### （一）作用

硫酸阿托品注射液为典型的 M 胆碱受体阻滞剂，可解除胃肠平滑肌痉挛、抑制腺体分泌、扩大瞳孔、升高眼压、视力调节麻痹、心率加快、支气管扩张，大剂量时能作用于血管平滑肌，扩张血管，解除痉挛性收缩，改善微循环。在心血管介入手术中，主要用于治疗迷走神经过度兴奋所致的窦房阻滞、房室阻滞等缓慢型心律失常及抗休克治疗等。

### （二）用法和用量

常用原液肌内或静脉注射。

抗心律失常用量：静脉注射 0.5 ～ 1.0 mg，按需可 1 ～ 2 h 一次，最大量为 2 mg/ 次。

### （三）不良反应

静脉每次极量 2 mg，超过上述用量，会引起阿托品中毒。中毒的主要临床表现：①口干、咽干、皮肤干燥、夏天体温升高等，由腺体分泌减少所致；②心率加快；③瞳孔扩大、视力模糊、看近物不清；④腹胀、便秘、老年人可有排尿困难；⑤颜面、皮肤潮红，由血管扩张所致，严重中毒可因外周血管舒张、血管运动中枢麻痹而出现血压下降乃至休克；⑥烦躁、多语、幻觉、谵妄、惊厥等中枢兴奋症状，最后出现昏迷、呼吸抑制等危重征象，最终因呼吸衰竭而死亡。

## 五、盐酸异丙肾上腺素（1 mg/ 支）

### （一）作用

盐酸异丙肾上腺素为 β 受体激动剂，对 $β_1$ 和 $β_2$ 受体作用均很强。兴奋心脏 $β_2$ 受体可使心脏收缩力增强，心率加快，传导加速，对心脏正常起搏点的作用强于异位起搏点，引起心律失常的概率小于肾上腺素。

### （二）用法和用量

一般将 1 ～ 2 mg 加入 5% 葡萄糖注射液 500 mL 内缓慢静脉滴注。

### （三）不良反应

常见的不良反应有口咽发干、心悸不安。少见的不良反应有头晕、目眩、面潮红、恶心、心率增快、震颤、多汗、乏力等。发生胸痛及心律失常时应高度重视。

# 第九节　镇静止痛药物

## 一、地西泮注射液（2 mL ： 10 mg/ 支）

### （一）作用

地西泮注射液具有抗焦虑、镇静、催眠、抗惊厥、抗癫痫及中枢性肌肉松弛作用，静脉注射可用于全麻的诱导和麻醉前给药，在介入手术中主要用于电复律前镇静。

### （二）用量和用法

静脉注射，5 ～ 10 mg，常用原液缓慢推注，根据镇静效果适当遵从医嘱增加推注量。

### （三）不良反应

常见的不良反应有嗜睡、头昏、乏力等，大剂量可使运动失调。罕见的有皮疹、白细胞减少。个别患者发生兴奋、多语、睡眠障碍，甚至幻觉。停药后，上述症状很快消失。长期连续用药可产生依赖性和成瘾性，停药可能发生撤药症状，表现为激动或忧郁。

## 二、盐酸吗啡注射液（1 mL ： 10 mg/ 支）

### （一）作用

盐酸吗啡注射液具有明显的镇痛、镇静、抗焦虑、欣快感、诱导睡眠、抑制咳嗽和呼吸中枢、兴奋延髓催吐化学感应区及兴奋缩瞳中枢的作用；使消化道平滑肌先短期兴奋，提高胃肠道的肌张力，继而出现持久的抑制；可促进内源性组胺的释放，抑制血管运动中，扩张血管，降低血压，引起心动过缓；还可使脑血管扩张，增加脑脊液压力，升高内压。为目前解除 AMI 疼痛的首选药物。

### （二）用量和用法

静脉推注，将 10 mg 盐酸吗啡注射液加入 9 mL 0.9% 氯化钠注射液，配制成 1 mg/mL 推注，每次遵医嘱使用。

### （三）不良反应及注意事项

在使用过程中患者可能会出现恶心、呕吐、呼吸抑制，急性中毒时可出现血压下降、瞳孔极度缩小、两侧对称或针尖样大，发绀，皮肤湿冷，严重者可出现休克，甚至死亡。

吗啡作为国家特殊管理的麻醉药品，贮药处均须用保险柜或特殊的柜子加锁，严格实行麻醉药品处方管理，按卫生部《麻醉药品、精神药品处方管理规定》填写患者身份证号，麻醉药品空白专用处方统一编号，药品领取、使用、退回、销毁均应做好登记，严格做好交接工作并做好记录。

## 三、地佐辛注射液（1 mL ： 5 mg/ 支）

### （一）作用

地佐辛注射液强效阿片类镇痛药，主要通过激动 κ 、μ 受体产生非线性剂量依赖的镇痛作用，镇痛效果较强，体内吸收快，分布迅速，起效快，镇痛持久。对 μ 受体具有激动和拮抗双重作用，使呼吸抑制和成瘾的发生率降低。对 δ 阿片受体活性极弱，不产生烦躁焦虑感。介入手术室主要用于射频消融术的术中镇痛。

### （二）用量和用法

（1）肌内注射。推荐成人单剂量为 5 ～ 20 mg，但临床研究中的初剂量为 10 mg。应根据患者的体重、年龄、疼痛程度、身体状况及服用其他药物的情况调节剂量。必要时每隔 3 ～ 6 h 给药一次，最高剂量 20 mg/ 次，每天最多不超过 120 mg。

（2）静脉推注。初剂量为 5 mg 缓慢推注。必要时根据患者疼痛程度调整至每 2 ～ 4 h 2.5 ～ 10.0 mg。

（3）静脉滴注。按 5 mg 溶于 50 mL 0.9% 氯化钠注射液，缓慢滴注（10 min 以上）。

### （三）不良反应

不良反应少，安全性高，偶见恶心、呕吐、头晕、呼吸抑制等。

## 四、咪达唑仑注射液（2 mL ： 2 mg/ 支）

### （一）作用

咪达唑仑注射液具有苯二氮䓬类药理活性，可产生抗焦虑、镇静、催眠、抗惊厥及肌肉松弛的作用，可用于诊断检查时作诱导睡眠。导管室中常用于电复律以及 ICD 置入术中的诱导麻醉剂，一般给予咪达唑仑注射液 3 ～ 5 mg 静脉注射，注射开始后 5 min，嘱患者倒着数数（100、99、98……），至患者数数顺序混乱，或进入睡眠状态后可进行治疗及相关操作。

### （二）用量和用法

咪达唑仑注射液常用 0.9% 氯化钠注射液稀释到 1 mg/mL 进行静脉注射，缓慢注射，3 ～ 5 min 注射完毕。

（三）不良反应及注意事项

不良反应较为少见，静脉注射过快可对呼吸功能产生影响，老年患者尤其需要注意。同时给予血氧饱和度监测，增加吸氧量至 4～6 L/min，最好配合面罩吸氧，准备好气管插管、简易呼吸器等器械及耗材，必要时通知麻醉科予以支援。

深度嗜睡，在术毕患者仍然不能唤醒时，可采用氟马西尼进行对抗。氟马西尼每支 0.5 mg，根据咪达唑仑的注射剂量，按 1 : 1 使用氟马西尼对抗，临床效果较为明显。

# 第十节　糖皮质激素类药物

## 一、地塞米松磷酸钠注射液（1 mL ：5 mg/ 支）

（一）作用

（1）抗炎作用。本类药物可减轻充血，抑制炎症细胞，降低毛细血管通透性，抑制组织损伤的修复，减轻结缔组织的病理增生，从而降低炎性反应。

（2）抑制免疫反应。本类药品可缓解过敏反应及自身免疫性疾病的症状，大剂量能抑制抗体的产生，对抗异体器官移植的排异反应。

（3）抗休克作用。增强心脏收缩力，增加心血管对肾上腺素的反应，用于治疗中毒性休克、低血容量休克及心源性休克等。

（二）临床应用

（1）过敏性疾病。如过敏性休克、支气管哮喘、严重药物过敏、过敏性皮炎、输液输血反应。

（2）各种原因引起的休克。大剂量冲击疗法用于抢救危重病例，如感染中毒性休克、哮喘持续状态、器官移植后的急性排异现象、异型输血和药物严重过敏时，采用大剂量短期应用，将所需激素溶于 100 mL 液体中，静脉滴注 15～20 min。

（三）配制、用量和用法

心血管介入手术使用高压注射系统造影前一般剂量：成人静脉注射每次 10 mg，儿童视体重静脉注射，每次 2～10 mg。

（四）不良反应

皮质醇增多症的表现：向心性肥胖、满月脸、多毛、痤疮、紫纹、月经紊乱或闭经、

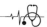

血压升高、糖耐量异常甚至发生糖尿病；骨质疏松；消化道溃疡及出血；容易发生感染及结核扩散；发生精神症状，尤其是有精神病家族史或原有精神病者；低血钾、浮肿。

# 第十一节　心血管介入常用冲管液体

## 一、冠脉旋磨冲洗液

### （一）作用

旋磨过程中须用冲洗液持续冲洗，可以冷却和润滑旋磨头、冷却旋磨推进器气动涡轮、防止冠状动脉痉挛和起到冲洗旋磨下来的病变碎屑的作用。

### （二）配制、用量和用法

在 500 mL 生理盐水中加入 2500 ～ 5000 U 肝素和 1 ～ 5 mg 硝酸甘油。另外，根据患者临床情况（如有无心功能不全、有无低血压等）酌情考虑是否加入适量维拉帕米（2.5 ～ 5.0 mg）。配制好的冲洗液须放置在加压袋中，压力须大于患者收缩压，建议加压在 200 mmHg 以上。

### （三）注意事项

协助术者连接旋磨仪器各装备并进行旋磨体外测试；检查低高速转换开关；确保旋磨冲洗液加压灌注通道顺畅。

## 二、主动脉球囊反搏（IABP）冲洗液

### （一）作用

保持压力传感器及球囊中央腔通畅，压力监测曲线稳定，避免中央腔堵塞。

### （二）配制、用量和用法

在 500 mL 生理盐水中加入 6250 U 肝素钠，配制好的冲洗液须放置在加压袋中，加压至 300 mmHg，连接于压力传感器尾端，每小时冲管一次，每次 10 ～ 20 s。

### （三）注意事项

（1）特殊患者如安置体外膜肺氧合（ECMO）等仪器应根据凝血监测结果来调整冲管的时间和次数。

（2）冲管液不能使用超过 24 h，须及时更换。

### 三、三维射频消融冲洗液

#### （一）作用

防止消融过程中血栓生成；通过冲洗液主动冷却大头头端，可以在保证安全性的前提下，持续输出功率，输出时间较长，输出能量更大，提高消融功率，增加手术有效性。

#### （二）配制、用量和用法

按照 1 ∶ 1 的配制，在 1000 mL 0.9% 氯化钠注射液中加入 1000 U 肝素钠，未消融时以 2 mL/h 的速度泵入，消融时功率在 30 W 以下以 17 mL/h 的速度泵入，消融时功率在 30 W 以上以 30 mL/h 的速度泵入。

#### （三）注意事项

（1）使用配套三维射频仪的专用注射泵。

（2）防止消融时间过长液体用完，空气进入管腔，须及时补充和更换肝素盐水。

### 四、三维射频消融术房间隔穿刺鞘冲洗液

#### （一）作用

防止血栓堵塞房间隔穿刺鞘。

#### （二）配制、用量和用法

按照 1 ∶ 1 的配制，在 500 mL 生理盐水中加入 500 U 肝素钠，用无菌连接管将房间隔穿刺鞘与配制的肝素盐水连接，微量泵 15 mL/h 的速度泵入。

#### （三）注意事项

（1）连接时注意无菌操作。

（2）及时观察剩余液体，及时更换。

# 第十二节　体液、电解质、酸碱平衡调节药物

## 一、乳酸钠林格（500 mL/ 瓶）

#### （一）作用

乳酸钠林格与其他药物合用时，注意药物（如大环内酯类抗生素、生物碱、磺胺类）

因 pH 及离子强度变化而产生配伍禁忌。由于本品含有钙离子，与含有枸橼酸钠的血液混合时会产生沉淀。

### （二）配制、用量和用法

静脉滴注，成人一次 500 ～ 1000 mL，按年龄体重及症状不同可适当增减。给药速度：成人 300 ～ 500 mL/h。

### （三）不良反应及注意事项

低钙血症（如尿毒症）的患者在纠正酸中毒后易出现手足发麻、疼痛、手足搐搦、呼吸困难等症状，常因血清钙离子浓度降低所致；出现心率加速、胸闷、气急等肺水肿、心力衰竭表现；血压升高；体重增加、水肿；逾量时出现碱中毒；血钾浓度下降，有时出现低钾血症表现。

## 二、碳酸氢钠注射液（250 mL ： 12.5 g/ 瓶）

### （一）作用

（1）治疗代谢性酸中毒。本品使血浆内碳酸根浓度升高，中和氢离子，从而纠正酸中毒。

（2）碱化尿液。由于尿液中碳酸根浓度增加后 pH 值升高，使尿酸、磺胺类药物与血红蛋白等不易在尿中形成结晶或聚集。

（3）制酸。口服能迅速中和或缓冲胃酸，而不直接影响胃酸分泌。能使胃内 pH 迅速升高缓解高胃酸引起的症状。

### （二）配制、用量和用法

代谢性酸中毒，静脉滴注，所需剂量按下式计算：补碱量（mmol）=（−2.3 − 实际测得的 BE 值）× 0.25 × 体重（kg），或补碱量（mmol）= 正常的 $CO_2CP$ − 实际测得的 $CO_2CP$（mmol）× 0.25 × 体重（kg）。除非体内丢失碳酸氢盐，一般先给计算剂量的 1/3 ～ 1/2，4 ～ 8 h 内滴注完毕。心肺复苏抢救时，首次给药 1 mmol/kg，以后根据血气分析结果调整用量（每 1 g 碳酸氢钠相当于 12 mmol 碳酸氢根）。静脉用药还应注意下列问题：①静脉应用的浓度范围为 1.5%（等渗）至 8.4%。②应从小剂量开始，根据血中 pH 值、碳酸氢根浓度变化决定追加剂量。③短时间内大量静脉输注可致严重碱中毒、低钾血症、低钙血症。当用量超过 10 mL/min 高渗溶液时可导致高钠血症、脑脊液压力下降甚至颅内出血，在新生儿及 2 岁以下小儿更易发生。因此以 5% 溶液输注时，钠输液速度不能超过 8 mmol/min。但在心肺复苏时因存在致命的酸中毒，应快速静脉输注。碱化尿液，成人：口服，首次 4 g，以后每 4 h 1～2 g。静脉滴注，2～5 mmol/kg，4～8 h 内滴注完毕；小儿：口服，每日按体重 1～10 mmol/kg。

## （三）不良反应

大量注射时可出现心律失常、肌肉痉挛、疼痛、异常疲倦虚弱等，主要由代谢性碱中毒引起低钾血症所致。

剂量偏大或存在肾功能不全时，可出现水肿、精神症状、肌肉疼痛或抽搐、呼吸减慢、口内异味、异常疲倦虚弱等，主要由代谢性碱中毒所致。

长期使用可引起尿频、尿急、持续性头痛、食欲减退、恶心呕吐、异常疲倦虚弱等。

## 三、氯化钾注射液（10 mL ：1 g/ 支）/ 硫酸镁注射液（10 mL ：2.5 g/ 支）

### （一）作用

1.氯化钾注射液（10 mL ：1 g/ 支）

钾是细胞内的主要阳离子，其浓度为 150～160 mmol/L，而细胞外的主要阳离子是 $Na^+$，血清钾浓度仅为 3.5～5.0 mmol/L。机体主要依靠细胞膜上的 $Na^+-K^+$ 腺苷三磷酸酶来维持细胞内外的 $K^+$、$Na^+$ 浓度差。体内的酸碱平衡状态对钾代谢有影响，如酸中毒时 $H^+$ 进入细胞内，为了维持细胞内外的电位差，$K^+$ 释出到细胞外，引起或加重高钾血症。而代谢紊乱也会影响酸碱平衡，正常的细胞内外钾离子浓度及浓度差与细胞的某些功能有着密切的关系，如碳水化合物代谢，糖原贮存和蛋白质代谢，神经、肌肉包括心肌的兴奋性和传导性等。

临床上钾镁合剂的作用主要包括以下几点：第一，因为它能够补充患者细胞内的钾和镁，消除心律失常，因此可以治疗一些心律失常疾病；第二，可能也用于一些 AMI 患者；第三，可以恢复患者的心肌功能，预防心脏猝死的发生。

2.硫酸镁注射液（10 mL ：2.5 g/ 支）

（1）药效学。镁离子可抑制中枢神经的活动，抑制运动神经—肌肉接头乙酰胆碱的释放，阻断神经肌肉联接处的传导，降低或解除肌肉收缩作用，同时对血管平滑肌有舒张作用，使痉挛的外周血管扩张，降低血压，因而对子痫有预防和治疗作用，对子宫平滑肌收缩也有抑制作用，可用于治疗早产。

（2）药动学。肌内注射后 20 min 起效，静脉注射几乎立即起效。作用持续 30 min，治疗先兆子痫和子痫且有效血镁浓度为 2.0～3.5 mmol/L，治疗早产的有效血镁浓度为 2.1～2.9 mmol/L，个体差异较大。肌内注射和静脉注射，药物均由肾脏排出，排出的速度与血镁浓度和肾小球滤过率相关。

（二）配制、用量和用法

用于严重低钾血症或不能口服者。一般用法将 10% 氯化钾注射液 10 ～ 15 mL 加入 5% 葡萄糖注射液 500 mL 中静脉滴注（忌直接静脉滴注与推注）。补钾剂量、浓度和速度根据临床病情和血钾浓度及心电图缺钾图形改善而定。钾浓度不超过 3.4 g/L（45 mmol/L），补钾速度不超过 0.75 g/h（10 mmol/h），每日补钾量为 3.0 ～ 4.5 g（40 ～ 60 mmol）。用于 AMI 患者，常联合硫酸镁注射液作为钾镁合剂使用，常规剂量为"氯化钾 0.75 g+ 硫酸镁 2.5 g+0.9% 氯化钠注射液 250 mL"，特殊患者应根据临床病情和具体情况而定。

（三）不良反应

老年人肾脏清除钾功能下降，应用钾盐时较易发生高钾血症。

下列情况慎用：①代谢性酸中毒伴有少尿时。②肾上腺皮质功能减弱者。③急慢性肾功能衰竭。④急性脱水，因严重时可致尿量减少，尿 $K^+$ 排泄减少。⑤家族性周期性麻痹，低钾性麻痹应给予补钾，但须鉴别高钾性或正常血钾性周期性麻痹。⑥慢性或严重腹泻可致低钾血症，但同时可致脱水和低钠血症，引起肾前性少尿。⑦胃肠道梗阻、慢性胃炎、溃疡病、食管狭窄、憩室、肠张力缺乏、溃疡性肠炎者不宜口服补钾，因此时钾对胃肠道的刺激增加，可加重病情。⑧传导阻滞性心律失常，尤其当应用洋地黄类药物时。⑨大面积烧伤、肌肉创伤、严重感染、大手术后 24 h 和严重溶血，上述情况本身可引起高钾血症。⑩肾上腺性异常综合征伴盐皮质激素分泌不足。高钾血症时慎用。

用药期间应做以下随访检查：血钾、心电图、血镁、血钠、血钙、酸碱平衡指标、肾功能和尿量。

# 第十三节　其他药物

## 一、盐酸甲氧氯普胺注射液（1 mL ： 10 mg/ 支）

（一）作用

盐酸甲氧普胺注射液为多巴胺第 2（$D_2$）受体拮抗剂，同时还具有 5- 羟色胺 4（5-$HT_4$）受体激动效应，对 5-$HT_3$ 受体有轻度抑制作用。可作用于延髓催吐化学感受区（CTZ）中多巴胺受体而提高 CTZ 的阈值，具有强大的中枢性镇吐作用。本品能阻断下丘脑多巴胺受体，抑制催乳素抑制因子，促进泌乳素的分泌，故有一定的催乳作用。对中枢其他部位的抑制作用较微，有较弱的安定作用，较少引起催眠作用。对于胃肠道的作用主要在上消化道，促进胃及上部肠段的运动；提高静息状态胃肠道括约肌的张力，增加下食管括约肌的张力和收缩的幅度，使食管下端压力增加。

（二）配制、用量和用法

一般原液静脉注射，10 mg/mL。

（三）不良反应及注意事项

较常见的不良反应为昏睡、烦躁不安、疲怠无力，少见的不良反应有乳腺肿痛、恶心、便秘、皮疹、腹泻、睡眠障碍、眩晕、严重口渴、头痛、容易激动。用药期间出现乳汁增多，是由于催乳素的刺激。注射给药可引起直立性低血压。大剂量长期应用可能因阻断多巴胺受体，使胆碱能受体相对亢进而导致锥体外系反应（特别是年轻人），可出现肌震颤、发音困难、共济失调等，可用苯海索等抗胆碱药物治疗。

注意事项：①对晕动病所致呕吐无效。②醛固酮与血清催乳素浓度可因甲氧氯普胺的使用而升高。③严重肾功能不全患者剂量至少须减少60%，这类患者容易出现锥体外系症状。④静脉注射盐酸甲氧氯普胺注射液须慢，1～2 min注完，快速给药可出现躁动不安，随即进入昏睡状态。⑤因本品可降低西咪替丁的口服生物利用度，若两药必须合用，间隔时间至少要1 h。⑥本品遇光变成黄色或黄棕色后，毒性增高。

## 二、尼可刹米注射液（1.5 mL ： 0.375 g/ 支），盐酸洛贝林注射液（1 mL ： 3 mg/ 支）

（一）作用

呼吸兴奋剂属于中枢兴奋药，主要通过直接兴奋延髓呼吸中枢，也可通过刺激颈动脉体和主动脉体的化学感受器反射性地兴奋呼吸中枢，使呼吸加深加快，通气量增加，提高血中氧分压，降低血中二氧化碳分压。提高呼吸中枢对二氧化碳的敏感性，在呼吸中枢处于抑制状态时兴奋作用尤为明显。

（二）配制、用量和用法

1.尼可刹米注射液

方案一：首先缓慢静脉推注0.375 g，续以"1.875～3.750 g（即5～10支）+500 mL配伍溶媒"静脉滴注，速度为25～30滴/min。

方案二：首先静脉推注或肌内注射0.375 g，续用"3.75 g（即10支）+5%葡萄糖注射液500 mL"静脉滴注。

2. 盐酸洛贝林注射液

首先静脉推注 3 mg，续用"15 ～ 30 mg（即 5 ～ 10 支）+5% 葡萄糖注射液 500 mL"静脉滴注。

因此，呼吸科医师常将尼可刹米注射液、盐酸洛贝林注射液各 5 支混合注入 500 mL 5% 葡萄糖注射液或 0.9% 氯化钠注射液中静脉滴注，用于抢救急性呼吸衰竭患者。

### （三）不良反应及注意事项

呼吸兴奋剂以常规剂量应用时不良反应的发生率不高，当以大剂量应用时可出现血压增高、心悸、心动过速、咳嗽、呕吐、皮肤瘙痒、震颤、肌肉强直、出汗、颜面潮红和发热等。中毒时可出现惊厥，继之则中枢抑制。

使用呼吸兴奋剂前，确认患者呼吸肌功能基本正常、保持气道通畅。因脑缺氧、脑水肿未纠正而出现的频繁抽搐者慎用，且一旦启用呼吸兴奋剂，不可骤然停药。

# 第六章
# 心血管介入常用设备仪器使用与维护

## 第一节　数字减影血管造影机

### 一、临床保养常规

（1）每日使用干燥的毛纺布清洁仪器外壳。

（2）每日检查所有附件和脚踏均与控制面板接牢。

（3）每日开机自检，检查系统有无异常情况。

### 二、使用注意事项

（1）应按设备操作常规及操作手册使用该设备。

（2）检查扫描间、机房与控制室的温湿度是否满足仪器需求。扫描间温度 23 ～ 26 ℃，相对湿度 40% ～ 60%；机房温度 18 ～ 22 ℃，相对湿度 40% ～ 60%。

（3）操作人员须经培训后持证上岗操作。

（4）进行操作前须确保机架、吊臂或检查床附近没有障碍物或其他人员，以免机架运动时碰坏机器或撞伤人员。

（5）完成操作后，把检查床、机架、吊臂推到初始状态 C 型臂移至中心位置。

（6）严格执行《医用 X 线卫生防护规定》，注意保护患者不需要投照部位（身体）的防护，防止 X 射线对医患身体造成伤害。

（7）仔细阅读并注意所有标在机器身上的有关危险的注意事项和安全标记。

（8）在手动或马达控制机架移动时，要小心避免与患者或其他物体发生碰撞。

（9）在增加床面高度时，要小心避免患者与机架，或检查床与机架发生碰撞。

（10）如果检查床向 C 型臂方向完全伸出，不要降床面，C 型臂不要向足侧成角，因为床面可能与 C 型臂内侧碰撞，夹伤患者手指。

### 三、应急措施

（1）当系统运动出现紧急情况时，按下"Emergency Power off"（紧急断电），使除影像增强器和检查床面手动运动以外的所有机架运动停止。

（2）患者在机器上出现紧急情况时，不要按"Emergency Power off"（紧急断电）。通过移动影像增强器和（或）床面，和（或）将机架转至待机位，这样可完全暴露患者。

（3）为了确保完全暴露患者，不要用控制台上电源开关关闭 X 射线系统。

（4）当设备工作时出现异常声音、发光、烟雾等情况时，应立即切断电源，使设备停止工作。

（5）当设备出现故障时，临床科室使用人员应使用"故障停用"标识牌进行标识，并及时向医疗设备部报修。

# 第二节　多参数电生理记录仪

### 一、临床保养常规

（1）每周用弱性、不含研磨剂的普通肥皂水或常用消毒剂浸湿无绒折叠软布，自上而下擦拭机柜的顶部、背面和两侧。切勿让任何液体直接溅到设备中。

（2）每周用无绒折叠软布滴适量的玻璃清洁剂轻轻擦拭显示器表面。

### 二、使用注意事项

（1）应按设备操作常规及操作手册使用该设备。

（2）设备操作环境条件：温度 10 ～ 40 ℃，相对湿度 30% ～ 85%，气压 700 ～ 1060 hPa。

（3）应确保系统完全关闭后再拔掉电源线，否则 PC 不能正确关断。

（4）切勿用力敲打键盘，以免损伤键盘。

（5）转运设备过程中，缓慢且小心地移动设备。避免在倾斜度超过 10° 的斜坡上移动设备。

（6）在转运设备过程中，远距离或在斜坡上移动设备时，需要两名或多名人员。

### 三、应急措施

（1）当设备出现非正常状态时，在确保患者安全的情况下重新启动系统。

（2）当设备工作时出现异常声音、发光、烟雾等情况时，应立即切断电源，使设备停止工作。

（3）当设备出现故障时，临床科室使用人员应使用"故障停用"标识牌进行标识，并及时向医疗设备部报修。如条件许可，将相关设备移至科室指定区域放置。

# 第三节　血管造影注射系统

## 一、临床保养常规

（1）用不引起磨损的软布、温水和中性消毒剂清洁控制面板。

（2）用软布及温水清洗传感器。

（3）清洗并检查注射舱套筒。

## 二、使用注意事项

（1）未经培训的人员不能使用该设备。

（2）严格按照设备的操作常规及操作手册使用该设备。

（3）保证机器使用房间的环境条件：温度 15 ～ 26 ℃，相对湿度 30% ～ 60%。

（4）一次性用品不可重复使用，否则可能导致生物污染和机器损坏。

（5）在使用系统进行血管造影手术过程中，为防止气泡进入患者体内，操作者应严格保证整个管路处于封闭状态，在整个系统设置及排气完成后，尽量避免操作前端的三通。

（6）如手术过程中需要在三通处操作注入或抽取药物等，操作结束后一定要执行以下操作：外接注射器，双向回抽并冲洗，彻底排气后关闭三通。在确认整个封闭管路无气泡后，方可继续按压手柄进行造影手术，确保患者及手术安全。

（7）当机器出现报错时，应记录屏幕所显示的报错信息。

（8）当设备状态标识牌为红色的"故障停用"时，表示不能运行机器；设备标识牌为绿色的"正常运行"时，表示机器可正常使用；设备状态标识牌为黄色的"限制使用"时，表示机器可以使用，但某些功能须加以限制。

## 三、应急措施

（1）当发现患者出现不适时，应立即按下操作面板上的停止注射键，确保患者的安全。

（2）发现机器工作时出现异常的声音、火光、烟雾等情况，应立即关机，切断电源使机器停止工作。

（3）切断电源后，应进入扫描室取下连接患者的延长管，让患者安全远离设备。

（4）当机器出现故障时，临床科室使用人员应使用"故障停用"标识牌进行标识，并及时向医疗设备部报修，如条件许可，将故障设备移至科室特定区域放置。

（5）设备出现故障暂时无法修复时，寻找备用机器替换使用。

# 第四节 除颤仪

## 一、临床保养常规

（1）应用弱消毒液或稀释的漂白粉液擦拭仪器表面及心电导联线，清洁时要用软布。

（2）每次使用后要对电池充电（至少 12 h）。

（3）工作日每个班次运行一次系统检查。

（4）对于长期未使用的设备，应至少每 3 个月对电池充电 1 次（至少 24 h）。

## 二、使用注意事项

（1）使用前，操作人员应经过培训，通过相关操作考核。

（2）严格按照医疗设备的操作常规及操作手册使用该设备。

（3）工作环境条件：温度 0 ～ 55℃，相对湿度 15％ ～ 90％。

（4）使用前检查除颤电极板、电缆线有无破损，连接是否良好。确认处于完好状态后方能为患者进行治疗。

（5）使用中仪器设备涂导电胶时切勿用相互摩擦桨型电极板的方法进行涂抹。

（6）使用中仪器设备除颤放电时，不得碰触患者或接触连接到患者的设备。

（7）使用桨形电极对除颤器做放电测试时，切勿将桨形电极从支架中取出对空气放电。

（8）AED 算法不适合 8 岁以下的儿童。

## 三、应急措施

（1）当设备工作时出现异常声音、火光、烟雾等情况时，应立即切断电源，使设备停止工作。

（2）若设备使用过程中如任何发生仪器故障，应首先确保患者安全，并立即更换备用设备。

（3）妥善处理患者后，临床科室使用人员应使用"故障停用"标识牌进行标识，并及时向医疗设备部报修，如条件许可，将故障设备移至科室特定区域放置。

## 第五节　电动呼吸机

### 一、临床保养常规

（1）每日执行使用前检测。

（2）每次患者使用后，对呼吸管路、呼出盒进行消毒、干燥和灭菌，对雾化器进行消毒。

（3）每月关机并断开电源线，清洁机器表面，确保干燥后才使用。

（4）每月清洁风扇过滤器。

（5）每6个月至少充电1次，接通呼吸机主电源即自动对后备电池进行充电，充电时间为3 h。

### 二、使用注意事项

（1）使用前，操作人员应经过培训，通过相关操作考核。

（2）严格按照设备的操作常规及操作手册使用该设备。

（3）不可在强电磁中（如核磁共振成像系统附近）使用该设备。

（4）安装及拆卸患者呼吸管路时应轻拿轻放，避免机械损伤。

（5）湿化罐进气口转接头应先与硅胶管连接好之后再与湿化罐连接。

（6）每次使用前必须做使用前检测，在任何检测项没有通过的情况下不可使用该呼吸机，并应及时通知医疗设备部。

（7）不能使用测试管以外的任何管路进行使用前检测。

（8）如果发生任何以下情况，则停止使用呼吸机并与医疗设备部联系：①屏幕上出现异常弹出窗口。②无法解决的报警。③异常声音。④其他任何异常或无法解释的事件。

（9）正压呼吸可能会伴随发生以下副作用：气压伤、换气不足、换气过度或循环损害。

（10）应始终使用湿化器（HME）或等效设备，以防止肺组织脱水。

（11）雾化时务必关闭湿化器，并在呼出盒进气端接上细菌过滤器。

（12）在处理患者呼吸回路中的导气管、接头和其他部件时，须小心谨慎。建议使用支撑臂托住导气管系统，使患者免受其压力。

（13）患者在使用呼吸机时确保始终有医护人员在场看护。

（14）管路拆卸后温度探头及加热丝连线务必妥善收藏。

### 三、应急措施

（1）当设备工作时出现异常声音、火光、烟雾等情况时，应立即切断电源，使设备停止工作。

（2）如设备使用过程中出现任何故障，应首先确保患者安全，改用简易呼吸器对患者进行机械通气，再寻找备用呼吸机。

（3）妥善处理患者后，临床科室使用人员应使用"故障停用"标识牌进行标识，并及时向医疗设备部报修，如条件许可，将该设备移至科室特定区域放置。

# 第六节　临时起搏器

## 一、临床保养常规

应经常使用经水湿的海绵或布块清擦仪器表面及导线。

## 二、使用注意事项

（1）使用前，操作人员应经过培训，通过相关操作考核。

（2）严格按照医疗设备的操作常规及操作手册使用该设备。

（3）不建议在脉冲发生器与患者连接状态下更换电池。

（4）脉冲发生器经常不使用时，最好取下电池放在易取之处备用。

（5）通常情况下，脉冲发生器采用消毒剂擦拭消毒。

## 三、应急措施

（1）当设备工作时出现异常声音、火光、烟雾等情况时，应立即切断电源，使设备停止工作。

（2）设备发生故障时，应向医疗设备部报修，并悬挂"设备故障"标示牌。

（3）将设备移至故障指定区域放置。

（4）寻找备用设备进行更换。

# 第七节　激活全血凝固时间测试仪

## 一、临床保养常规

（1）每日检查电池并及时充电。

（2）经常性清洁仪器表面。

（3）每月清洁检测孔。

## 二、使用注意事项

（1）严格按照设备的操作常规及操作手册使用该设备。

（2）应保持设备良好的使用环境：温度 18 ～ 30 ℃，相对湿度 30% ～ 85%。

（3）操作仪器时应戴上防护手套。

（4）开始检测时测试槽（井）的温度应为 37 ℃，开机状态下不可用手触摸。

（5）血样中不可添加任何凝血剂。

（6）仪器使用时应避开易燃、易爆气体。

（7）测试产生的废弃物不可随意丢弃，应按照有关生物安全要求进行处理。

## 三、应急措施

（1）操作者被样本污染时，应立即用清水冲洗被污染部位。

（2）皮肤接触样本时，应立即用清水冲洗，如试剂沾到眼睛，除立即用清水冲洗外，还须考虑采取适当的医疗措施。

（3）当设备工作时出现异常声音、火光、烟雾等情况时，应立即切断电源，使设备停止工作。

（4）仪器运行出现任何异常报警、异常动作和状态，临床操作者应切断主机电源，使用"故障停用"标识牌进行标识，并及时向医疗设备部报修。如条件允许，将设备移至科室特定区域放置。

# 第八节　高频电刀

## 一、临床保养常规

（1）每日清洁仪器外壳。

（2）每日检查设备和附件有无损坏。

## 二、使用注意事项

（1）应按设备操作常规及操作手册使用该设备。

（2）设备存放环境条件：温度 10 ～ 40℃，相对湿度 30％ ～ 85％。

（3）禁止将应用电极直接或间接接触患者，如不要将应用电极随便放在患者身上或身边，导致应用电极直接与患者接触，也不允许通过导电体、湿布间接与患者接触。

（4）应将应用电极的导线固定好，使它既不与患者接触，也不与其他导线接触。

（5）一定要设定容易听到的声音信号，它能提示高频发生器的工作状态。

（6）在胃肠道手术中使用该设备之前，必须保证胃肠道内不存在易燃气体，否则有爆炸的危险。

（7）必须将中性电极的整个表面尽可能紧密地、可靠地贴附在患者身体上。

（8）如果不得已而用易燃或易爆制剂对设备进行清洁或消毒，则在接通设备电源前必须使制剂完全蒸发。

### 三、应急措施

（1）当设备出现非正常状态时，在确保患者安全的情况下重新启动系统。

（2）当设备工作时出现异常声音、发光、烟雾等情况时，应立即切断电源，使设备停止工作。

（3）当设备出现故障时，临床科室使用人员应使用"故障停用"标识牌进行标识，并及时向医疗设备部报修。如条件许可，将相关设备移至科室指定区域放置。

# 第九节　注射泵

## 一、临床保养常规

（1）应经常用弱消毒液或稀释的漂白粉液擦拭仪器表面，清洁时要用软布。

（2）对于长期未使用的设备，应至少每 3 个月对电池充电 1 次（至少 24 h）。

## 二、使用注意事项

（1）使用前，操作人员应经过培训，通过相关操作考核。

（2）严格按照医疗设备的操作常规及操作手册使用该设备。

（3）工作环境条件：温度 10 ～ 40 ℃，相对湿度 30％～ 75％。

（4）只能使用泵上注明类型和尺寸的注射器。

（5）当首次装上注射器时，应考虑输液结束时外接压力延长管中留有的和注射器中保留的液体容量，因为这一"盲区"是不会被灌注的。

（6）每次打开装置时，在自动检查程序中，应检查有声警报是否可操作，所有显示段和绿色、琥珀色灯是否发光。

（7）当注射器外接压力延长管与患者相连时，不能把电源"ON/OFF"（开 / 关）键按到"ON"（开）的位置。

（8）当装置停止，使用"PURGE/BOLUS"（排气 / 冲击剂量）按钮时，从注射器中排出的容量不会加入到容量输入显示中。

（9）如果选定了默认的注射器尺寸，注射器显示将自动显示默认的注射器尺寸，不可能作其他选择。

### 三、应急措施

（1）当设备工作时出现异常声音、火光、烟雾等情况时，应立即切断电源，使设备停止工作。

（2）若设备使用过程中出现任何故障，应首先确保患者安全，并立即更换备用设备。

（3）妥善处理患者后，临床科室使用人员应使用"故障停用"标识牌进行标识，并及时向医疗设备部报修。如条件许可，将该设备移至科室特定区域放置。

# 第十节　单通道输液泵

### 一、临床保养常规

（1）应经常用弱消毒液或稀释的漂白粉液擦拭仪器表面，清洁时要用软布。

（2）对于长期未使用的设备，应至少每 3 个月对电池充电 1 次（至少 24 h）。

### 二、使用注意事项

（1）使用前，操作人员应经过培训，通过相关操作考核。

（2）严格按照医疗设备的操作常规及操作手册使用该设备。

### 三、应急措施

（1）当设备工作时出现异常声音、火光、烟雾等情况时，应立即切断电源，使设备停止工作。

（2）设备发生故障时，应悬挂"设备故障"标示牌，并及时向医疗设备部报修。如条件许可，将设备移至科室特定区域放置。

（3）寻找备用设备进行更换。

# 第十一节　插件式生命体征监护仪

## 一、临床保养常规

（1）每日应用弱消毒液或稀释的漂白粉液擦拭仪器表面，清洁时要用软布。

（2）每日应对使用后的电缆及导联线进行检查，看有无破损情况，并对其进行清洁、消毒。

## 二、使用注意事项

（1）使用前，操作人员应经过培训，通过相关操作考核。

（2）严格按照设备的操作常规及操作手册使用监护仪。

（3）工作环境条件：温度 5 ～ 40 ℃，相对湿度 15% ～ 90%。

（4）每台监护仪每次只能监护 1 名患者。

（5）某些设备故障不会出现监护仪报警，因此须始终密切监护患者。

（6）为避免爆炸危险，不要在有易燃性麻醉气体的环境下使用监护仪。

（7）不可在强电磁中（如核磁共振成像系统附近）使用监护仪。

（8）使用紧凑型导气管模块时，保持监护仪水平放置，倾斜监护仪可能造成紧凑型导气管模块的读数错误并损坏模块。

（9）除颤期间不要触碰患者、手术台、仪器、模块或监护仪。

（10）转运或重新安装监护仪后，始终检查监护仪是否连接正确且所有部件连接稳固。

（11）院内运输期间的颤动可能会干扰血氧饱和度、ECG、阻抗呼吸和无创血压监测。

（12）监护仪周围要留出一定的空间，以利于散热。

（13）插入模块前，确保模块方向正确。

（14）系统清洁后，应确保系统每个部件均晾干，然后才能重新连接系统至电源。

（15）开始监护患者时，请始终确保激活必要的报警界限，并根据患者的临床状况进行设置。

（16）报警静音时，应时常观察患者情况。

（17）确保 ECG 导联线组夹子或者按扣不碰触到任何导电材料，包括地线。

（18）阻抗呼吸监测可能导致分钟通气量心率响应式起搏器中的频率发生改变，关闭起搏器心率响应模式，或关闭监护仪上的阻抗呼吸监测。

（19）使用电外科装置时，确保电极与患者接触适当，以免烧伤监测部位。

（20）监护带起搏器患者时，不要完全依赖心率表报警。监护仪可能会将起搏器脉冲计为心跳。在这种情况下，心搏停止和室性纤颤可能不被检测到。请始终密切监护这些患者，并小心监测其生命体征。

（21）该设备不是以呼吸停止为首要报警的呼吸暂停监护仪系统。在中枢性呼吸暂停中，该设备将自上次呼吸检测开始，在预定的时间后报警。请不要尝试使用该设备来检测阻塞性或混合性呼吸暂停，因为在这些情况下呼吸活动和阻抗变化可能继续存在。

（22）请经常更换血氧饱和度监测部位，成人 2～4 h，儿童应每小时更换 1 次传感器部位，并应检查皮肤和循环状况。

（23）氧饱和度传感器勿摔勿撞，以免损坏。

（24）为避免得到错误的读数，请不要使用有物理损坏的传感器、传感器电缆或模块。

（25）干扰物质、周围环境过亮、电气干扰、室间隔缺损、过分活动、低灌注、低信号强度、传感器位置不正确、传感器放置不当和（或）传感器在患者身上移动等情况均可能引起读数不正确并影响报警。

（26）只能对体重超过 5 kg 的患者进行无创血压监测。

（27）监护仪将根据上次监测自动设置气压，监护新患者之前应先从监护仪退出监护当前患者以重置充气限值。

（28）对患者而言，所有有创监测均具有危险性，请遵守无菌操作原则，按照导管制造商的说明进行操作。

（29）对有创血压传感器的机械撞击可能导致零平衡和校准的巨大变化及读数错误。

（30）不要对任何连接至监护仪的管道应用压缩气体，因由此产生的压力可能会损坏敏感部件。

（31）在咨询医学专家之前，切勿对使用植入式电子设备的患者进行电刺激。

（32）若暂不监测血氧饱和度，应将血氧电缆线从模块上拔出。

（33）使用有创血压监测，最好每天调零 1～2 次。

## 三、应急措施

（1）当设备工作时出现异常声音、火光、烟雾等情况时，应立即切断电源，使设备停止工作。

（2）患者监护过程中如任何发生仪器故障，应首先保证患者安全，并立即更换备用设备。

（3）妥善处理患者后，临床科室使用人员应使用"故障停用"标识牌进行标识，并及时向医疗设备部报修。如条件许可，将该设备移至科室特定区域放置。

# 第十二节　血管内超声波诊断仪

## 一、临床保养常规

每日锁闭触摸屏控制板后，清洁仪器外壳。

## 二、使用注意事项

（1）应按设备操作常规及操作手册使用该设备。

（2）设备操作环境条件：温度 10～40 ℃，相对湿度 30%～85%，气压 700～1060 hPa。

（3）准备马达时，马达与无菌袋一起与一次性托撬连接。

（4）切勿使用坚硬的物体操作触摸屏控制面板，否则会造成永久性的损坏。

（5）在一个病例进行中的任何时候均不要按下成像处理器的重置或电源开关。通过软件控制电源和主 AC 电源绝缘开关。

## 三、应急措施

（1）当设备出现非正常状态时，在确保患者安全的情况下重新启动系统。

（2）当设备工作时出现异常声音、发光、烟雾等情况时，应立即切断电源，使设备停止工作。

（3）当设备出现故障时，临床科室使用人员应使用"故障停用"标识牌进行标识，并及时向医疗设备部报修。如条件许可，将相关设备移至科室指定区域放置。

# 第十三节　光学相干断层成像系统

## 一、临床保养常规

（1）每周用弱性、不含研磨剂的普通肥皂水或常用消毒剂浸湿无绒折叠软布，自上而下擦拭机柜的顶部、背面和两侧。切勿让任何液体直接溅到设备中。

（2）每周用无绒折叠软布滴适量的玻璃清洁剂轻轻擦拭显示器表面。

## 二、使用注意事项

（1）应按设备操作常规及操作手册使用该设备。

（2）设备操作环境条件：温度 10～40 ℃，相对湿度 30%～85%，气压 700～1060 hPa。

（3）应确保系统完全关断后再拔掉电源线，否则 PC 不能正确关断。

（4）键盘切勿用力敲打，以免损伤键盘。

（5）转运设备过程中，缓慢且小心地移动设备。避免在倾斜度超过 10° 的斜坡上移动设备。

（6）转运设备过程中，远距离或在斜坡上移动设备时，需要两名或多名人员。

### 三、应急措施

（1）当设备出现非正常状态时，在确保患者安全的情况下重新启动系统。

（2）当设备工作时出现异常声音、发光、烟雾等情况时，应立即切断电源，使设备停止工作。

（3）当设备出现故障时，临床科室使用人员应使用"故障停用"标识牌进行标识，并及时向医疗设备部报修。如条件许可，将相关设备移至科室指定区域放置。

# 第十四节　旋磨治疗仪

## 一、临床保养常规

（1）每日清洁仪器外壳。

（2）每日清洁患者电缆。

## 二、使用注意事项

（1）使用该设备监护患者之前，应仔细阅读设备操作手册。

（2）本机器设专人管理，定期开机测试机器运行情况。

（3）请勿在没有盐水灌注的情况下，操作 Rotablator 推进器。流动的盐水对于冷却和润滑推进器正在工作的部件来说是必不可少的。在没有适当的盐水灌注的情况下操作推进器可能对推进器造成永久性损伤。

（4）请勿以 DynaglideTM 模式操作 Rotablator 推进器或操作导丝制动器失效按钮，除非可以运用 wireClipTM 扭矩装置牢牢夹紧导丝。在按下制动器失效按钮后，可用手指抓紧 wireClip 扭矩装置或将其完全插入连接口。在制动器失效或以 Dynaglide 模式操作 Rotablator 推进器时，如果不对导丝采取保护措施，可能造成导丝旋磨和扭结。

（5）磨石位于 RotaLink 导管的远端，能够高速旋转。请勿将身体的任何部位或衣服与之接触，因为与之接触可能引起人身伤害或衣物扭结。

（6）请勿将旋磨磨石推进至与导丝弹簧末端的接触点，因为此类接触可能会导致远端分离和末端栓塞。

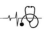

（7）如果 Rotablator 推进器停止且主机上红色"STALL"（停转）指示灯亮起，请拉回磨石并立即停止治疗。检查推进器与主机之间的连接是否正确。

（8）请勿通过推送导鞘来推送旋磨的磨石，以防造成导丝弯曲和血管穿孔或血管损伤。谨记使用推进器按钮推送旋磨磨石。

（9）当磨石处于旋磨状态时，一定要不停地推进或撤回磨石。当磨石处于旋磨状态时将之保留在同一位置可能会导致过多的组织被切除或对 Rotablator 系统造成损伤。

（10）推进装置有个导丝内部制动装置，当控制台供应压缩空气时，该制动装置会自动发挥作用。该制动装置可防止导丝在推进装置操作过程中转动。

（11）出现各类报警时，应分析报警原因，及时排除故障。如遇无法排除的故障，应马上通知工程师维修，并做好详细记录。

### 三、应急措施

（1）当设备工作时出现异常声音、发光、烟雾等情况时，应立即切断电源，使设备停止工作。

（2）当设备出现故障时，临床科室使用人员应使用"故障停用"标识牌进行标识，并及时向医疗设备部报修。如条件许可，将相关设备移至科室指定区域放置。

# 第十五节　动脉生理检测仪

### 一、临床保养常规

每个患者使用结束后，使用一块湿布和温和的清洗剂清洗设备，必要时可以使用酒精和干布清洁。

### 二、使用注意事项

（1）使用该设备监护患者之前，应仔细阅读设备操作手册。

（2）该设备应设专人管理，定期开机测试机器运行情况。

（3）该设备使用前一天应开机检测是否正常运行。

（4）出现各类报警时，应分析报警原因，及时排除故障。如遇无法排除的故障，应马上通知工程师维修，并做好详细记录。

### 三、应急措施

（1）当设备工作时出现异常声音、发光、烟雾等情况时，应立即切断电源，使设备停止工作。

（2）当设备出现故障时，临床科室使用人员应使用"故障停用"标识牌进行标识，并及时向医疗设备部报修。如条件许可，将相关设备移至科室指定区域放置。

# 第十六节　电生理刺激仪

## 一、临床保养常规

（1）每周用弱性、不含研磨剂的普通肥皂水或常用消毒剂浸湿无绒折叠软布，自上而下擦拭机柜的顶部、背面和两侧。切勿让任何液体直接溅到设备中。

（2）每周用无绒折叠软布滴适量的玻璃清洁剂轻轻擦拭显示器表面。

## 二、使用注意事项

（1）EP-4可通过按压键盘上的命令键或触摸屏式电脑上的按钮来操作。刺激参数（如刺激持续时间）显示在触摸屏式电脑上。使用触摸屏或键盘很容易修改这些刺激参数，然后保存在电脑的硬驱动器上。在初始设置后，大部分协议将要求对其参数做少许改动。

（2）为了避免无意识心律失常诱发的可能性，在直接应用射频能量、心内心脏复律术、电烙术或刺激输出通道上的任何其他能源时，请勿经由导管刺激心脏。在与其他能量放射性设备连接时，刺激期间不良反应的有效性和可能性没有确定。

（3）在诊断电生理手术过程中，EP-4主要用于激发刺激人的心脏。EP-4内设有紧急刺激功能，以便在该设备按照所规定的停止运行时，或出现危及生命的心动过缓或心搏暂停的情况下，在临时体外起搏建立之前立即进行临时起搏。

（4）警告标记应设在特定电缆连接和要求操作员注意的其他组件旁，这种警告标记位于该设备的前面板和后面板上。

（5）前面板上的这一标记用于通知用户有关输出连接件上有潜在的危险输出电压。用户应在操作此设备之前阅读并理解有关该组件的说明。

（6）电击危险。请勿打开封盖。维修前请咨询获得资格证的工作人员。

（7）EP-4没有区域可维修的内部元件。如果需要维修，请与生产厂家联系。

（8）爆炸危险。请勿在有易燃的麻醉剂下使用，这条警示是告知用户如果在有易燃的麻醉剂下操作，该设备可能会促使点燃易燃气体。

（9）该设备规定只能使用医用级接地的电源线操作。应该选择利用另外与该设备接地，此接线柱提供了一个中心等电位连接柱。

## 三、应急措施

（1）如果该装置显示自测失败信息，应特别注意所识别的通道，任何自测失败的通道将无效。在确保患者安全的情况下，重新启动系统。使用任何通过自测的通道 EP-4 则有可能会正常运行。对于自测失败的刺激仪，建议与生产厂家联系。

（2）若发现不能进行刺激，请检查刺激通道是否开放。

（3）当设备出现非正常状态时，在确保患者安全的情况下重新启动系统。

（4）当设备工作时出现异常声音、发光、烟雾等情况时，应立即切断电源，使设备停止工作。

（5）当设备出现故障时，临床科室使用人员应使用"故障停用"标识牌进行标识，并及时向医疗设备部报修。如条件许可，将相关设备移至科室指定区域放置。

# 第十七节　射频消融仪

## 一、临床保养常规

（1）每周用弱性、不含研磨剂的普通肥皂水或常用消毒剂浸湿无绒折叠软布，自上而下擦拭机柜的顶部、背面和两侧。切勿让任何液体直接溅到设备中。

（2）每周用无绒折叠软布滴适量的玻璃清洁剂轻轻擦拭显示器表面。

## 二、使用注意事项

（1）不要卸下射频仪的盖子。卸下盖子可能造成人身伤害和（或）损害射频消融仪。

（2）射频消融仪中有一个国际仪器安全组织认证的医用级供电源，该供电源可用于提供不同的电压和频率，无须做任何改动。

（3）该设备不可用于有心脏感染的患者。

（4）射频信号对起搏器和植入式心律转复/除颤器有不良影响。必须：①在消融手术中具备暂用的起搏和除颤体外设备；②在消融手术中关闭植入式心律转复/除颤器，因为它们会放电并伤害患者，或甚至使心律转复/除颤器受损。③在消融手术中当接近动脉或心室持久起搏管时，要格外小心。④在每个消融手术后，对患者进行彻底的起搏体系分析。

（5）射频消融仪的故障会造成功率输出意外增大。当系统发生故障时，可如此停止射频功率传送：①使用控制面板上的"START/STOP/MONITOR"（开始/停止/监测）键或"CLEAR/MODE"键。②松开地脚开关。③将摇杆开关转到关闭位置。如果上述步骤均不能关闭能源，断开电源线。

（6）在射频功率输送过程中，应持续监视射频消融仪上显示的导管阻抗。如果看到阻抗突然上升，应中断功率输送，取出导管，检查导管并清除（若有必要）端点上的淤血。

（7）不要将电缆接头浸入液体，否则会影响仪器的电子性能。

（8）射频消融仪能输送相当大的功率。对导管和DIP电极的不当使用可能会对患者和操作者造成伤害，尤其是在仪器工作时。在输送功率时，不能让患者与接地金属表面接触，可在患者和接地金属表面之间放置一个非导电材料。DIP电极的附接件应离操作区越近越好。

（9）使用射频能量具有固有的点燃可燃气体或其他物质的危险。必须小心不让可燃或氧化性气体存在于手术台和患者附近。

（10）若在正常设置下仪器似乎不工作或功率输出低，可能是因为DIP电极应用不当，或电引线有问题。在检查有无明显的仪器毛病或使用错误前，不要增加功率输出。

### 三、应急措施

（1）当设备出现非正常状态时，在确保患者安全的情况下重新启动系统。

（2）当设备工作时出现异常声音、发光、烟雾等情况时，应立即切断电源，使设备停止工作。

（3）当设备出现故障时，临床科室使用人员应使用"故障停用"标识牌进行标识，并及时向医疗设备部报修。如条件许可，将相关设备移至科室指定区域放置。

# 第十八节　三维电生理标测系统

## 一、临床保养常规

（1）每日清洁仪器外壳。

（2）每日清洁患者电缆。

（3）机器光纤线较细，机器移动过程中注意对光纤线的保护，杜绝碾压。

## 二、使用注意事项

（1）使用该设备监护患者之前，应仔细阅读设备操作手册。

（2）本机器设专人管理，定期开机测试机器运行情况。

（3）布线时尽量远离导管室内其他设备的电源线，避免干扰信号。

（4）放大器射频仪等与患者有连接的机器部件要连接地线。

（5）手术过程中机器的操作和界面的改变应随时与术者沟通，确保手术安全顺利进行。

（6）出现各类报警时，应分析报警原因，及时排除故障。如遇无法排除的故障，应马上通知工程师维修，并做好详细记录。

### 三、应急措施

（1）当设备工作时出现异常声音、发光、烟雾等情况时，应立即切断电源，使设备停止工作。

（2）当设备出现故障时，临床科室使用人员应使用"故障停用"标识牌进行标识，并及时向医疗设备部报修。如条件许可，将相关设备移至科室指定区域放置。

# 第十九节　冷冻球囊消融仪

### 一、临床保养常规

（1）确保电生理导管室内温度在 15 ℃以上。

（2）在手术前至少 15 min 启动冷冻消融仪，连接自动连接盒，并完全打开冷冻剂气罐。

（3）检查屏幕上服务系统中冷冻剂气罐液位计读数。

（4）当关闭系统时，要关上冷冻剂气罐，关闭电源，插回同轴连接线缆接口帽。

### 二、使用注意事项

（1）若冷冻剂气罐储藏温度低于 15 ℃，则系统预热可能需要更长的时间。

（2）操作参数：温度 15 ～ 30 ℃，海拔低于 2400 m，相对湿度不高于 75%。

（3）请勿消毒后重复使用一次性配件。

（4）心脏电复律 / 除颤前断开导管和冷冻消融仪的电连接。

### 三、应急措施

在极少数情况下，如不能正常为球囊充气或放气，使用手动导管回缩器是一种替代方法。

准备步骤：

（1）打开手动导管回缩器包装。

（2）断开连接电缆和同轴连接线缆。

（3）组装手动导管回缩器，然后将手动导管回缩器与导管同轴接头相连接。

抽吸步骤：

（1）先旋转三通接口，关闭侧向导液口。然后拉注射器活塞，再锁住活塞。

（2）旋转三通接口，关闭导管方向的液流，然后拔出注射器。

（3）先解锁活塞，后完全推进活塞。

（4）连接注射器。重复抽吸步骤（1）（2）（3）再次抽吸，然后进入充盈步骤（1）。

充盈步骤：

（1）注射器吸入 30 ～ 50 mL 生理盐水。

（2）连接注射器。

（3）先旋转三通，关闭侧向导液口，后向导管注入至少 20 mL 生理盐水以充盈球囊。

收缩步骤：

（1）先前推球囊手柄的蓝色按钮，然后拉动注射器活塞抽出生理盐水，再关闭三通导管方向的侧向导液口。

（2）当设备出现故障时，临床科室使用人员应使用"故障停用"标识牌进行标识，并及时向医疗设备部报修。如条件许可，将相关设备移至科室指定区域放置。

# 第二十节　心电图机

## 一、临床保养常规

（1）应经常清洁仪器外壳、导联线、吸球和夹子。

（2）对于完全放电的电池，应连续充电 16 h 才能充足，因此要保证使用后及时充电。

（3）对于长期未使用的设备，应至少每 3 个月对电池充电 1 次（至少 24 h）。

## 二、使用注意事项

（1）使用前，操作人员应经过培训，通过相关操作考核。

（2）严格按照医疗设备的操作常规及操作手册使用该设备。

（3）工作环境条件：温度 10 ～ 40 ℃，相对湿度 15% ～ 90%，不冷凝。

（4）因心电导联线末端与吸球或夹子相连处易打折，故使用及存放时须注意。

（5）导联线的走线应远离电源线及其他电气设备，以预防工频干扰对心电图波形的影响。

（6）当自动记录心电图时，如果 Auto 灯与 Manual 灯交替闪亮，说明发生了导联脱落状态，须按"STOP"（停止）键，检查各导联连接情况，纠正后重新进行记录。

## 三、应急措施

（1）当设备工作时出现异常声音、火光、烟雾等情况时，应立即切断电源，使设备停止工作。

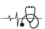

（2）当设备使用过程中出现任何故障，应首先保证患者安全，并立即更换备用设备。

（3）妥善处理患者后，临床科室使用人员应使用"故障停用"标识牌进行标识，并及时向医疗设备部报修。如条件允许，将该设备移至科室特定区域放置。

# 第二十一节　温毯机

## 一、临床保养常规

（1）应经常用弱消毒液或稀释的漂白粉液擦拭仪器表面。清洁时要用软布。

（2）如长期未使用，应至少每 3 个月对电池充电 1 次（至少 24 h）。

## 二、使用注意事项

（1）使用前，操作人员应经过培训，通过相关操作考核。

（2）严格按照医疗设备的操作常规及操作手册使用该设备。

（3）工作环境条件：温度 10 ～ 40 ℃，相对湿度 30％ ～ 75％。

（4）出现各类报警时，应分析报警原因，及时排除故障。如遇无法排除的故障，应马上通知工程师维修，并做好详细记录。

## 三、应急措施

（1）当设备工作时出现异常声音、发光、烟雾等情况时，应立即切断电源，使设备停止工作。

（2）当设备出现故障时，临床科室使用人员应使用"故障停用"标识牌进行标识，并及时向医疗设备部报修。如条件许可，将相关设备移至科室指定区域放置。

# 第七章
# 心血管介入诊疗耗材及管理

介入技术的发展，是依靠介入器材来实现的，介入耗材的更新优化对于介入手术的成功和技术创新具有决定性意义。为适应不同介入诊疗技术的需求和特点，相关手术器械的种类及制备工艺均不断改良创新，促进术者的介入诊疗操作技能飞速提升。介入护理工作者只有更好地掌握相关器械的操作，才能更好地配合医生的临床诊治和对患者的护理，掌握耗材的性能及材料特性尤为重要，本章重点介绍心血管介入诊疗常用器械与材料的管理流程，不同手术的材料分类及用途。

## 第一节　介入耗材的管理

介入耗材是介入手术得以顺利开展的必备器械，由于品种繁多、专业性强、材质和型号多样，为精准规范化管理和使用提出了挑战。为确保患者使用安全，国家相继出台和持续更新《医疗器械监督管理条例》《医疗器械临床使用安全管理规范》等制度，规范医疗机构对医疗器械临床使用的安全管理，对使用环节的医疗器械进行质量监管，建立医疗器械经营制度；同时强调医院须具备与在用医疗器械品种、数量相适应的贮存场所和条件，应当加强对工作人员的技术培训，按照产品说明书、技术操作规范等要求使用医疗器械。国家卫生健康委员会也出台制度要求医疗器械使用和研制、生产、经营、监督管理均遵循统一的技术要求。介入手术室应加强和规范对医疗器械临床使用的安全管理，既要防止介入耗材积压过期，又要保证患者使用时所需材料型号齐全，能够准确快速提供耗材，提高耗材管理效率并减少管理成本，以期降低医疗器械临床使用的风险，提高医疗质量，保障医疗安全。因此，实现介入诊疗材料信息化管理是医疗材料规范化管理的必经之路，在流程上从招标采购、科室申请、计划订单、验收预入库、患者使用，到物品盘点、查询统计报表、有效期的管理等，涉及医疗材料的所有信息，最终实现闭环管理。实现全方位医疗材料真实信息记录，实时数据量化分析，提供耗材良性循环管理依据，提升服务品质和管理水平。

## 一、招标采购

对于临床正在使用的耗材：由使用科室对在用耗材的名称品种、规格型号、类别分类、目前使用情况、供货服务以及采购方式等方面进行审核、审批后由招标采供办公室组织实施招标、询标、续标。需要新进临床使用的耗材：由使用科室提出项目申请及技术需求，报医用耗材管理委员会组织专家论证、主管院长审核、审批后交由招标采供办公室组织实施招标、询标。对于高值及植入类耗材：通用高值耗材和专科耗材或专机专用耗材分别由招标采供办公室和使用科室提交招标申请，按程序审批后由招标采供办公室组织实施跟标（指纳入省市医用耗材集中招标的产品品种、规格、品牌、价格等）、非跟标品种（指未纳入省市医用耗材集中招标的产品）进行招标采购。

## 二、介入耗材管理

1. 采购审批管理

患者使用的介入耗材必须经过申请审批同意后方可转入招标采购流程。在采购执行中须严格执行《医院招标采购管理办法》《医用耗材集中招标采购办法及实施细则》及《医用消耗材料管理办法》；凡采购的介入医用耗材均应从具有医疗器械生产许可证医疗器械产品注册证的生产企业和取得医疗器械经营许可证的经营企业购进。进口产品应具有国家市场监督管理总局核发的医疗器械产品注册证。所有介入耗材严格实行授权专人领用；首次进入医院的介入耗材，均须按新型医用耗材申请程序办理。

2. 植入、介入类耗材预验收入库管理

（1）由于植入、介入类耗材具有金额较大、使用不确定性等特点，为满足各类患者诊疗需求，须按预验收程序备存常规介入耗材实行专人专管。

（2）预验收入库品种：根据合同目录产品及临床使用情况提出预库存目录（含品名、品牌、规格/型号、有效期、数量等）并建立预入库物资管理账务；介入类耗材实行扫码入库（含品名、品牌、规格/型号、有效期、数量等）。

（3）使用科室按照需求向采供中心提交采购申请单，供应商按照申请单备货；供应商持预入库单及货物在采供中心一级库验货，查验物品和送货单，逐一核对物品有效期、灭菌日期、生产批号、序列号、灭菌方式、中文标识、产品注册证号、合格证；检查外包装有无破损、是否整件包装、有无中文标识。验收合格在送货单上签字，将预入库单、送货单等相关材料备案。

（4）货物无误，送货单内容填写齐全后送至介入手术室二级库办理预验收登记手续并扫码入库。

（5）入库的介入耗材按照定位标识合理安排储存，在储存期间须保持库房的洁净干燥，入出库有登记，保证材料存储卡、账、物一致。做好有效期管理，临近有效期物品应提前更换，已过期物品要做报废或退回供应商处理，绝对不允许使用过期产品。

（6）预入库物资使用后，介入手术护士长根据患者使用量通过 OA 系统报计划到招标采购办公室采购员并打印领用单，经库管人员核对预入库验收记录后正式办理入出库及付款手续。

（7）非正常工作时间及紧急手术使用非库存产品，由使用科室通知护士长、库管员，可让供应商紧急送货，由使用科室代为验收签字。随后供应商持验收单据、货物外包装再补办入出库手续。

（8）介入类耗材实行溯源性管理。从预申请单、验收记录、库存管理、耗材记录单、病历记录等均能实现可追溯性。

（9）在预验收或使用科室发现疑似医疗耗材不良反应时，应立即停止发放或使用；按照医院医疗器械不良报告流程进行处理，不得自行与供货商做退、换货处理；使用时若发生热源反应、感染或其他异常情况，必须及时留取样本送检，按规定详细记录并向医务部、护理部、药学部及招标采供办公室报备。

（10）采供中心每季度对各二级库实施一次督查，督查内容包括手术患者姓名、住院号、使用登记、使用耗材品种、名称、品牌、规格、数量、批号 / 条码、有效期、计费价格、手术医生、供货商等详细信息记录的登记；每半年在纪委、审计、财务、招标采供办公室的监督下对各二级库库存物资进行一次实物盘点，将实物盘点数与库房实物账核对，以确保财务账、库房实物账、实物登记卡与实物相符。

## 三、耗材不良事件应急预案

耗材不良事件是指耗材在临床使用过程中发现有可能与耗材质量有关的不良事件、没有普遍外观缺陷的不良事件或其他单位发现质量事件的情况。

（1）在使用中发现与耗材质量相关问题后马上停止使用相关耗材，并立即向医务部、护理部及招标采供办公室报告。医务部、护理部及采供中心接到报告后，通知其他科室停止使用。如有患者伤害结果出现，按不良事件报告制度执行。

（2）采供中心将有问题的耗材回收库房封存备检。

（3）采供中心在回收原有耗材的同时应向临床提供同功能合格的替代品，尽量不影响临床使用。

（4）接到报告后，医务部、护理部及采供中心应对所出现的问题进行了解。

（5）采购员和库管员对有问题的产品进行检查，对外包装、产品资质、公司资质、损坏情况、是否按说明操作等情况进行了解并做好记录。采购员将通知供应商并请出具本批

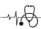

耗材相关质量检验合格证明。

（6）采供中心对所出现的问题进行初步评估，在排除质量问题后向临床科室说明情况。

（7）在怀疑产品质量有问题时，应立即将该产品进行封存，并与供应商一起送法定机构复检。

（8）如复检后质量合格，恢复原供应关系。如复检后不合格，采供中心负责配合相关职能部门向供应商进行索赔，并向省药监局报告，同时永久终止供货关系。

（9）有采供中心对类似问题进行检查，审查系统中有无漏洞，及时对系统进行完善，从系统上杜绝类似问题的再次发生。

### 四、医院资源规划管理系统助力介入耗材规范化管理

医院资源规划管理（hospital resource planning，HRP）系统是融合现代化管理理念和流程，整合医院已有的信息资源，创建一套支持医院整体运行管理的统一高效、互联互通、信息共享的系统化医院资源管理平台。医院资源规划管理系统细化材料管理具有精准全面和可追溯等特点。具体的流程：①解析耗材原码，按照编码规则，对介入耗材按照生产厂家、品名、单位、规格、型号、价格外包装、供应商等详细参数解析对应，完善物品有效期、批号、条形码等必要内容。②建立介入耗材源码数据库，满足科室所有耗材的入库选择要求，保证材料在采购、入库和发放环节上名称与材料一致。③将医院 HIS 库与介入耗材源码数据库对应链接在一起，只有经过批准的并且符合有效期的医疗材料才能录入，否则无法入库，起到了控制源头的作用。④建立耗材登记入库、耗材使用记录、耗材统计报表、电子化盘库等介入耗材信息化管理模式。

# 第二节　心血管介入诊疗常用耗材

## 一、血管鞘组

血管鞘组一般由血管鞘和扩张器组成，鞘管在扩张器的外面，随扩张器一起穿刺进入血管，血管穿刺成功后，撤出扩张器即可置入导管进行造影和治疗，是建立经皮肤到血管腔的介入诊疗通道，是介入诊疗的基础器械，帮助术者将不同的诊疗耗材经此通道送入至靶血管进行造影检查或治疗，可以交换器械并在器械反复进出血管腔的过程中保护穿刺血管不被专业介入导管材料损伤，为导丝、导管提供支撑、导引的作用。

1. 桡动脉鞘

适用于经桡动脉穿刺的介入治疗。

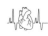 

（1）鞘管。包括一个单通阀门和一个三通阀，由一根支管连接。鞘管可以与相同规格、尺寸的导管共用，也可以最多与 2 个较小规格、尺寸的导管共用，而在单通阀处不会发生血液泄漏，单通阀则保证血液不发生泄漏。

（2）扩张器。扩张器与鞘管之间配合精密，使扩张器和鞘管可以同时移动。

（3）短导丝。超弹性芯丝，包裹有光滑的排斥血液表面涂层，能够抗扭折。

2. 血管鞘组

适用于股动脉及全身各部位静脉血管通路的建立。

血管鞘组的鞘管由聚丙烯（PRO）制成，具有良好的弹性，可在手术操作过程中提供额外的支撑力。

鞘管型号通常是用内径（ID）描述的，单位以 F（French）表示（导管尺寸的量度单位是 French，通常被简称为 Fr，但 Fg、FR 或 F 也为常见简称）。需要注意的是 French 单位量度的是导管的外径，3F=1 mm。不同的尺寸以颜色区分，如 4 ～ 11F 分别为红色、灰色、绿色、橙色、蓝色、黑色、紫色、黄色。心血管介入治疗常用的导管型号为 6F、7F、8F，颜色代码分别为绿色、橙色、蓝色。

3. 导管穿刺鞘及穿刺套件操作流程

（1）使用无菌技术从包装里取出导管穿刺鞘。

（2）用肝素盐水溶液或合适的等张溶液冲洗，去除导管穿刺鞘里的空气。

（3）通过导管穿刺鞘止血阀插入血管扩张器，并将其扣在轴心上的适当位置。用肝素盐水溶液或合适的等张溶液冲洗。

（4）使用无菌术将一个血管造影针的套管导入血管。握好针不动，将导丝的柔性端通过针插入导血管里，轻轻地推进导丝到所需深度。

（5）握好导丝不动，退出针并对穿刺部位持续施压，直到导管穿刺鞘插入脉管系统。

（6）将导管穿刺鞘 / 扩张器组件传到导丝上，握住紧靠皮肤的那部分鞘管以防止其弯折。使用一个旋转动作，将组件经由皮下组织推进到血管里。

（7）松开主轴上的扣合环，将血管扩张器与导管穿刺鞘分开，退出导丝和扩张器。为避免导管穿刺鞘尖头损坏，要等到导管穿刺鞘完全进入血管后再退出扩张器。

（8）抽吸侧孔延长管，去除所有空气。抽吸和冲洗之后，建议用侧孔延长管注入肝素盐水或合适的等张溶液。通过侧孔滴注肝素盐水有助于预防血栓形成。

（9）使用下列方法之一将选定导管导入导管穿刺鞘：①用手拉直导管尖头。②将一根导丝插入导管，直到尖头拉直。

（10）更换导管时要缓慢地从导管穿刺鞘上退出导管，再重复插入过程。

（11）当临床指示要求取出鞘管时，方法是压缩穿刺部位的血管，再缓慢退出导管穿

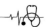

刺鞘。以适当方式丢弃鞘管。

4.注意事项

（1）在干燥、阴暗和低温处贮藏。

（2）如包装已打开或受损，请勿使用。

（3）使用产品前请检查"失效期"或"保质期"处注明的具体日期。

（4）置于54 ℃以上的温度下，可能会损坏导管的鞘管和组件。

（5）不要接触有机溶剂，如酒精。

（6）如果在插入导管穿刺鞘时发现阻力逐渐增大，须待查明原因后再继续操作。如不能确定出现阻力的原因并排除问题，须中止手术，退出导管穿刺鞘。

## 二、撕开鞘

撕开鞘是导管和起搏器电极导线进入静脉血管腔的辅助装置，附带有一个撕开鞘和锁定接头，常用型号为8F、9F、10F。导管鞘组的尺寸选择决定于静脉植入的电极导线的最大尺寸。

## 三、导丝

导丝是血管内介入手术诊疗的最重要、最基本的工具，是血管造影必不可少的器械。导丝由于不同结构设计和材料选取性能各不相同，根据患者情况选择合理导丝是介入诊疗成功的关键，在整个介入诊疗过程中起着举足轻重的作用。导丝作为主要的导引工具，在动脉穿刺成功后，经穿刺鞘进入血管，引导并支撑相对柔软的导管通过迂曲、硬化的血管，选择性或超选择性进入各分支血管，到达病变部位或指定血管段，建立一个从穿刺部位到病变部位的轨道。心血管介入常用的导引导丝有诊断导丝和超滑导丝两种。

1.诊断导丝

诊断导丝是用于诊断及介入手术中帮助器械通过迂曲的血管。表面均预涂层了聚四氟乙烯，平滑、均匀的覆盖防止了涂层的剥落。更小的摩擦力意味着输送性、润滑性和耐用性增加。头端有直头和J头。直头导丝前端有3～5 cm柔软段，直头导丝因钢丝芯焊接方式的不同，分为固定芯直头导丝及活动芯直头导丝。直头导丝用途甚广，适用于绝大多数经皮穿刺置管操作。精密的J型头端记忆不需要重新使用J型矫直器，且极小的公差确保了导丝与导管和鞘的兼容性，亲水性涂层提供持久润滑和持续的表面附着，减小摩擦并促进导管的快速交换。导丝前端3～5 cm呈J形弯曲，规格是0.035 "/150 cm，优点是遇到弯曲变形血管导丝不会顶破血管壁而损伤血管。导丝的结构见图7-2-1，常用规格为0.035 "/260 cm（见表7-2-1）。

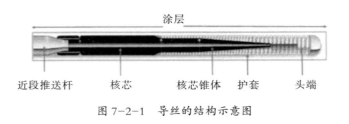

图 7-2-1 导丝的结构示意图

表 7-2-1 诊断导丝规格参数

| 长度（cm） | 直径（"） | 活动头端长度（cm） | J头半径（mm） |
|---|---|---|---|
| 150 | 0.035 | 7 | 3 |
| 260 | 0.035 | 7 | 3 |
| 260 | 0.035 | 9 | 3 |

#### 2. 超滑导丝

超滑导丝是经过软化处理具有适当物理性质的表面缠绕的丝状金属丝，表面经过涂层处理，易于在血管内移行，通过导丝和延长导丝的嵌合连接，易于其他器械的交换。常用规格为 0.035 "/150 ～ 180 cm。

### 四、造影导管

造影导管是经皮冠状动脉血管造影的基础耗材，主要作用是提供管道使碘对比剂能顺利注入靶血管内，使靶血管显影明确诊断。优质的造影导管应具备内管柔滑、流量高、显影性能好、非创伤之头端、不易变形和导丝容易通过等特点。

导管外观结构由导管头、导管干及导管尾组成。血管造影导管壁可分为 3 层：外层多为尼龙构成，决定导管的形状、硬度和摩擦力；中层为不锈钢丝编织，增加导管的耐久力、抗折能力、强度和操控性、扭控性、支撑性，并使之耐受较高的注射压力；内层为 PTFE 设计，既可以减少摩擦力，使碘对比剂平顺、匀速流动，又可以预防腔内血栓的形成，特殊的结构使导管具有适宜的软硬度，弹性记忆、扭力、跟从性、可视性。

血管造影导管直径用外径做标识，国际标准以 F 为单位。导管用外径（OD）描述，如 6F 导管是指其外径为 6F 匹配 6F 的鞘（内径 6F）。导管内腔直径以英寸（inch, 1 英寸 ≈ 2.54 cm）表示，便于与造影导丝配合使用，常用 0.035、0.038 英寸，常用造影管外径为 4 ～ 6F。普通造影时一般采用小直径造影导管，目前临床成人常用 4 ～ 6F 导管，儿童为 4F 或 5F 导管。造影导管长度标识为厘米，常用 80 ～ 120 cm 的不同规格，血管造影导管应用时长度选择视入路途径和插管部位而定，冠状动脉血管造影导管直径为

4～6F；常见规格有 Tig 管、JL3.5～6.0、JR3.5～6.0 MPA 等（见表 7-2-2）；不同规格的造影导管代表不同的形状与结构（见图 7-2-2），可适用于不同部位的血管造影，明确病变诊断。

表 7-2-2 部分常用造影导管规格型号

| 规格型号 | 描述 | 型号简写 |
|---|---|---|
| 534520T | 5F 100 cm Judkins 左冠 4 | 5F JL4 |
| 534521T | 5F 100 cm Judkins 右冠 4 | 5F JR4 |
| 534542T | 5F 100 cm 多用途 A2 型 | 5F MPA2 |
| 534550S | 5F 110 cm 猪尾型 6 侧孔 | 5F PIG |
| 534552S | 5F 110 cm 猪尾型 145° 6 侧孔 | 5F PIG145° |
| 534553S | 5F 110 cm 猪尾型 145° | 5F PIG145° |
| 534620T | 6F 100 cm Judkins 左冠 4 | 6F JL4 |
| 534621T | 6F 100 cm Judkins 右冠 4 | 6F JR4 |
| 534642T | 6F 100 cm 多用途 A2 型 | 6F MPA2 |
| 534676T | 6F 100 cm 3DRC 右冠 | 6F 3DRC |
| 534650S | 6F 110 cm 猪尾型 6 侧孔 | 6F PIG |
| 534652S | 6F 110 cm 猪尾型 145° 6 侧孔 | 6F PIG145° |

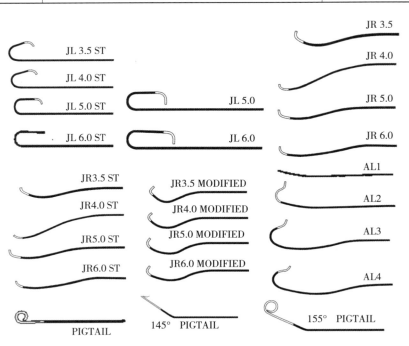

图 7-2-2 部分左右冠状动脉血管造影导管

1. 造影导管操作流程

（1）小心打开无菌包装，取出导管。使用前用肝素盐水冲洗内腔，并将导管浸入肝素盐水浸润表面。

（2）将适当大小的导丝从管座中插入，一直通过头端大约 5 cm。

（3）采用经皮穿刺技术建立动脉入口。

（4）沿动脉传入导丝，然后推动导管一同进入动脉。

（5）当导管头端到达目标血管分支时，撤出导丝。

（6）在造影下确认头端位置，并将导管推送到目标位置，然后进行造影。

（7）造影完成后，撤出导管。将导丝穿入导管，一直到导丝刚刚穿出导管头端，将导丝和导管一起小心撤出。

2. 注意事项

（1）在干燥、阴暗和低温处贮藏。

（2）包装开口或损坏时，请勿使用。

（3）在包装标签标明的保质期内使用导管。

（4）请勿重新灭菌。

（5）置于温度大于 54 ℃的地方，可能会损坏导管。

（6）为了防止从包装中取出导管时损坏导管头端，请抓住底座，轻轻拉出导管。

（7）当导管在血管系统中时，为了让导管内始终充满冲洗溶液或造影剂，可考虑使用全身肝素化法。

（8）至少每 2 min 强制送气 1 次，并用肝素盐水溶液冲洗导管。

## 五、介入治疗辅助耗材

介入诊疗器械及导管材料在使用中需要通过辅助器材连接仪器设备，保证不同介入诊疗操作的顺利实施完成，介入导管配件在介入诊疗的全过程均起到重要桥梁作用，缺一不可。传递、连接与介入治疗的成功密切相关，因此护理及技术人员只有掌握各种导管配件的结构特点、用途，才能主动配合术者使用介入器械。

1. 环柄注射器

介入手术是在数字减影机下进行，血管显影要求术者在单位时间内向血管内人工推送适量碘对比剂。而碘对比剂有一定黏稠度、对推注速度要量要求高，需要专用头端带有指环的螺旋注射器完成，故称环柄注射器或对比剂推注器。该注射器由胶塞、芯杆盖、手柄、套筒、芯杆、旋转接头组成。使用时术者将右手的拇指和中指套进指环中，方便抽吸并使推注效果稳定，流速均匀达到较好的对比度，获得清晰的影像，完成介入诊断和治疗。常用环柄注射器规格为 6 ~ 20 mL。

2. 连通板（三联三通）

介入术中各种管道连接、冲洗、球囊扩张、造影及介入治疗常使用接头开关，接头开关有二通道、三通道及多通道接头开关数种，接头开关旋钮正面通常标注字母"ON"（开）或箭头"→"，表示旋钮所指方向为液体流动的方向，透明聚碳酸酯材质易于发现气泡，手柄也十分容易旋转。有多种型号供临床选择，每个连通板均配备有旋转鲁尔接口。一般介入手术链接冲洗液、球囊扩张常用二通道或三通道开关，冠状动脉造影、冠状动脉支架植入术及复杂麻醉时则多选用三联三通道或多通道。常用规格有 503HN-R、203HN-R，代表 500 psi 及 200 psi 的耐受压力值。

3. 压力延长管

压力延长管是介入手术常用的配件之一，临床常用规格有 30 ~ 122 cm，能耐受压力值分别为 600 psi 和 1200 psi，可根据不同需求选择不同长度和耐压值的延长管。使用时先将延长管与压力注射器连接，使延长管充满碘对比剂后再与导管相连，连接中注意排除管内空气。使用时医生、护士一定要注意区分母鲁尔接头和公鲁尔接头，确保正确连接。

4. 压力传感器

压力传感器两头接于连通板及监护仪，可将液体中的压力信号转换为电信号，用于持续监测血管内血压。本体通常由聚碳酸酯制成，便于观察通路中是否含有气泡，两侧通常带有侧翼便于固定在床旁固定架。远心端有开关，用于排出空气及冲洗的废液，完成排空后关闭。近心端通常配有一个三通阀，用于监护仪调零时将传感器与大气相通，此时注意须将三通阀高度保持与腋中线第四肋间交点处齐平，确保基准线准确。压力传感器目前临床使用的型号有多款（见图 7-2-3）。

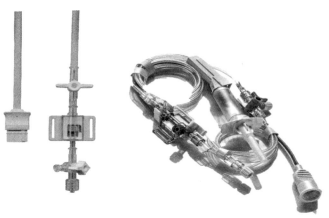

图 7-2-3　压力传感器

### 5. 充盈压力泵

充盈压力泵是一种能够产生最大压力为 30 atm/bar 的 20 mL 的一次性设备，装配有螺纹柱塞和锁 / 解锁条、延长管、三通阀。临床上用于冠状动脉球囊预扩张、后扩张、冠状动脉支架释放、球扩型主动脉瓣支架释放等手术中，常用的充盈压力泵可吸入 20 mL 液体，最大充盈压力值为 30 atm。用于血管成形术球囊充气和放气，也用于扩张和缩小血管成形术球囊或者其他介入器械，测试并控制球囊的压力，使用时通过后拉手柄吸入 20 mL 对比溶液，推动手柄排空注射筒中空气，分离 PriMelok 推挤手柄并使 PriMelok 滑出狭缝，使板机在适当位置锁定并且设备开始准备投入使用，为球囊充气，推挤板柄使活塞回到平衡位置，松开板柄，锁定活塞位置，为增加压力，顺时针转动手柄直至达到期望压力，锁阀装置维持压力 / 使球囊放气时，逆时针旋转手柄释放压力到 25 atm 或更低，推挤板柄并向后拉以产生一个负压力。在临床应用中严格规范操作，充盈压力泵在抽吸碘对比剂时头端应浸没在碘对比剂液面下，减少空气吸入泵内，泵内有气体需要排气时，操作者应用左手固定泵体及延长管，防止排气同时排出碘对比剂污染周围人员及仪器设备，操作时密切观察压力参数表变化，若出现压力不升的情况应辨明原因及时处理，必要时更换，若高压状态不能回抽释放压力时，及时用剪刀剪断连接管。

### 6. 止血阀套装（Y 型套装）

由 Y 型止血阀、导丝导引器、导丝扭转器组成。导丝导引器针座内腔呈锥形，便于已塑形的导丝进入导引针，保护导丝头端。规格、型号较多，主要功能帮助头部弯曲成弧度的 J 型导丝插入导管，使用时将 J 型导丝的头插入导丝导引器内，然后将导丝导引器插入导管管座内或穿刺针的针座内，才能将导丝插入导管和穿刺针内。导丝扭转器由两个部分旋合而成。镶嵌在亲水图层超滑导丝上，夹持导丝，旋紧后可精准操控转动导丝，使其头端指向某一方向，以便超选择进入的靶血管。止血阀分按压式止血阀和旋转式止血阀两种，按压式止血阀操作简便且能最大程度减少出血，手术视野更清洁；旋转式止血阀旋钮更容易控制，确保操作精确。

### 7. 压迫止血装置

介入手术依靠血管穿刺建立治疗通道，手术结束时需要进行血管止血 / 伤口处理，血管止血方法包括人工压迫止血、加压绷带包扎止血、压迫器止血、血管缝合止血、直视下缝合止血等。冠状动脉介入大多桡动脉或股动静脉穿刺入路，拔除鞘管后常规对穿刺点近心端 0.5 cm 左右局部压迫 4 ～ 6 h 后，可以拆除加压绷带或桡动脉止血装置。临床上最常使用的止血装置有桡动脉止血装置、股动脉的 ProGlide 血管缝合器。

## 六、介入治疗其他常用耗材

### （一）血管内异物圈套器

血管内异物圈套器能取出和操控体内异物。用于在各种直径血管中旋转和扩张，超弹镍钛合金使其具有良好的柔韧性和抗扭结性，以便全面覆盖血管内腔并取出异物。套环中带有铂合金线，透视下可视性极佳。圈套器有 2 种规格：3 个相互交错的套环和单环。

### （二）栓塞材料：用于血管破裂的封堵

#### 1. 聚乙烯醇栓塞泡沫颗粒

聚乙烯醇泡沫栓塞微粒为白色、多孔的不规则粒子，原材料为聚乙烯醇，须与对比剂混合后方能显影。注入血管系统后，对血管进行机械性堵塞。根据颗粒直径大小分为不同规格。适用于血管丰富的肿瘤以及动静脉畸形的血管内栓塞。常用规格型号：PVA-100、PVA-200、PVA-300、PVA-500、PVA-700、PVA-1000、PVA-1500、PVA-2000；容量：1 mL。

#### 2. 明胶海绵

明胶海绵为白色或类白色，薄片或颗粒，质轻、坚韧、多孔的弹性海绵状材料，适用于人体体表创伤的止血（见图 7-7-1）。

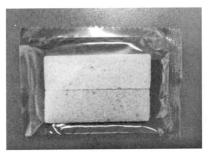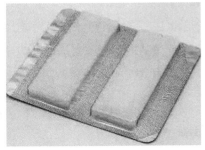

图 7-7-1　明胶海绵

### （三）冠状动脉及外周覆膜支架

覆膜支架（covered stent）指的是金属支架上涂覆特殊膜性材料（聚四氟乙烯、涤纶、聚酯、聚氨基甲酸乙酯等）的支架。整体材质较普通合金支架硬（膜＋合金结构），既保留金属支架的功能，又具有膜性材料的特性，本质为不具有滤过膜功能的"人工血管"。带膜结构的合金支架，介入技术输送至病变部位释放（如动脉瘤、夹层、动静脉瘘），封堵破损的动脉壁，重建并恢复正常血流，以达到治疗目的。

# 第三节　冠状动脉介入治疗耗材

1977 年，首例单纯球囊血管成形术（plain old balloon angioplasty，POBA）的成功开创了一个新的学科——介入心脏病学。1986 年世界首例金属裸支架（bare-metal stents，BMS）的植入、经皮冠状动脉介入治疗解决了冠状动脉急性闭塞和再狭窄两大难题。目前临床上的冠状动脉支架包括 BMS 和药物洗脱支架（drug-eluting stents，DES），药物洗脱支架又包含不可降解涂层药物洗脱支架、可降解涂层药物洗脱支架、无涂层药物洗脱支架以及完全可降解支架（biodegradable stents，BDS）。经皮冠状动脉介入治疗是临床上已经广泛开展的一项技术，同时各种冠状动脉介入治疗和优化精准治疗的耗材应运而生，提高了冠状动脉介入治疗的成功率。

## 一、指引导管

指引导管（guiding catheter，GC），又称导引导管，是可通过血管鞘进入人体靶血管用于诊断或治疗疾病的导管，是介入治疗的基础器械之一。指引导管在介入治疗中的作用是建立通路，可以输送介入治疗器械、注射碘对比剂和推注各种常用及急救药物，监测手术中血流动力学变化等。

指引导管横截面结构可以分为 3 层（见图 7-3-1）。外层和内层均是起润滑作用的保护包膜；中层是由 12 ～ 16 根钢丝编制而成，导丝编制的方式不同，指引导管的支撑力大小、内径大小及扭控性便不同，起到支撑、保持导管形状和硬度的作用；内层为尼龙 PTFE 涂层，以减少导丝、球囊、支架与指引导管内腔的摩擦力，并预防血栓形成。

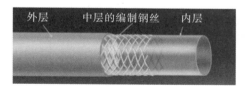

图 7-3-1　指引导管横截面

指引导管具有超柔软的可视化头端，不透 X 射线，避免损伤血管，确保精确、无创伤性地嵌入靶血管，并为测量血管大小提供可靠的参照；同时指引导管的同轴段最优化了头部的柔软性，确保指引导管操作的柔和性和与血管的同轴性，容易和血管开口走行形成同方向；指引导管拥有中等硬度的抗折段，抗折段或支撑段吸收了在稍硬段和柔软段之间的扭力，以避免打折，起到良好的支撑作用；指引导管的扭控段（推送区）硬且柔顺，保证精确的扭力传递，并提供稳定的支撑，便于推进、拉出和旋转导管。

指引导管由鲁尔接口、溢放口、显影标记、头端、杆部、第一弯曲、第二弯曲组成（见图 7-3-2）。鲁尔接口的作用是通过母旋接头连接注射器或多功能管，同时也帮助医生旋转、扭控导管，指引导管的尺寸和型号也标记于此处。溢放口可降低导管接口和杆部连接处扭结（打折）（kinking）的概率。显影标记为导管头端到位提供 X 射线显影下的可视性。头端可无创接入冠状动脉开口内。杆部经由主动脉至靶血管，提供扭控性、抗折性和支撑力。第一弯曲决定通路及导管如何适应血管解剖结构。第二弯曲决定通路及导管如何适应解剖的节段结构。指引导管的主要性能有同轴性、支撑力、大腔、操控性等。

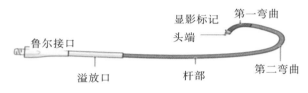

图 7-3-2　结构示意图

冠状动脉介入治疗常用的指引导管型号有 JR、JL、AL、AR、LCA、RCA、EBU 等，常用规格有 6F、7F、8F（见表 7-3-1）。

表 7-3-1　Vista Brite Tip 指引导管规格型号

| 规格型号 | 外径（F） | 内径（"） | 长度（cm） | 描述 | 型号简写 |
|---|---|---|---|---|---|
| 67005200 | 6 | 0.070 | 100 | 强支撑 3 | 6F XB3 |
| 67005400 | 6 | 0.070 | 100 | 强支撑 3.5 | 6F XB3.5 |
| 67012600 | 6 | 0.070 | 100 | 强支撑右冠回旋支 | 6F XBRCA |
| 67000200 | 6 | 0.070 | 100 | Judkins 左冠 3.5 | 6F JL3.5 |
| 67000400 | 6 | 0.070 | 100 | Judkins 左冠 4 | 6F JL4 |
| 67008000 | 6 | 0.070 | 100 | Judkins 右冠 3.5 | 6F JR3.5 |
| 67008200 | 6 | 0.070 | 100 | Judkins 右冠 4 | 6F JR4 |
| 67003400 | 6 | 0.070 | 100 | Amplatz 左冠 0.75 | 6F AL.75 |
| 67003600 | 6 | 0.070 | 100 | Amplatz 左冠 1 | 6F AL1.0 |
| 77805200 | 7 | 0.078 | 100 | 强支撑 3 | 7F XB3 |
| 77805400 | 7 | 0.078 | 100 | 强支撑 3.5 | 7F XB3.5 |
| 77808200 | 7 | 0.078 | 100 | Judkins 右冠 4 | 7F JR4 |
| 77803400 | 7 | 0.078 | 100 | Amplatz 左冠 0.75 | 7F AL.75 |
| 77803600 | 7 | 0.078 | 100 | Amplatz 左冠 1 | 7F AL1.0 |

## 二、导引导丝

冠状动脉介入治疗的基础耗材，在冠状动脉介入治疗过程的作用是引导球囊和支架到达病变血管，达到支撑、推送引导的作用。选用适宜的导引导丝是冠状动脉介入治疗成功的关键因素。

导引导丝由内、外两部分构成（见图 7-3-3），外层由优质不锈钢丝在弹簧旋床上卷绕而成。钢丝要求光洁、坚韧、富有弹性，卷绕必须均匀严密、排列整齐、松密一致。弹簧中心的空腔即导丝的内部，有一直而硬的钢丝芯，前端逐渐变细与弹簧末端焊接，再将钢丝芯尾端与弹簧尾端焊接，打磨光滑即成导丝。表面涂一层极薄的聚四氟乙烯薄膜，使导丝更为光滑，降低导丝与导管的摩擦系数。

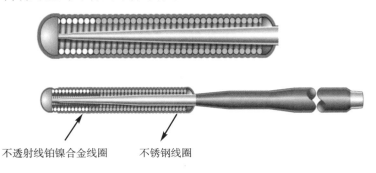

不透射线铂镍合金线圈　　　　　　不锈钢线圈

图 7-3-3　导引导丝结构图

　　导引导丝具有扭控性，即导丝的可操控性，是指术者旋转导丝近段（体外金属推送杆段）时，其尖端随术者旋转、扭动的能力，反映导丝远端操纵下的灵活性，扭控能力越强，导丝到达、跨越病变的能力越强。导引导丝的柔韧性指导丝顺应血管自然状态通过病变的能力，主要决定于核心钢丝的直径、过渡段的结构形态以及核心钢丝与导丝尖端的连接方式。核心钢丝直径越粗，导丝硬度越大，柔韧性越小。导引导丝的推送力是导丝在术者操纵体外推送杆，金属丝前进通过病变的时所需的力量。取决于核心钢丝的硬度及过渡段的设计方式，核心钢丝越粗，过渡段呈平缓的锥形，推送力的传导较为均匀。柔软、推送力差的导丝，因其尖端柔软，运动容易受阻，不易发生血管穿孔，操作比较安全，而推送力强、尖端较硬的导丝容易造成血管夹层或穿孔。导引导丝的支撑力是垂直导丝用力使得导丝发生弯曲的力，可根据血管迂曲程度拉直血管或顺应血管轮廓，表现为经皮腔内血管成形术中球囊和支架的输送导轨保持稳定的能力。导引导丝的跟踪性是导丝沿血管解剖结构走形，通过血管和病变的整体运动，导丝前端送入后，后段能顺利跟随进入的能力。主要取决于导丝的轴心椎体、头端类型、涂层和护套。导引导丝可视性是指导丝局部在 X 射线成像下可被定位的可见度，利于观察导丝在体内的走向和位置。导丝的可视性是确保临床上安全操作的首要条件，可帮助术者确定导丝的位置，也可为测量病变长度提供参考。

　　临床上将导引导丝分为两大类：①通用型导丝。调节能力好，支持力强，操作方便，实用性强，属工作型导丝，多用于普通冠状动脉病变和急性闭塞病变。②闭塞型导丝。针对特殊冠状动脉病变、慢性闭塞病变的导丝，有数个系列、不同的功能特点和用途，为功能细化的导丝。不同功能的导引导丝见表 7-3-2。

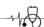

表 7-3-2 不同功能的导引导丝

| 工作导丝 | 头端硬度（g） | 头端设计 | 核芯材质 | 核芯锥体设计 | 涂层（远端） | 特征 | 适用范围 |
|---|---|---|---|---|---|---|---|
| BMW | 0.7 | Shaping ribbon | 镍钛合金 | Shaping ribbon | 亲水或疏水涂层 | 柔软缠绕头端，操纵性、稳定性能较好的镍制轴心，中等支持 | 通用，中等支持 |
| RUNTRHOUGH NS | 0.8 | Core-to-Tip | 镍钛合金 | 普通锥体设计 | 头端 2 mm 硅油＋亲水涂层 | 具有很好的扭矩传递能力，头端形状保持能力非常优秀，也具有很好的血管追踪能力，头端硅涂层增加触觉反馈 | 操控性和推送性出色，触觉反馈精确，为器械的输送提供出色的支持力 |
| RUNTRHOUGH NSFloppy | 0.6 | Core-to-Tip | 镍钛合金 | 普通锥体设计 | 头端 2 mm 硅油＋亲水涂层 | | |
| SION | 0.7 | Core-to-Tip | 不锈钢 | 复合双芯 | 亲水（混合）涂层 | 具有良好的推动性，方便进入侧支。该系列导丝拥有多种尖端设计，适应各类病变的需求 | 通过性好；常规病变、极度扭曲病变及逆行介入手术 |
| SION blue | 0.5 | Core-to-Tip | 不锈钢 | 复合双芯头端 | 硅油＋亲水涂层 | | |
| Samurai | 0.5 | ICT（内部线圈技术） | 不锈钢 | 复合芯丝 | 亲水涂层 | 优异的扭控性，柔软的头端，优异的触觉反馈及通过性组合，头端易于塑形，头端形状保持性优异，跟踪性优异 | 中等支撑力和优异的跟踪性，适用于侧支血管通过以及通过迂曲解剖结构到达最远端病变部位 |

续表

| 工作导丝 | 头端硬度（g） | 头端设计 | 核芯材质 | 核芯锥体设计 | 涂层（远端） | 特征 | 适用范围 |
|---|---|---|---|---|---|---|---|
| SAMURAI RC | 1.2 | ICT（内部线圈技术） | 不锈钢 | 复合锥体 | 亲水涂层（24 cm） | 优异的扭控性，加强的柔顺性及跟踪性，无创性头端设计，耐用，头端形状保持性优异 | 适用于侧支选择，也可以作为过逆向侧枝和掏网眼导丝，可用于导航紧密的迂曲血管 |
| Marve | 0.9 | Core-to-Tip | 不锈钢 | 锥体设计 | 亲水涂层 | 优异的扭控反应性，加强的可推性及支撑力 | 通过性更好；头端刚度相对较高，用于迂曲、高阻力等需要强支撑力导丝的病变 |
| HI-TORQUE PILOT50/150/200 | 1.5，2.7，4.1 | 直头 | 不锈钢 | RESPON-SEA SE流线型核芯椎体 | 聚合物护套Turbocoat亲水涂层 | 距离头端4.5 cm单个黄金标记物，头端3 cm显影，流线型椎体。摩擦阻力小，支撑力好，操控性好 | 钙化病变、迂曲病变及闭塞病变 |
| Gaia1/2/3 | 1.7，3.5，4.5 | 锥形头端 | 不锈钢编织 | 复合核芯 | 亲水涂层 | 预塑形，使得操控性、穿透性、通过性达到完美的平衡 | 主动操控的CTO导丝 |
| XT-A-R系列 | 0.6，0.8，1 | 锥形，柔软的头端 | 不锈钢编织 | 复合核芯 | 聚合物，带亲水涂层头端 | 强通过性和操控性 | CTO导丝，滑行导丝，锥形，可以寻找微通道 |

**续表**

| 工作导丝 | 头端硬度（g） | 头端设计 | 核芯材质 | 核芯锥体设计 | 涂层（远端） | 特征 | 适用范围 |
|---|---|---|---|---|---|---|---|
| Pro12/8-20系列 | 9、20 | 锥形头端 | 不锈钢 | 不锈钢单核心 | 疏水涂层，带无涂层头端 | 高硬度导丝，强穿透性、通过性 | CTO导丝，针对钙化严重的纤维帽或者闭塞病变 |
| Miracle3/6系列 | 3/12 | 椭圆形头端 | 不锈钢 | 不锈钢单核心 | 硅油涂层 | 头端较硬，有一定的穿透力 | 传统CTO导丝，"钻"行导丝 |
| ULTIMATEbros3 | 3 | 短焊接 | 不锈钢 | 不锈钢单核心 | 亲水涂层 | 头端短焊接处理，可以精确塑形，便于操控 | CTO导丝 |
| SUOH03 | 0.3 | 椭圆形头端 | 不锈钢编织 | 复合核芯 | 聚合物护套，带亲水涂层头端 | 特别柔软的头端，超强的跟踪性，通过性 | 用于严重迂曲，CTO逆向手术过侧枝或者心外膜逆向 |
| FIGHTER | 1.5 | Core-to-Tip | 不锈钢 | 复合锥体 | 亲水涂层（18cm） | 长锥体、低通过切迹和聚合物护套，可实现优异的通过性、跟踪性以及扭控性 | 次全闭塞微通道寻径Kunckle |
| HORNET10/14 | 10/14 | Core-to-tip锥型头端 | 不锈钢 | 复合锥体 | 亲水涂层（15cm） | 导丝的刚度非常高，头端非常小且通过切迹也比较低，穿透力高于同类穿刺导丝 | 用于通过狭窄或钙化程度最高的病变 |

## 三、PTCA 球囊扩张导管

PTCA 球囊扩张导管是一种头端带有可膨胀球囊的导管，在影像引导下可扩张人体内狭窄的空腔脏器，如血管、消化道、泌尿道等，是腔内介入治疗的主要器械之一，可用于血管的预扩张、塑形，输送支架和支架置入后的精准定形。

临床使用的球囊扩张导管结构基本相同，由球囊头端、球囊囊体、连接段、推送杆4个部分组成。球囊扩张导管的头端的尺寸性能参数（如直径、长度和硬度）关系到它通过闭塞病变处的能力，如球囊头端采用锥形设计，直径减小，球囊的跟踪能力增强。因此，短硬头的球囊扩张导管适用于严重狭窄病变的治疗，而长软头的扩张导管更适用于处理迂曲病变。球囊囊体的材料对于球囊扩张导管的顺应性能有很大影响，聚对苯二甲酸乙二醇酯材料的球囊顺应性较小，而柠檬酸酯的球囊顺应性较大。目前临床上常见的半顺应性球囊由尼龙材料制成，表面所采用的多为亲水涂层材料，提高了球囊通过病变的能力。球囊扩张导管的推送杆材料分为高分子材料和金属材料。采用高分子材料的球囊推送杆会降低推送时的摩擦力，采用金属材料的推送杆则有较好的推送性。球囊扩张导管的连接段是连接推送杆和球囊之间的纽带，对球囊的推送性和抗折能力有很大影响，因此球囊的连接段均加入了中心钢丝以增强支持力，提高球囊扩张导管的推送性和抗折能力。

球囊扩张导管的性能可通过以下几个参数评价：①外径。球囊未扩张时的外径，以球囊通过的最小外径作为标准。②推送性。扩张导管推送球囊前行的能力，主要取决于扩张导管推送杆的材料和连接段的设计。③跟踪性。在导丝指引下球囊能够通过靶病变部位的能力。④柔顺性。顺应自然血管状态时通过病变部位的能力。

球囊的顺应性是指球囊充盈时球囊直径随气压变化的能力，同时也反映了球囊的拉伸能力。当球囊达到额定标准压后，继续加压至额定爆破压，根据最终直径与额定直径的比值将球囊分为非顺应性球囊、半顺应性球囊、顺应性球囊（见表7-3-3）。

表7-3-3　球囊的分类

| | 非顺应性球囊 | 半顺应性球囊 | 顺应性球囊 |
| --- | --- | --- | --- |
| 最终直径 | 额定直径比值100%～110% | 额定直径比值110%～130% | 额定直径比值大于130% |
| 特性 | 扩张力强且均匀，一般为高压球囊，用于扩张硬化斑块病变 | 通过性好，还可以辅助测量病变的长度、直径和病变形态 | 具有更大的延展性，随着充盈压力的增加，直径增加到自身体积的几倍之多，多用于大血管的扩张和临时的封堵 |

球囊扩张导管的分型：按照推送系统主要分为快速交换球囊（rapid exchange system，RX）和整体交换球囊（over the wire，OTW）。

快速交换球囊多为单轨（monorail）球囊，是临床应用最为广泛的治疗经皮冠状动脉介入治疗球囊。球囊近段可沿导丝同轴推进，其余推送杆无导丝通过的内腔，无法交换导丝，支撑力较弱。

整体交换球囊简称 OTW 球囊，全长有导丝通过内腔，加强导丝支撑力，推送性能好，方便交换导丝，常用于 CTO 病变的处理。

特殊球囊分为修饰性球囊和药物涂层球囊。

修饰性球囊临床常用于支架内再狭窄、分叉病变、开口病变、轻中度钙化病变的预处理。主要有以下几种类型。①切割球囊扩张导管是一种非顺应性球囊（见图 7-3-4），是将 3～4 片显微外科刀片纵向镶嵌在球囊上，当球囊充气膨胀时，显微外科刀片划刻硬化血管斑块，截断病灶部位管壁的弹性和纤维连续性，为斑块裂缝的扩展提供轴向迁移。临床常用于支架内再狭窄、分叉病变、开口病变、轻中度钙化病变部位的预处理。②双导丝球囊扩张导管是一种半顺应性球囊，球囊表面装载一条固有钢丝，并利用球囊表面的导引导丝组成双导丝结构，两条导丝聚集扩张压力贴附于血管壁病变，可起到切割血管内膜的作用。同时导丝嵌入斑块对球囊起到固定作用，防止球囊打滑导致的正常内膜的损伤。它能够比普通球囊更好地处理分叉病变、小血管病变、开口病变、支架内狭窄病变。③棘突球囊扩张导管为快速交换的低顺应性球囊，球囊表面附着 3 条间隔 120° 的尼龙棘突，当球囊膨胀时产生 3 个方向的外科切割效应。球囊外径较小，具有更好的通过性，常用于支架内再狭窄、中重度钙化病变、开口病变以及分叉病变、小血管病变部分的预扩张处理。

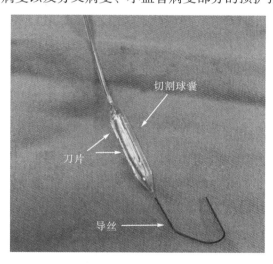

图 7-3-4 切割球囊示意图

药物涂层球囊扩张导管由药物、基质涂层、球囊系统载体 3 部分组成，其设计理念是将抑制血管内膜再生的药物，如紫杉醇等通过基质涂层附涂于球囊表面，当球囊膨胀时药物与血管内膜接触（一般保持 20～60 s）并快速释放至血管壁组织，达到抗内膜再生的作用。主要用于支架内再狭窄、分叉病变、小血管等不适宜放置支架的病变部位，与药物洗脱支架相比，药物涂层球囊既无聚合物基质，又无金属网格残留，从而减少内膜炎症反应，大大降低血栓形成的风险，并可缩短双联抗血小板的治疗时间。同时药物涂层球囊治疗避免了异物置入，为患者保留了必要时的后续治疗机会。但也有一定劣势，如不能防止急性血管弹性回缩、不能处理急性夹层等。

## 四、冠状动脉支架

支架主要用于解决球囊扩张后的血管弹性回缩、残余狭窄以及夹层。支架是在管腔球囊扩张成形的基础上，在病变段置入支架以达到支撑狭窄闭塞血管，减少血管弹性回缩及再塑形，保持管腔血流通畅的目的。

冠状动脉支架历经 3 个阶段：第一代金属裸支架（bare metal stent，BMS）、第二代药物洗脱支架（drug eluting stent，DES）以及近几年出现的第三代生物可降解支架。目前 3 种裸支架已经很少使用，可降解支架刚刚在临床应用，使用最广泛的是药物洗脱支架。

金属裸支架（bare metal stent，BMS）目前多采用 316L 医用不锈钢、镍钛合金、钽合金以及钴合金等（见图 7-3-5），因其支架上不载药或不带药物涂层，故称为金属裸支架。目前，临床上主要用于近期需要行非心脏手术的患者和伴随其他不适宜用药物洗脱支架的患者。

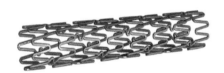

图 7-3-5　金属裸支架

药物洗脱支架（drug eluting stent，DES）通过在 BMS 上包被载有抗增殖药物的聚合物涂层来防止内膜增生，从而抑制再狭窄（见图 7-3-6）。DES 主要由三部分组成：支架基体、载药涂层和抗增殖药物。支架基体材料最常用的有 316L 不锈钢、钴铬合金和铂铬合金等，载药涂层包括永久性聚合物涂层、生物可降解聚合物涂层和新型的无聚合物涂层，抗增殖药物主要有雷帕霉素、依维莫司、佐他莫司、紫杉醇及三氧化二砷等。目前临床上广泛应用于合并糖尿病的冠心病患者，以及小血管、弥漫病变，分叉病变、开口处病变、慢性完全闭塞病变、多支血管病变、无保护左主干病变、支架内再狭窄病变、桥血管病变等。

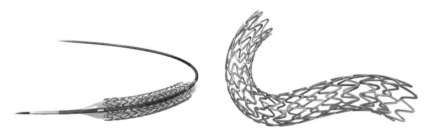

图 7-3-6　药物洗脱支架

生物可吸收支架（Bioresorbable Scaffold，BRS）采用在人体内可降解吸收的一类材质（如高分子材料等）制成，支架携带药物，通过药物缓释抵御血管再狭窄，最终降解并完全被组织吸收，血管结构功能恢复（见图 7-3-7）。生物可吸收支架的材质为完全可降解的聚合物左旋聚乳酸（PLLA）；显影标记为支架两端装有铂金 Marker，用于支架定位；载体涂层为完全可降解聚合物外消旋聚乳酸（PDLLA）；涂层药物为抑制平滑肌细胞增生的抗再狭窄药物——雷帕霉素。冠脉生物可吸收支架的优势：无永久植入物，可避免植入物长期留存体内引发的远期安全性问题；摆脱金属支架对血管的禁锢，恢复血管对生理刺激的自然反应，恢复血管弹性舒张和收缩；无慢性炎症反应的刺激因子，有望缩短术后双联抗血小板治疗；不影响可能出现的再次血运重建（经皮冠状动脉介入治疗 or CABG）；不受影像学检查限制（核磁 /CT）；适用于高出血风险、金属材料过敏等特殊人群患者。生物可吸收支架全寿命周期：支撑期（1 年内）血运重建，支撑血管，内皮化开始；降解期（1～3年）内皮化完成，支架快速降解；康复期（3 年后）支架降解完成，血管恢复如初。

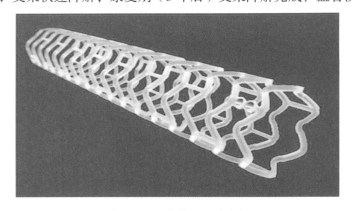

图 7-3-7　生物可吸收支架

## 五、特殊导管

### 1. 微导管

微导管包括平直头端设计的一线微导管、锥形头端设计的扩张 / 穿通微导管、双腔微导管，是针对介入术中导丝难以通过冠状动脉狭窄部分的患者，在实施经皮冠状动脉成形术时确保导丝的通过，另外还用于注入药物。其结构是一种单腔尾端带孔的导管，内配一根塑形针，近端有标准的导管套节和其他附件相连，导管近端杆半硬，远端杆高度柔韧，导管表层附有亲水聚合物涂层，远端有不能透过 X 射线的标记。

2. 延长导管

延长导管是一种单腔快速交换导管，旨在延长传统指引导管，便于将介入治疗装置输送到血管系统。其装置包括一个连接到不锈钢近端海波管的亲水涂层、单腔远端导引段。远端导引段包含一个距离远端头端 2 mm 的铂铱不透射线标记带和一个近端铂铱不透射线环。近端海波管包含距离远端头端 90 cm 和 100 cm 的两个定位标记。位于海波管近端的标签用于识别装置。延长导管和指引导管配合使用，用以进入冠状动脉和（或）外周血管的离散区域，从而便于将介入治疗装置输送到靶血管。

3. 穿通导管

穿通导管（见图 7-3-8）的外表面覆有亲水聚合物，当表面润湿时可提供高润滑性，CTO 手术时提高导丝的穿透力和通过性，渐变的钨合金钢丝编制管身，头端是聚合物，管身内腔（不包括接头部分）衬有含氟聚合物层以帮助导丝和其他器械的移动。整个管身为不透射线设计，并且远端有一个不透射线标记点。适用于在冠状动脉和外周血管中帮助导丝的放置（交换）。也适用于输送对比剂至冠状动脉、外周及腹部血管。

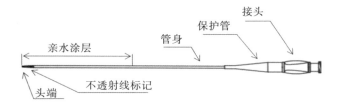

图 7-3-8　穿通导管

4. 血栓抽吸导管

血栓抽吸导管是用于抽出新鲜血栓，快速开通病变血管以避免心肌进一步坏死的治疗器械（见图 7-3-9）。结构与球囊相似，头端带有快速交换段，尾端带有侧翼便于操控。术中需要通过导引导管送入冠脉病变部位，尾端连接负压注射器，通过抽吸腔抽取病变血管中的软血栓。常用型号 ASAP 具有 0.068" 外径，使用豌豆形的抽吸腔，能够在保持相同外径下获得更大的抽吸面积，达到 1.0064 mm$^2$，获得更高抽吸效率，ASAPLP 具有 0.055" 外径，适合中远端血栓抽吸，加长导管长度至 145 cm，增加内置支撑钢丝并加长了快速交换段获得额外支撑力。

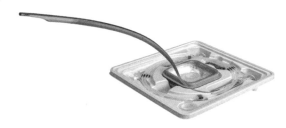

图 7-3-9　血栓抽吸导管

### 5. 旋磨头导管和推进器

旋磨头导管和推进器是经皮冠状动脉内旋磨术（percutaneous coronary rotational atherectomy, PTCRA）的血管成形术器械（见图 7-3-10），是根据"差异性切割"或"选择性切割"的理论，在磨头导管柔韧的驱动杆尖端采用了呈橄榄形覆盖金刚石涂层的椭圆形旋磨头。旋磨头与导丝同轴，沿着导丝以 135000 ~ 180000 r/min 的高转速，选择性地对钙化病变进行旋磨，使其磨成细小的碎屑，碎屑进入血液循环后被巨噬细胞清除，从而达到去除钙化病变的效果。适用于冠状动脉血管内膜严重钙化的病变和球囊无法通过或无法充分扩张的病变。完成旋磨治疗所需的耗材：与设备配套的旋磨头导管、推进器和专用导丝。

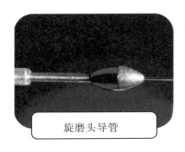
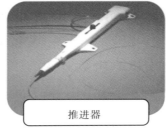
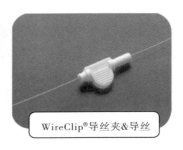

| 旋磨头导管 | 推进器 | WireClip®导丝夹&导丝 |

图 7-3-10　旋磨头导管和推进器

### 6. 准分子激光导管

ELCA 导管传递波长为 308 nm 的光通过围绕着一个中心导丝腔的复合光纤。波长为 308 nm 的光从导管的端头穿出。由于在每根导管中有大量的光纤，不同直径的 ELCA 导管会产生不同量级的能量。ELCA 导管可消蚀含有血栓和斑块的动脉阻塞，以及支架内再狭窄和中度钙化的病变。导管的操作方法和设计特点通过 3 个因素结合起来以确保此操作的安全性：①组织和水的激光吸光度的相对差异确保低温运行；②同轴设计和使用引导丝确保 ELCA 导管平行于血管；③脉冲激光的运行确保激光每次只消蚀小部分区域。ELCA 导管的消蚀原理：由 ELCA 导管发射的波长为 308 nm 的光通过 3 种机制对组织产生作用。①光化学作用。数以十亿计的斑块组织分子吸收波长为 308 nm 的光子能量。此种能量的吸收会引起分子震动，并随后断开把分子结合在一起的化学键。这个过程发生时长为 125 ns。308 nm 准分子激光组织水钬激光铒激光。②光热效应。由光子能量吸收产生的分子振动的二次效应是加热相邻细胞内的水分，使之产生蒸发，这个过程发生时长为 100 μs。③光动力原理。水分子蒸发，在细胞内快速扩张并产生气泡，气泡的扩张导致细胞组织破裂。这一过程会机械地分解邻近组织，并从导管的尖端清除水、气体和小于 25 μm 的小颗粒。

## 六、优化经皮冠状动脉介入治疗使用导管

### 1. 冠状动脉超声成像导管

冠状动脉超声成像导管通过导管将微型化的超声探头送入靶血管以显示血管横切面，提供管腔和管壁的横截面图像（见图 7-3-11）。成像核心由一根高扭矩、柔性、旋转的驱动电缆组成，导管体由 3 个部分组成：远端成像窗口腔、近端轴腔、伸缩部分。远端成像窗口腔和近端轴腔部分构成导管的"工作长度"，伸缩部分留在引导导管外。在距离远端 1.6 cm 处的导管体上，有 1 个带有近端出口的远端成像窗口腔。在距离远端末端 0.5 cm 处的导管体上，嵌有 1 个不透射线（RO）的标记。此外，近端轴腔上距离远端末端 90 cm 和 100 cm 处有 2 个插入深度标记，用于帮助估计导管相对于导引导管末端的位置。近端轴腔通过应力释放连接装置连接到伸缩部分。伸缩杆（部分）使成像核心可以线性移动前进和缩回 15 cm。换能器从导丝退出口近端向远端成像窗口腔的近端相应地移动。伸缩部分近端标记用于评估病变长度，由伸缩杆体上间隔 1 cm 的一系列标记构成。带有单向阀的冲洗口，用于冲洗导管体内部和保持清洁。在使用之前，必须用肝素化生理盐水冲洗导管，为超声波成像提供所需的声耦合介质，单向阀帮助保留导管内生理盐水。本品适用于冠状动脉血管内病变超声检查，优化介入治疗效果。

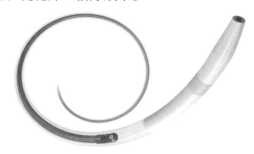

图 7-3-11　冠状动脉超声成像导管

### 2. 血管内成像导管

光学相干断层扫描（optical coherence tomography，OCT）是应用近红外光干涉的成像技术得到高分辨率断层成像，是一种新的冠状动脉内成像技术，在评价易损斑块和指导支架置入，尤其是在急性冠状动脉综合征等冠心病诊疗领域日益受到关注。其原理是通过记录不同深度生物组织的反射光，由计算机构建出易于识别的血管图像。成像导管是 C7 Dragonfly 成像导管，工作长度为 135 cm，外径 2.7F，采用亲水涂层设计，操控性能好（见图 7-3-12）。在成像导管头端及距离头端 20 mm 处各有 1 个不透 X 射线的专用标记物，用于定位和评估长度。光学透镜距离近端标志 5 mm。OCT 在临床主要用于识别不稳定、易形成血栓和突然破裂而导致急性心血管事件的易损斑块、评估 ACS 患者罪犯病变斑块的特征，

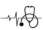

识别自发性冠状动脉夹层和冠状动脉痉挛以及优化和指导经皮冠状动脉治疗术，帮助术者选择最适宜的支架长度，以及支架释放位置提供可靠的影像资料。

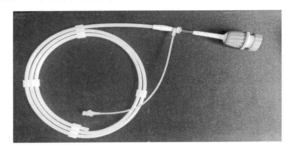

图 7-3-12　成像导管

3. 压力导丝

压力导丝是冠状动脉血流储备分数测定（FFR）的器械。冠状动脉血流储备分数被定义为狭窄冠状动脉支配区域心肌最大血流量与理论上同一支冠状动脉无狭窄时处心肌所能获得的最大血流量的比值。当使用某些药物（如腺苷），诱发最大充血状态，也就是使微循环阻力降到最低时，$Rs=Rn$，而由于 $Pv$ 相对于 $Pa$ 和 $Pd$ 来说可以忽略不计，上述公式即被化简为 $FFR=Pd/Pa$。压力导丝冠状动脉血流储备分数，不受血流动力学因素（如血压、心率以及心肌收缩力等）的影响，可以用于多支血管病变且重复性较好，在临床实践中得到广泛应用。压力导丝是 0.014 英寸长的导丝，尖端带有集成式传感元件，可测量生理参数，导丝与特制的连接线或特制发射器配合使用，经导管通过病变血管，传感器输出信号用于计算和描述基于压力和温度的生理参数、功能和指标。指导临床上对于冠状动脉临界病变、弥漫性病变和串联病变的技术进行干预，提供支架依据。

# 第四节　电生理检查和射频治疗耗材

心脏电生理介入治疗是介入心脏病学的一部分，近 30 年来得到了快速发展。它包括心脏电生理检查和射频消融术两部分。心脏电生理检查是一种有创检查方法，是体表心电图的延伸，通过记录心腔内电信号，对窦房结、心房、房室结、希-浦系统和心室等结构进行检查，确定正常或异常，并确定能否诱发心律失常。射频消融术是通过心脏电生理检查，在明确心律失常诊断的基础上，根据腔内异常电位选择不同导管进行导管射频消融治疗的一种技术。导管射频消融是通过导管头端电极释放射频电流，在导管头端与局部心肌间转化为热能，使特定的局部心肌组织变性坏死，以改变该部位心肌自律性和传导性，从而达到治疗心律失常的目的。临床上根据消融能量常用的有导管消融有导管射频消融及冷冻球囊消融。本节重点介绍心脏电生理检查、导管射频消融及冷冻球囊消融的相关耗材。

## 一、电生理诊断导管

记录心脏内各部位的电生理信号，对心脏进行不同节律电刺激，进行心脏疾病的电生理标测的导管材料。在 DSA 引导下沿血管将标测导管送至心腔内不同位置，对心脏进行电生理检查，诱发和诊断各种心律失常，明确心律失常的原因，为射频消融治疗提供依据。

1. 固定弯四极（十极）标测导管

由手柄、收缩套管、管身、电极和头电极组成，多为实心头端带金属电极的导管，在检查中精准记录心律失常的异常单位，电生理标测导管电极间距为固定的 2-2 mm、2-5-2 mm、5-5 mm、10-10 mm，专用于心脏结构电生理绘图。四极仅限于记录和刺激心房、希氏束、心室电位，十极标测冠状窦电位、刺激起搏心房。

2. 可调弯其他多极标测导管

由连接器、手柄、管身和电极组成，适用于包括冠状窦在内的心脏结构的电生理标测，即刺激和记录。该导管还与兼容的 CARTO® 3 EP 电生理导航系统配套，用于提供导管尖端的位置信息。

3. 带腔电生理标测导管

在具有标测电极的同时，带腔电生理标测导管可供电生理时使用各种药物或对比剂。

4. 环形标测导管

由连接器、手柄、 管身、骨架、管身电极和环电极组成。不同型号产品其弯形、电极间隙不同；肺静脉环形标测导管用于房颤射频消融肺静脉标测查找异常点位并进行顺序标测，房颤手术时肺静脉口的标测及帮助对目标肺静脉的电隔离治疗，同时可对圆周形区域进行同步的心内心电图记录，无须一次次重新定位导管，便于医生迅速识别肺静脉点位，并确定传导阻断。肺静脉环形导管环形圈直径：固定直径有 12 mm、15 mm、20 mm、25 mm 4 个规格。电极数目：10 个。直径可调：25-15 mm。电极间距：均匀。弯形：可调，大弯。

5. 星形磁电双定位标测导管

PENTARAY 高密度标测导管设计用于搭配 CARTO3 导航系统进行心脏电生理标测。适用于复杂心律失常射频消融术前的高精密度的电位标测；可精确进行左房重建（肺静脉，嵴部）；确定肺静脉开口，建立特殊解剖部位的模型，提供高质量的电信号，高密度快速踩点和建模保证；同时具有与心内膜良好贴靠，可最大程度减少对心肌接触面的损伤，与消融导管一样简便的导管操作。星形磁电双定位标测导管 20 极导管每个电极宽度 1 mm，具有 5 个分支，每个分支直径 3F，一次标测可以覆盖 7 cm² 的心内膜面积，5 个柔软的分支呈星形放射状分布；导管头端弯度可调；有 D 和 F 两种弯型；电极间距为 2-6-2 mm 和 4-4-4 mm 。

6.高密度标测导管

用于心脏内部结构的多电极电生理标测导管，即仅限于记录或刺激。此导管设计用于获得心房和心室部位的心电图。高密度标测导管与相容的CARTO3导航系统搭配使用时，可提供腔内电信号标测定位信号。

## 二、射频消融导管

射频消融导管是心律失常消融治疗的基础器械，由生物相容性良好复合材料全编织外管和多个贵金属电极组成。将消融导管以尾线与心脏射频消融仪相连接，配合使用背部电极，射频消融导管头端电极中嵌入了温度传感器与心腔内组织通过射频电流被灼热，破坏不正常的传导组织，治疗心律失常。在消融过程中，当消融导管头端电极温度达到设置温度时，射频消融仪会自动降低功率来保持设置的温度，医生通过控制消融时间来控制对组织的消融深度和效果。射频消融导管用于各类快速性心律失常的介入治疗。临床上使用的射频消融导管有以下几种类型。

1.温控消融导管

温控消融导管分普通型和加硬型。导管由连接器、手柄、管身和电极组成。温控消融导管可调弯头部有柔性绝缘材料，可调弯段具有10种不同的弯曲类型，分为大弯、中弯、小弯，根据大头弯曲的方向可分为单弯和双弯。帮助医生在心室不同部位内准确定位。消融导管使用颜色标识调弯大小，常用黄、红、蓝3种颜色。黄色小弯消融导管多用于儿童和后间隔旁道；红色中弯消融导管多用于左侧旁路和左室特发性室速；蓝色大弯消融导管多用于房室结折返性心动过速和右室流出道室速；蓝色加硬消融导管多用于右侧旁路。

2.冷盐水灌注射频消融导管

冷盐水灌注射频消融导管用于心脏电生理解剖标测（刺激和记录），当与射频发生器配合使用时，可用于心脏射频消融。由连接器、手柄、拇指调扭、管身和电极组成，导管顶端有独特的6个盐水灌注孔，通过导管内部的冷盐水通道，在消融时灌注冷盐水，以降低结痂和血栓形成。用于治疗心房扑动、房颤等复杂心律失常。根据温度感应可分为电阻型（响应快速）和电偶型（测量精确）。冷盐水灌注射频消融导管头电极长度：4 mm，8 mm。电极数目：4个。电极间距：2-5-2 mm。规格：8F。盐水流量：2 ～ 30 mL/min。冷盐水灌注射频消融导管的优势是贴壁稳定、易操控、长时间使用时性能稳定。

3.光感应压力射频消融导管

光感应压力射频消融导管是带有压力感应功能的冷盐水灌注消融导管，是可提供压力参数指南的压力感应消融导管，由消融导管、TactiSys硬件和TactiSoft软件组成。压力消融导管采集光信号数据；TactiSys硬件：发放、回收、分析光信号数据；TactiSoft软件：光信号数据转换为压力数据。导管在头电极近段装有感知器（F–P光干涉腔，镜面结构），TactiSys发出白光经光纤到达F–P腔，多次反射并返回TactiSys，叠加形成光干涉图，当贴靠力或贴靠方向改变时，F–P腔发生形变，3根光纤内反射回的光干涉图发生改变，TactiSys根据变化的光干涉图反馈压力的大小和方向。光干涉原理，提高导管消融敏感度和精确度，提供准确的压力参数；独有的侧向分压力，提升平行贴靠时的精确度，实现连续、透壁性消融。可缩短手术时间，提高消融的安全性和成功率。

4. 可调弯ST压力导管诊断消融导管

可调弯ST压力导管诊断消融导管为多电极空腔导管，可调弯头端，用于进行心脏的电生理标测以及将射频电流传输给导管的头端电极以施行消融术。该导管具有受力感应技术，可提供导管头端和心壁之间的触点压力的实时测量。电极间距为1–6–2 mm。

5. 其他特殊消融导管

（1）三维诊断超声导管。适用于心脏的心内和腔内显像、大血管解剖学和生理学研究以及心脏内其他器件的显像。与兼容的CARTO 3电生理系统配合使用时，可提供定位信息。该导管由三维诊断超声导管探头和连接器组成。

（2）一次性使用心腔内超声导管。配合指定超声主机用于心脏的心内和大血管腔而成像和心脏内其他器械的超声显像。与兼容的CARTO 3电生理系统配合使用时，该导管提供定位信息。该导管由超声导管管身和尾部连接器组成。

6. 射频消融辅助耗材

（1）房间隔穿刺针。用于在心房间隔上造成原发性穿孔，以使导管鞘和（或）导管从心脏右侧穿过间隔到达心脏左侧。房间隔穿刺针由套管针、座柄（手柄）、旋塞阀、管芯针和管芯针帽组成。

（2）房间隔穿刺鞘。用于将管内电生理导管导入任意心脏室腔的手术。由穿刺鞘、交换扩张器和导引钢丝组成。RA弯形为右心房设计，LA弯形为左心房设计，为导管建立通路及在右房、左房内操作提供平台。

（3）弯形可视双向可调弯导引鞘管。用于将心血管导管引入到心脏，包括通过房间隔引入到心脏左侧。在与CARTO 3电生理导航系统V6版本及兼容的版本配合使用时，鞘管的弯形是可视的。弯形可视双向可调弯导引鞘管由导引鞘管、扩张器和导丝构成。

（4）三维标测体表电极。将贴片电极传感器电缆粘贴在患者身上，用于在进行非X射线照射导管时，传递导管在心脏的位置。三维标测体表电极由聚碳酸酯连接器、泡沫贴片、贴片黏合剂和猪尾连接器组成。

（5）灌注管路。灌注管路适用于灌注泵将灌注溶液以设定的流速输送至射频消融导管或其他灌注装置作为冷却之用。

### 三、冷冻球囊消融导管

冷冻球囊消融导管适用于药物难以治疗的有复发性症状的阵发性房颤肺静脉隔离。该导管由管身编织钢丝的可调控型导管鞘、外球囊、内球囊组成。常用规格型号为 23 mm、28 mm。冷冻球囊消融是通过特制的球囊型导管在导丝或 achieve 标测导管导引下，经可调控型导管鞘进入左心房，最终进入靶静脉并充气膨胀。一氧化二氮通过注射口输入到球囊内，随着冷冻剂汽化，周围组织的热量会被吸收，靶组织迅速冷冻，损伤心肌组织，达到隔离肺静脉和左心房的目的，而冷冻剂气体则通过真空作用重新回到冷冻消融仪内。冷冻球囊消融具有安全性高、透壁性好等特点。球囊型冷冻消融导管根据球囊直径可以分为 28 mm 和 23 mm 两种型号，可以通过导丝推送，导管总长度 140 cm，可用杆长 102 cm，头端长度 10 cm，导管外径 10.5 FR，双向可调弯（0°～45°），兼容 Flex Cath Advanc 可调弯鞘管，兼容 0.032″～0.035″ 导丝。

可调控型导管鞘由一根带调控手柄、止血阀的导管鞘和一根扩张器组成，用于将导管经皮下引入血管和心腔，带有止血阀经皮导管引导器，使导入、回撤和更换导管和导丝时防止气体进入和血液流失，并能通过操作手柄辅助导管的定位，在冷冻球囊消融中可随意调整方向，具有 135° 的打弯角度。可以更好地帮助球囊消融导管进入肺静脉。该鞘管内径 12 FR，外径 15 FR，鞘管总长 81 cm。

心内标测电极导管适用于进行心内多电极法电生理标测，记录心电信号或发送刺激信号，可以获取心房区域的心电图。Achieve 环形标测电极可以最大程度地降低导管更换的次数并允许房颤手术期间仅进行一次房间隔穿刺。两个作用分别是引导作用和实时记录肺静脉电位。

# 第五节　心血管植入电子装置耗材

心血管植入电子装置（cardiac implantable electronic device，CIED）应用电极来将脉冲发生器连接至心肌组织，包括永久起搏器（PPM）、置入式心脏复律除颤仪（ICD）和心脏再同步化治疗（CRT）装置。心脏起搏器采用电子技术，通过脉冲发生器模拟心脏冲动发生和传导等电生理功能发放一定形式的电脉冲，用低能量脉冲暂时或永久刺激心脏跳动，使之激动收缩，模拟正常心脏的形成和传导。用于治疗某些心律失常所致的心功能障碍。

自 20 世纪 60 年代，美国的工程师 Earl Bakken 发明世界上第一台便携式的心脏起搏器迄今，起搏器经历了第一代（VOO）只有固定频率的起搏器，到第二代（VVI/AAI）按需型起搏器。20世纪70年代，出现了顺应房室顺序起搏的双腔起搏器（DVI）和治疗各种心动过缓的全能型起搏器（DDD）。到了20世纪80年代，起搏器体积更加轻量化、小型化，附加了程控和遥测的功能。20世纪90年代，抗心动过速起搏和频率自适应起搏器（DDDR）应用于临床。随后双心室/双心房同步三腔起搏器，以及具有除颤功能的起搏器在临床上得到了广泛的应用。近几年无导线起搏器也应用于临床。由于心血管植入电子装置品种类型功能繁多，本节重点介绍不同功能的电子植入装置。

心脏起搏系统包括脉冲发生器及电极导线两大组成部分，脉冲发生器通过导线与心脏连接起来，从而在人体内形成电流环路，该环路是保证起搏器正常工作的基础。脉冲发生器为起搏器的主体，物理特性要求小、轻、薄、功能多、寿命长、安全、可靠。其能量曾采用锌－汞电池，目前均采用锂电池系列，以锂－碘电池应用最广，电路基本采用电容器充放电实施，释放矩形脉冲。脉冲发生器由主体和顶盖两部分组成。主体是密封在机壳内的部件，包括电池、电容器、电子线路和微处理器，外壳为钛金属。顶盖即连接头，是脉冲发生器主体内部的电子器件与植入电极之间的连接结构，由环氧化物制成，有2～4个终端插孔。

起搏电极导线与兼容脉冲发生器结合使用，用于通过冠状静脉系统进行长期心室或心房起搏和感知。起搏电极导线分为主动电极（螺旋电极）和被动电极，种类有普通电极和抗核磁电极。主动电极（螺旋电极）的头端为螺旋结构，植入时将螺旋结构旋出拧在心内膜上。主动电极可将导线放置于心腔内的任何位置。被动电极的头端有叉齿样结构，植入时叉齿卡在心脏的肌小梁间。起搏电极导线由电极导线、连接器工具、静脉拉钩、冲洗工具/导丝导引器组成。

## 一、永久起搏器（PPM）

根据起搏器起搏与感知腔室的数量不同，将起搏器分为单腔起搏器及双腔起搏器，而伴随着最新科技的发展和根据手术植入方式的不同，分为传统经静脉植入式心脏起搏器和经导管植入式无导线起搏器。起搏器的型号有普通型、兼容核磁和频率应答起搏器。

1. 单腔起搏器

起搏电极导线植入心房或心室，根据需要起搏或感知的心腔而定，植入一根电极导线。单腔起搏器具有永久心脏起搏器的两个基本功能：起搏夺获心脏和感知心脏的自身心电信号。

2. 双腔起搏器

起搏电极导线植入右心房和右心室，植入两根电极导线。双腔起搏器不仅仅是心房起搏与心室起搏的简单叠加，其计时间期更为精准。双腔起搏的主要益处在于房室同步，心房与心室能够协调工作，保持房室 1∶1 的同步关系，即心房收缩一次，心室跟着收缩一次。房室同步可保证心脏更有效地泵血，维持良好的血流动力学。

3. 无导线起搏器（Micra）

运用微创手术经股静脉将无导线起搏器放置到右心室，达到起搏的效果和作用。其体积比传统起搏器小 90%，手术成功率超过 99%，具备所有单腔起搏器的功能，无导线的设计可避免传统起搏器导致的各种并发症，降低患者感染、电极磨损、三尖瓣损伤的风险，并且不存在电极导线及传统的脉冲发生器，可大大降低并发症发生的概率。其植入过程也比传统起搏器简单，无须锁骨下穿刺，可减少气胸等穿刺相关并发症的发生。无导线起搏器植入后无须在皮下埋藏脉冲发生器，也不需要囊袋，患者皮肤表面无切口及伤疤，患者美观度及舒适度大大提升。

## 二、心脏转复除颤器

埋藏式心律转复除颤器（implantable cardioverter defibrillator，ICD）能在数秒内自动识别心室颤动并进行电击除颤。主要用于识别和治疗 3 类持续性室性快速心律失常：室速、心室颤动和快速室速。ICD 的电极起搏导线较粗，一般选用 9～10F 撕开鞘、10～11F 扩张管送入电极，为保证患者日常生活和 ICD 工作正常，多选用左锁骨下静脉进行穿刺，穿刺点在锁骨中线位置。产品由脉冲发生器和扭转扳手组成，材料为密封钛、植入级聚合物、二氧化锂锰电池。随着除颤器技术的发展，皮下植入式心律转复除颤器（SICD）应运而生，该系统包括皮下植入式心脏除颤电极导线程控仪和皮下电极导入器。与皮下植入式心脏除颤电极导线配合使用，可以检测心脏电活动并提供除颤治疗。皮下植入式心律转复除颤器（SICD）系统旨在为发生致命性室性心动过速但没有心动过缓症状、持续性室性心动过速或自发性频发室性心动过速（可通过抗心动过速起搏治疗完全缓解）的患者提供除颤治疗。主要材料为密封钛/带氮化钛涂层、植入级聚合物、锂 - 二氧化锰（Li-MnO$_2$）。

## 三、心脏再同步化治疗（CRT/D）装置

心脏再同步化治疗就是通过植入左心室、右心室电极，同时起搏左右心室，通过多部位起搏恢复心室同步收缩，对于心力衰竭伴心室失同步的患者，可以改善左心室的整体功能，从而改善患者的心脏功能，提高运动耐量和生活质量。该器械能自动检测室性心动过速（VT/VF），并通过除颤、复律和抗心动过速起搏提供治疗，还能自动检测房性心动过速（AT/AF）。利用同时或顺序双心室起搏为患者提供心脏再同步治疗。出现心动过缓时，可提供心动过缓起搏治疗。不可在同一个静脉进入部位植入左心室、心房和右心室电极导线，手术时分别采用锁骨下静脉和头静脉植入左心室、心房和右心室电极，在植入左心室电极

导线之前评估静脉结构，以便确定最佳的左心室电极导线位置。将电极导线放在冠状窦之前，获取静脉造影。产品由一个植入式心律转复除颤器和一个转矩扳手组成，连接器用于植入期间同右心室电极导线和左心室电极导线的连接；配套使用的电极导线系统必须为左心室提供起搏，为右心室提供感知、起搏及复律和除颤治疗，并为心房提供感知和起搏。

### 四、临时起搏电极

临时心脏起搏是一种非永久性植入起搏电极导线的临时性或暂时性人工心脏起搏。临时起搏导管是由带有铂或不锈钢电极的编织物或拉伸聚氨酯柄构成，球囊漂浮临时起搏电极的球囊由橡胶材料制成，工作原理是将体外脉冲发生器产生的电信号传导至心脏，或从心脏传导至监测设备，带有内腔的临时起搏电极可用于补液、测压和血液取样。

### 五、植入式心电事件记录仪（ICM）

1992 年，加拿大 Krahn 等将普通起搏器改装为心电记录器植入患者体内来诊断不明原因晕厥，但与起搏器不同的是，改装后的设备并没有置于心腔的电极导线，而是通过表面的 2 个感受器记录心电信息。随着设计和技术的改进，植入式心电事件记录仪更新换代，增加了自动检测、兼容核磁、远程监测等功能，设备寿命延长至 3 年。目前，完整的植入式心电事件记录仪系统还包括程控仪、手动触发器。手动触发器是一种手持式遥测器械，可使患者在症状性事件发生时或发生后即刻启动植入式心电事件记录仪记录心脏信息，临床医生可通过记录的信息确定症状是否与心脏事件相关。最新一代的植入式心电事件记录仪（Reveal LINQTM）体积进一步缩小，仅重 2.5 g，采用的 P-SENSE 算法对房颤的识别功能进一步增强。显著减小的尺寸方便在局麻下采用注射式植入，无须开刀和用缝线在体内固定器械。

## 第六节　先天性心脏病及瓣膜病介入治疗耗材

先天性心脏病（简称"先心病"）是指心脏和大血管在胎儿期发育异常引起的，出生时就已存在的心脏循环结构或功能的异常，由于解剖学异常导致血流动力学改变又显著影响了循环系统其他部分的结构和功能形成。常见的先心病包括左右心腔之间的异常交通（如房、室间隔缺损，动脉导管未闭）、心脏正常通路的梗阻（瓣膜、心室流入或流出道梗阻）、心脏结构发育不良或缺失（如左、右心腔，心脏瓣膜，大血管发育不良或缺失）、心脏与肺循环连接异常、心脏与体循环连接异常等。随着影像学、各种导管技术以及介入器材的不断进步和发展，先心病介入治疗在临床上得以广泛开展。

## 一、封堵器

封堵器是一种自膨式镍钛合金丝网和纯聚酯膜制成的双盘封堵装置。两个盘通过一个短腰相连接，短腰的直径与缺损的大小相当。为了提高其封闭能力，装置上填充了聚酯片，通过聚酯线将聚酯片牢固地缝在每个圆盘上。装置两端的不透 X 射线标记带便于在荧光透视检查中清楚地看见封堵器。先心病封堵器分为房间隔缺损封堵器、室间隔缺损封堵器和卵圆孔未闭封堵器、动脉导管未闭封堵器。

## 二、传送系统

封堵器传送系统用于连接、装入、传送和展开封堵器，由以下几个部件组成：①带止血阀的传送鞘管，提供一条用于传送封堵装置的通道。②扩张器，便于穿过组织并降低血管损伤。③装载器，用于将封堵器装入鞘管内。④塑料钳，固定在主控钢丝上，并在断开（旋开）主控钢丝与装置的连接时充当"手柄"。⑤主控钢丝，用于连接装置以控制其在鞘管内的移动。

## 三、介入主动脉瓣膜置换耗材

### 1. 介入主动脉瓣膜

介入主动脉瓣膜由金属支架、人工瓣膜材料及裙边组成。金属支架分为 3 个部分，从上至下为流出道部、功能部、流入道部。不同材料的金属支架的打开方式也有不同，分为自膨胀式瓣膜支架、球囊扩张式瓣膜支架、心尖入路的 J-Valve。金属支架材料为钴铬合金、镍钛记忆合金，人工瓣膜材料为猪心包、牛心包，不同规格的介入瓣膜支架通常适用瓣环直径 17 ～ 29 mm 的主动脉瓣。

J-Valve 介入人工生物心脏瓣膜系统包括定位件、支架、瓣叶、植入器 4 个部分组成。定位件由镍钛合金材质制成，良好弹性，植入时轻松锚定主动脉窦，清晰显影，简化后续瓣膜定位，定位件 + 瓣膜支架，锁定原有主动脉瓣叶；支架为自膨式镍钛合金支架，径向支撑力适中，良好固定瓣膜同时，配合定位件锁定原有瓣叶；瓣叶采集与外科瓣膜同样的完整主动脉瓣作为瓣叶材料，非猪心包，采用硅谷研发中心研发的抗钙化及固定技术对瓣叶进行处理。植入器数字操作键（1-2-3-4）+ 颜色（蓝黄色）区分设计，操作简单易懂，操作键锁定按钮，有效防止术中误操作，配备临床专业人员进行术前介入器瓣膜装载。

### 2. 输送系统

输送系统主要由导管和手柄组成。导管由内管部件、外管部件和稳定管部件组成。外管部件的远端为有显影环的远端外管，用来装载瓣膜和输送瓣膜。

3. 瓣膜球囊扩张导管

瓣膜球囊扩张导管由非顺应性球囊和导管及连接件部件组成。球囊直径范围为 8 ～ 28 mm。适用于主动脉瓣置换术中的主动脉瓣的预扩张和后扩张。

4. 超硬导丝

超硬导丝由芯丝、外部弹簧、内部弹簧组成，涂有聚四氟乙烯涂层。芯丝和外部弹簧由 304 不锈钢制成，内部弹簧由镀金钨丝制成，具有 200 cm 和 260 cm 两种长度，其中 200 cm 的导丝远端采用单弯曲线结构，260 cm 的导丝的远端具有单弯和双弯两种曲线结构。环氧乙烷灭菌，一次性使用。用于在辅助导管的放置和交换，适合于手术中需要增强支撑力、末端柔顺性好且表面摩擦力较小的导丝辅助的要求。

## 四、左心耳封堵器

以由镍钛合金丝覆网为制造材料，一般由带覆网的封堵器和输送系统构成，封堵器由金属网、覆网、覆网固定线、覆网固定鞘和覆网固定螺母构成。目前国产的左心耳封堵器有封堵盘和固定盘，固定盘为镍钛合金丝上激光雕刻一体成型微倒钩，倒钩为片状"J"形弯钩，钩尖圆钝，弹性好、强度适宜，均衡分布 10 ～ 12 个（直径越大越多）。确保环绕式贴合，牢固安稳，对梳状肌及左心耳内壁损伤小。左心耳封堵器目前从结构上来分大致为塞子式和塞盘式两大类。塞子式左心耳封堵器是把产品做成一个带阻流膜的球状或圆柱状或圆锥状的塞子，塞子具有一定的弹性，可以在左心耳中变形，以求适应左心耳腔体的形状，达到填塞左心耳的目的，而塞子上的阻流膜可以阻断血流。塞盘式左心耳封堵器是圆柱状塞子和盘碟状部分的复合体，同时在盘上缝有阻流薄膜；圆柱状塞子部分被放置的左心耳腔体中，以固定整个器械；盘碟状部分覆盖在左心耳的口部，用于阻断血液流入左心耳。

# 第八章
# 心血管介入护理操作实践

## 第一节　经皮冠状动脉造影术

### 一、概述

经皮冠状动脉造影术是利用 DSA 机经皮穿刺上肢或下肢动脉后，使用特制定型的心导管沿动脉逆行至升主动脉根部，然后探寻左或右冠状动脉口插入，注入对比剂，使冠状动脉显影。这是一种较为安全可靠的有创诊断技术，现已广泛应用于临床，被认为是诊断冠心病的"金标准"。

【麻醉方式】局部麻醉：皮下注射 1% ～ 2% 盐酸利多卡因注射液。

【血管入路】桡动脉、股动脉、肱动脉、尺动脉、远桡动脉等。

### 二、术前准备

【环境准备】导管手术间环境安全，层流空调 / 空气消毒机正常运行，规范清洁消毒，环境符合使用标准。屏蔽设施完好，符合《医用电气设备第 2-43 部分：介入操作 X 射线设备的基本安全和基本性能专用要求》（GB 9706.243—2021）。

【仪器准备】DSA 机、心电监护仪（含有创压力监测模块）、除颤仪、吸氧装置等均处于备用状态。

【无菌物品准备】心血管造影手术包（见表 8-1-1）+ 心血管造影敷料包（见表 8-1-2）+ 一次性使用无菌机罩（1 套），或直接用一次性使用心血管造影包（见表 8-1-3）。

表 8-1-1　心血管造影手术包内物品

| 物品 | 用量 | 物品 | 用量 |
|---|---|---|---|
| 治疗碗 | 3 个 | 刀柄 | 1 个 |
| 量杯 | 4 个 | 弯盘 | 1 个 |
| 持物钳 | 2 把 | 小方巾 | 1 张 |
| 止血钳 | 2 把 | 纱布块 | 若干 |
| 冲洗盆 | 1 个 | | |

表 8-1-2　心血管造影敷料包内物品

| 物品 | 用量（张） |
|---|---|
| 小方巾 | 8 |
| 大单 | 2 |
| 单孔巾 | 2 |

表 8-1-3　一次性使用心血管造影包内物品

| 序号 | 物品 | 用量 | 序号 | 物品 | 用量 |
|---|---|---|---|---|---|
| 1 | 治疗巾 | 8 张 | 7 | 手术刀 | 1 把 |
| 2 | 手术衣 | 2 件 | 8 | 量杯 | 大小各 1 个 |
| 3 | 手术孔巾 | 1 张 | 9 | 量碗 | 大 1 个，小 2 个 |
| 4 | 一次性使用无菌机罩 | 1 套 | 10 | 弯盘 | 1 个 |
| 5 | 冲洗盆 | 1 个 | 11 | 海绵刷 | 3 个 |
| 6 | 包巾 | 1 张 | 12 | 纱布块 | 若干 |

【耗材准备】CAG 耗材和备用耗材见表 8-1-4、表 8-1-5。

表 8-1-4　CAG 耗材

| 耗材 | 用量 | 耗材 | 用量 |
|---|---|---|---|
| 6F 桡 / 股动脉鞘 | 1 副 | 20 mL 注射器 | 1 支 |
| 0.035″ 诊断导丝 | 1 根 | 10 mL 注射器 | 1 支 |
| 5F 多功能造影管 | 1 根 | 5 mL 注射器 | 1 支 |
| 三联三通开关 | 1 个 | 11 号刀片 | 1 把 |

续表

| 耗材 | 用量 | 耗材 | 用量 |
|------|------|------|------|
| 环柄注射器 | 1 支 | 无菌手套 | 若干 |
| 高压联接管 | 1 根 | 输液器 | 1 套 |
| 压力传感器 | 1 个 | | |

表 8-1-5　CAG 备用耗材

| 备用耗材 | 用量 | 备用耗材 | 用量 |
|----------|------|----------|------|
| JL/JR 造影管 | 若干 | 超滑导丝 | 若干 |
| PIG 造影管 | 若干 | 高压注射器 | 若干 |

【药品准备】CAG 常用药品和常用抢救药品见表 8-1-6、表 8-1-7。

表 8-1-6　CAG 常用药品

| 物品 | 药品 | 用量 |
|------|------|------|
| 小圆杯 | 盐酸利多卡因注射液（5 mL:0.1 g） | 5 mL |
| 小圆杯（标记） | 肝素钠注射液（2 mL:12500 U） | 12500 U |
| 消毒杯 | 碘伏消毒液 | 50 mL |
| 大圆杯 | 硝酸甘油注射液（1 mL:5 mg） | 1 mL |
| 治疗碗（标记） | 肝素钠注射液（2 mL:12500 U） | 6250 U |
| | 0.9% 氯化钠注射液 | 250 mL |
| 治疗碗 | 0.9% 氯化钠注射液 | 250 mL |
| 冲洗盆 | 0.9% 氯化钠注射液 | 500 mL |
| 三通阀 / 环柄注射器 | 对比剂 | 50 ~ 100 mL |

表 8-1-7　CAG 常用抢救药品

| 药品 | 用量 |
|------|------|
| 硫酸阿托品注射液（1 mL:0.5 mg） | 若干 |
| 盐酸多巴胺注射液（2 mL:20 mg） | 若干 |
| 地塞米松磷酸钠注射液（1 mL:5 mg） | 若干 |
| 盐酸肾上腺素注射液（1 mL:1 mg） | 若干 |

### 三、手术护理配合

**1. 手术患者交接与核对**

（1）转入交接与患者身份确认。病房护士送患者进入导管室，导管室护士采用2种以上方式核对患者身份，交接带入导管室的药品、物品，查看手术同意书，核对无误后，将患者安置于等待区等待，填写介入手术患者转交接单并签名确认。

（2）核对患者。确认介入手术间准备就绪，患者进入介入手术间，由手术医生、护士、技师（麻醉医生）共同核对患者姓名、性别、年龄、科室、床号、住院号、手术种类、路径、同意书签署等情况，确认无误后，由手术医生、护士、技师（麻醉医生）共同在导管室安全核查单上签名。

（3）转出交接。离开导管室前，护士应再次核对患者信息，确认穿刺部位包扎固定良好。确认转交接药品、物品齐全并核对无误，将介入手术患者转交接单填写完整并签名。通知接收科室及患者家属，由护工将患者送回病房。

**2. 患者评估与准备**

（1）监护护士评估患者意识、主诉、肢体活动、生命体征、体重、肝肾功能及过敏史等。

（2）告知患者配合手术的相关注意事项，去除佩戴的眼镜、项链、手表、戒指等金属物品。

（3）协助患者取仰卧位，保持身体轴线与手术床平行，告知患者不要随意移动肢体。

（4）予患者心电监护、无创血压监测、指脉氧监测，连接除颤仪监护。

（5）检查左侧肢体静脉留置针通道是否通畅，必要时建立新的静脉通路。

（6）根据患者诊断、主诉、呼吸功能等情况予鼻导管/面罩氧气吸入。

（7）填写导管室介入手术患者护理记录单，及时准确记录患者入室时间和生命体征。

**3. 手术步骤和护理配合**

CAG手术基本步骤及护理配合见表8-1-8。

表8-1-8　CAG手术基本步骤及护理配合

| 手术步骤 | 护理配合 |
|---|---|
| 体位安置 | 根据医生选择的穿刺部位，穿刺侧上肢稍外展并使用托手板支撑，暴露左/右侧桡/肱动脉消毒区域（范围为超过穿刺点上下15cm），双下肢分开并外展，暴露双侧腹股沟消毒区域（范围为脐下至大腿中上1/3处），注意予患者保暖与保护隐私。 |

续表

| 手术步骤 | 护理配合 |
|---|---|
| 手术台铺设 | （1）开台时，手术护士面向手术台，严格按照无菌技术操作规范要求打开心血管造影手术包及敷料包，规范铺置无菌器械台，摆放手术器械，按表8-1-6在相应容器中加入药品，并将一次性使用耗材打开后使用无菌持物钳移至器械台上。<br>（2）套一次性使用无菌机罩，注意在手术间活动的人员避免跨越或接触无菌区域。 |
| 消毒铺巾 | （1）指导患者抬高穿刺侧上肢，掌心朝上，张开手指并保持姿势固定，配合医生进行皮肤消毒。<br>（2）消毒完成后，协助医生铺置无菌手术单，建立无菌区域，同时告知患者如有不适应口头告知医生或护士，不能随意活动肢体，避免污染无菌区域。<br>（3）协助医生穿无菌手术衣，戴无菌手套。 |
| 局部麻醉 | 告知患者局部麻醉时有针刺感，尽量让患者放松，避免患者出现过度紧张引起心率增快、血管痉挛、心肌耗氧量增加等。 |
| 穿刺置管 | （1）关注穿刺过程，如出现穿刺不顺利，协助医生更换穿刺部位或鞘管；如出现原穿刺部位渗血、血肿，应立即行压迫止血或包扎，并协助医生在新穿刺部位建立无菌区域。<br>（2）穿刺置管成功后，注意记录肝素用量与时间，定时观察和记录穿刺部位情况，如局部有渗血、皮下血肿，应及时报告医生并协助处理。<br>（3）协助医生连接有创压力监测通道并准确校对零点，确认监护系统工作正常，连接对比剂，肾功能异常的患者应尽量使用等渗对比剂，并尽可能减少对比剂用量。 |
| 血管造影 | （1）术中密切观察患者心电监护、有创压力、指脉氧等生命体征，如出现心率持续减慢、压力降低，应第一时间报告医生，嘱患者咳嗽以提高心率，并评估患者神志、症状及皮肤是否有瘙痒、皮疹等，判断患者是否出现迷走反射或过敏反应等并发症，协助医生按照相关并发症进行处理。<br>（2）时刻关注透视影像，如导丝、导管在肢体动脉前进过程中遇到阻力，周围血管造影显示夹层、渗血、对比剂滞留等情况，应立即暂停手术，协助医生按照周围血管并发症进行处理。<br>（3）造影导管头端进入主动脉窦后，密切关注心电监护与有创压力的波形变化，如出现室性波形，应提示手术医生将导管或导丝退出心室；如出现有创压力明显下降，应提示手术医生导管是否在冠状动脉口嵌顿，及时撤出导管。<br>（4）如造影导管嵌顿于窦房结支，极易引起心室颤动，应马上提醒手术医生，并做好抢救准备。<br>（5）及时记录术中患者病情变化、用药情况及效果，发现问题及时报告手术医生并配合处理，准确填写术中护理记录。 |

续表

| 手术步骤 | 护理配合 |
|---|---|
| 血管造影 | （6）术中配合医生选择合适的介入耗材，经复述确认无误后方可打开。<br><br>（7）关注患者对比剂用量，并及时提示医生，对于肾功能异常的患者应避免生理盐水输液速度过慢，以 0.5～1.0 mL/（kg·h）进行充分水化，保持尿量在 75～125 mL/h；伴有心力衰竭的患者，应注意避免输液过快引起心力衰竭加重。<br><br>（8）手术时间超过 2 h 或术中发现患者处于高凝状态，酌情追加肝素 1000～2000 U。 |
| 术毕包扎 | （1）术后协助医生根据穿刺部位采取合适的包扎方式。<br><br>（2）压迫止血时应注意压迫点应处于穿刺内口上方，才能达到压迫动脉血管穿刺点的目的，避免出现仅压迫到皮肤穿刺点而引起皮下血肿。<br><br>（3）保持止血绷带松紧度适宜，患者穿刺侧肢体无胀痛麻木，末梢无发绀，穿刺点不出血且穿刺点远方仍可触及动脉搏动为最佳止血状态。<br><br>（4）在拔除动脉鞘管时，应注意患者是否出现心率减慢、血压降低、皮肤苍白、大汗淋漓等迷走反射症状，一旦出现应及时处理，如予阿托品、多巴胺等拮抗处理后，患者血压仍低，应注意是否存在失血性休克。 |
| 患者转运 | （1）完善护理文书，完整填写术中护理记录单及介入手术患者转交接单，准确、规范、无漏项。<br><br>（2）患者离开导管室前，导管室护士应再次核对患者信息，确认穿刺部位包扎固定良好，无出血及血肿，确认转交接药品、物品齐全并核对无误，协助患者平车转移，并通知接收科室及患者家属，准备转运患者。<br><br>（3）导管室护士根据患者病情准备氧气袋、抢救盒等转运物品，必要时与手术医生共同转运患者。<br><br>（4）将患者安全送达后，由导管室护士与病房/CCU护士按转交接制度完成转运交接。 |
| 清洁消毒 | （1）术后护士及时清点使用过后的器械，清理术区污染物品，按照医疗废物进行分类处理，及时清空手术间内所有垃圾，并注明手术间号及病案号。<br><br>（2）清点过的器械送至污物间清洗，等待供应室回收；布类敷料统一放置，等待洗衣房回收清洗。<br><br>（3）如遇有血液传播疾病污染的各类敷料物品，须按医院感染管理隔离要求进行处理。<br><br>（4）将患者送离介入手术间后，按照手术室环境表面清洁与消毒规定及时对手术间进行清洁与消毒，如遇传染性疾病患者，应按《医疗机构消毒技术规范》（WS/T 367—2012）要求进行终末清洁消毒。 |

# 第二节　经皮冠状动脉腔内成形术

## 一、概述

经皮冠状动脉腔内成形术（percutaneous transluminal coronary angioplasty，PTCA）是治疗冠状动脉粥样硬化性管腔狭窄最基本、最重要的介入性技术。经皮穿刺周围动脉将带球囊的导管送入冠状动脉到达狭窄节段，扩张球囊使狭窄管腔扩大，恢复血流通畅。

【麻醉方式】局部麻醉：皮下注射 1%～2% 盐酸利多卡因注射液。

【血管入路】桡动脉、股动脉、肱动脉、尺动脉、远桡动脉等。

## 二、术前准备

【环境准备】导管手术间环境安全，层流空调/空气消毒机正常运行，规范清洁消毒，环境符合使用标准。屏蔽设施完好，符合《医用电气设备第 2-43 部分：介入操作 X 射线设备的基本安全和基本性能专用要求》（GB 9706.243—2021）。

【仪器准备】DSA 机、心电监护仪（含有创压力监测模块）、除颤仪、吸氧装置等均处于备用状态。

【无菌物品准备】心血管造影手术包、心血管造影敷料包、一次性使用无菌机罩（1 套）/一次性使用心血管造影包等符合使用要求（详见本章第一节）。

【耗材准备】PTCA 耗材和备用耗材见表 8-2-1、表 8-2-2。

表 8-2-1　PTCA 耗材

| 耗材 | 用量 | 耗材 | 用量 |
|---|---|---|---|
| 6F 桡/股动脉鞘 | 1 副 | 导引导丝 | 若干 |
| 超滑导丝/0.035″诊断导丝 | 1 根 | 预扩球囊 | 若干 |
| 三联三通开关 | 1 个 | 后扩球囊 | 若干 |
| 环柄注射器 | 1 支 | 20 mL 注射器 | 1 支 |
| 压力传感器 | 1 个 | 10 mL 注射器 | 2 支 |
| 高压联接管 | 1 根 | 1 mL 注射器 | 1 支 |
| Y 接头 | 1 个 | 11 号刀片 | 1 把 |
| 球囊扩张压力泵 | 1 个 | 输液器 | 1 套 |
| 导引导管 | 1 根 | 穿刺针 | 1 根 |
| 一次性使用无菌机罩 | 1 套 | | |

表 8-2-2　PTCA 备用耗材

| 备用耗材 | 用量 | 备用耗材 | 用量 |
|---|---|---|---|
| 0.035″诊断导丝 260 cm | 1 根 | 延长导管 | 1 根 |
| 微导管 | 若干 | 加长导丝 | 若干 |
| 导引导丝 | 若干 | 冠脉预装带膜支架 | 按需 |

【药品准备】PTCA 常用药品和常用抢救药品及物品见表 8-2-3、表 8-2-4。

表 8-2-3　PTCA 常用药品

| 物品 | 药品 | 用量 |
|---|---|---|
| 小圆杯 | 盐酸利多卡因注射液（5 mL:0.1 g） | 5 mL |
| 小圆杯（标记） | 肝素钠注射液（2 mL:12500 U） | 12500 U |
| 消毒杯 | 碘伏消毒液 | 50 mL |
| 大圆杯 | 硝酸甘油注射液（1 mL:5 mg） | 1 mL |
| 治疗碗（标记） | 肝素钠注射液（2 mL:12500 U） | 6250 U |
| | 0.9% 氯化钠注射液 | 250 mL |
| 治疗碗 | 0.9% 氯化钠注射液 | 250 mL |
| 冲洗盆 | 0.9% 氯化钠注射液 | 500 mL |
| 三通阀/（环柄注射器） | 对比剂 | 50 ~ 100 mL |

表 8-2-4　PTCA 常用抢救药品及物品

| 药品及物品 | 用量 |
|---|---|
| 硫酸阿托品注射液（1 mL:0.5 mg） | 若干 |
| 盐酸多巴胺注射液（2 mL:20 mg） | 若干 |
| 重酒石酸间羟胺注射液（1 mL:10 mg） | 若干 |
| 明胶海绵 | 若干 |
| 盐酸吗啡注射液（1 mL:10 mg） | 1 支 |
| 地塞米松磷酸钠注射液（1 mL:5 mg） | 1 ~ 2 支 |
| 盐酸肾上腺素注射液（1 mL:1 mg） | 1 支 |
| 注射用甲泼尼龙琥珀酸钠（40 mg） | 1 支 |
| 硫酸鱼精蛋白注射液（5 mL:50 mg） | 1 支 |
| 盐酸替罗非班氯化钠注射液（100 mL:5 mg） | 1 瓶 |

## 三、手术护理配合

1. 手术患者交接与核对

详见本章第一节。

2. 患者评估与准备

详见本章第一节。

3. 手术步骤和护理配合

PTCA 基本步骤及护理配合见表 8-2-5。

表 8-2-5　PTCA 基本步骤及护理配合

| 手术步骤 | 护理配合 |
|---|---|
| 体位安置 | 根据医生选择的穿刺部位，穿刺侧上肢稍外展并使用托手板支撑，暴露左/右侧桡/肱动脉消毒区域（范围为超过穿刺点上下 15 cm）；穿刺股动脉，双下肢分开并外展，暴露双侧腹股沟消毒区域（范围为脐下至大腿中上 1/3 处），注意予患者保暖和保护隐私。 |
| 手术台铺设 | （1）开台时，手术护士面向手术台，严格按照无菌技术操作规范要求打开心血管造影手术包及敷料包，规范铺置无菌器械台，按表 8-2-3 在相应容器中加入药品，并将一次性使用耗材打开后放置于手术台上。<br>（2）套一次性使用无菌机罩，注意在手术间活动的人员避免跨越或接触无菌区域。 |
| 消毒铺巾 | （1）指导患者抬高穿刺侧上肢，掌心朝上，张开手指并保持姿势固定，配合医生进行皮肤消毒。<br>（2）消毒完成后，协助医生铺置无菌手术单，建立无菌区域，同时告知患者如有不适应口头告知医生或护士，不能随意活动肢体，避免污染无菌区域。<br>（3）协助医生穿无菌手术衣，戴无菌手套。 |
| 局部麻醉 | 告知患者局部麻醉时有针刺感，尽量让患者放松，避免患者出现过度紧张引起心率增快、血管痉挛、心肌耗氧量增加等。 |
| 穿刺置管 | （1）关注穿刺过程，如出现穿刺不顺利，协助医生更换穿刺部位或鞘管；如出现原穿刺部位渗血、血肿，应立即行压迫止血或包扎，并协助医生在新穿刺部位建立无菌区域。<br>（2）穿刺置管成功后，注意记录肝素用量与时间，定时观察和记录穿刺部位情况，如局部有渗血、皮下血肿，应及时报告医生并协助处理。<br>（3）协助医生连接有创压力监测通道并准确校对零点，确认监护系统工作正常，连接对比剂，肾功能异常的患者应尽量使用等渗对比剂，提示医生尽可能减少对比剂用量。 |

续表

| 手术步骤 | 护理配合 |
|---|---|
| 血管腔内成形 | （1）术中密切观察患者心电监护、有创压力、指脉氧等生命体征，如出现心率持续减慢、血压降低，应第一时间报告医生，嘱患者咳嗽以提高心率，并评估患者神志、症状；观察患者皮肤是否有瘙痒、皮疹等，判断患者是否出现迷走反射、过敏反应及心包填塞等并发症，协助医生按照相关并发症进行处理。<br><br>（2）时刻关注透视影像，如导丝、导管在肢体动脉前进过程中遇到阻力，周围血管造影显示夹层、渗血、对比剂滞留等情况，应立即暂停手术，协助医生按照周围血管并发症进行处理。<br><br>（3）导引导管头端进入主动脉窦后，密切关注心电监护与有创压力的波形变化，如出现室性波形，应提示手术医生将导管或导丝退出心室；如出现有创压力明显下降，应提示手术医生导管是否在冠状动脉口嵌顿，及时撤出导管。<br><br>（4）如导引导管嵌顿于窦房结支，极易引起心室颤动，应马上提醒手术医生，并做好抢救准备。<br><br>（5）导引导管支撑力较强，容易引起夹层，应密切关注影像及心电监护与有创压力的波形变化，如出现并发症应及时协助医生进行抢救。<br><br>（6）注意导丝的位置，不能放置到较远位置，防止导丝穿破血管，引起心脏填塞，导丝位置过远时，应提示医生及时撤回，如出现并发症应及时协助医生进行抢救。<br><br>（7）在球囊扩张时，要密切关注心电监护及患者主诉，如心电图出现改变或患者主诉疼痛，应立即通知医生，并协助医生给予相对应的对症处理。<br><br>（8）及时记录术中患者病情变化、用药情况及效果，发现问题及时报告手术医生并配合处理，准确填写术中护理记录。<br><br>（9）术中配合医生选择合适的介入耗材，经复述确认无误后方可打开。<br><br>（10）关注患者对比剂用量，并及时提示医生，对于肾功能异常的患者应避免生理盐水输液速度过慢，以 0.5～1.0 mL/（kg·h）进行充分水化，保持尿量在 75～125 mL/h；伴有心力衰竭的患者，应注意避免输液过快引起心力衰竭加重。<br><br>（11）手术开始时应该给予足量肝素，手术时间超过 1 h 或术中发现患者处于高凝状态，酌情追加肝素 1000 U。 |
| 术毕包扎 | （1）术后协助医生根据穿刺部位采取合适的包扎方式。<br><br>（2）压迫止血时应注意压迫点应处于穿刺内口上方，才能达到压迫动脉血管穿刺点的目的，避免出现仅压迫到皮肤穿刺点而不是血管穿刺点引起的皮下血肿及出血。<br><br>（3）保持止血绷带松紧度适宜，患者穿刺侧肢体无胀痛麻木，末梢无发绀，穿刺点不出血且穿刺点远方仍可触及动脉搏动为最佳止血状态。 |

续表

| 手术步骤 | 护理配合 |
| --- | --- |
| 术毕包扎 | （4）在拔除动脉鞘管时，应注意患者是否出现心率减慢、血压降低、皮肤苍白、大汗淋漓等迷走反射症状，一旦出现应及时处理，如予阿托品、多巴胺等对症处理后，患者血压仍低，应注意是否存在失血性休克。<br>（5）将患者穿刺周围血液清理干净，无血渍及消毒液残留。 |
| 患者转运 | （1）完善护理文书，完整填写术中护理记录单及介入手术患者交接单，准确、规范、无漏项。<br>（2）患者离开导管室前，导管室护士应再次核对患者信息，确认穿刺部位包扎固定良好，无出血及血肿，确认转交接药品、物品齐全并核对无误，协助患者选用合适转运工具转出，并通知接收科室及患者家属，准备转运患者。<br>（3）导管室护士根据患者病情准备氧气袋、抢救盒等转运物品，必要时与手术医生共同转运患者。<br>（4）将患者安全送达后，由导管室护士与病房/CCU护士按转交接制度完成转运交接。 |
| 清洁消毒 | （1）术后护士及时清点使用过后的器械，清理术区污染物品，按照医疗废物进行分类处理，及时清空手术间内所有垃圾，并注明手术间号及病案号。<br>（2）清点过的器械送至污物间清洗，等待供应室回收；布类敷料统一放置，等待洗衣房回收清洗。<br>（3）如遇有血液传播疾病污染的各类敷料物品，须按医院感染管理隔离要求进行处理。<br>（4）将患者送离介入手术间后，按照手术室环境表面清洁与消毒规定及时对手术间进行清洁与消毒，如遇传染性疾病患者，应按《医疗机构消毒技术规范》（WS/T 367—2012）要求进行终末清洁消毒。 |

# 第三节　经皮冠状动脉支架置入术

## 一、概述

经皮冠状动脉支架置入术（percutaneous coronary intervention，PCI）是一种机械性的介入治疗手段，支架植入术是处理 PTCA 急性血管闭塞最有效的手段，它是将金属支架永久地放置于冠状动脉病变处，经球囊扩张释放或自膨胀方式支撑血管壁，以保持冠状动脉管腔的开放，降低 AMI 死亡率。

【麻醉方式】局部麻醉：皮下注射 1% ~ 2% 盐酸利多卡因注射液。

【血管入路】桡动脉、股动脉、肱动脉、尺动脉、远桡动脉等。

## 二、术前准备

【环境准备】导管手术间环境安全，层流空调 / 空气消毒机正常运行，规范清洁消毒，环境符合使用标准。屏蔽设施完好，符合《医用电气设备第 2–43 部分：介入操作 X 射线设备的基本安全和基本性能专用要求》（GB 9706.243—2021）。

【仪器准备】DSA 机、心电监护仪（含有创压力监测模块）、除颤仪、吸氧装置等均处于备用状态。

【无菌物品准备】心血管造影手术包、心血管造影敷料包、一次性使用无菌机罩（1 套）/一次性使用心血管造影包等符合使用要求（详见本章第一节）。

【耗材准备】PCI 耗材和备用耗材见表 8-3-1、表 8-3-2。

表 8-3-1　PCI 耗材

| 耗材 | 用量 | 耗材 | 用量 |
| --- | --- | --- | --- |
| 6F 桡 / 股动脉鞘 | 1 ~ 2 副 | 导引导丝 | 若干 |
| 超滑导丝 /0.035″ 诊断导丝 | 1 根 | 预扩球囊 | 若干 |
| 三联三通开关 | 1 个 | 后扩球囊 | 若干 |
| 环柄注射器 | 1 支 | 20 mL 注射器 | 1 支 |
| 压力传感器 | 1 个 | 10 mL 注射器 | 2 支 |
| 高压联接管 | 1 根 | 1 mL 注射器 | 1 支 |
| Y 接头 | 若干 | 11 号刀片 | 1 把 |
| 球囊扩张压力泵 | 若干 | 输液器 | 1 套 |
| 导引导管 | 若干 | 穿刺针 | 1 根 |
| 冠脉支架 | 若干 | 一次性使用无菌机罩 | 1 套 |

表 8-3-2　PCI 备用耗材

| 备用耗材 | 用量 | 备用耗材 | 用量 |
| --- | --- | --- | --- |
| 0.035″ 诊断导丝 260 cm | 1 根 | 延长导管 | 若干 |
| 微导管 | 若干 | 加长导丝 | 若干 |
| Guidezilla 导管 | 若干 | 圈套器 | 按需 |
| 冠脉预装带膜支架 | 按需 | | |

【药品准备】PCI 常用药品和常用抢救药品及物品见表 8-3-3、表 8-3-4。

表 8-3-3 PCI 常用药品

| 物品 | 药品 | 用量 |
|---|---|---|
| 小圆杯 | 盐酸利多卡因注射液（5 mL:0.1 g） | 5 mL |
| 小圆杯（标记） | 肝素钠注射液（2 mL:12500 U） | 12500 U |
| 消毒杯 | 碘伏消毒液 | 50 mL |
| 大圆杯 | 硝酸甘油注射液（1 mL:5 mg） | 1 mL |
| 治疗碗（标记） | 肝素钠注射液（2 mL:12500 U） | 6250 U |
| | 0.9% 氯化钠注射液 | 250 mL |
| 治疗碗 | 0.9% 氯化钠注射液 | 250 mL |
| 冲洗盆 | 0.9% 氯化钠注射液 | 500 mL |
| 三通阀/环柄注射器 | 对比剂 | 50～100 mL |

表 8-3-4 PCI 常用抢救药品及物品

| 药品及物品 | 用量 |
|---|---|
| 硫酸阿托品注射液（1 mL:0.5 mg） | 若干 |
| 盐酸多巴胺注射液（2 mL:20 mg） | 若干 |
| 重酒石酸间羟胺注射液（1 mL:10 mg） | 若干 |
| 明胶海绵 | 若干 |
| 盐酸吗啡注射液（1 mL:10 mg） | 1 支 |
| 地塞米松磷酸钠注射液（1 mL:5 mg） | 若干 |
| 盐酸肾上腺素注射液（1 mL:1 mg） | 若干 |
| 注射用甲泼尼龙琥珀酸钠（40 mg） | 若干 |
| 硫酸鱼精蛋白注射液（5 mL:50 mg） | 若干 |
| 盐酸替罗非班氯化钠注射液（100 mL:5 mg） | 1 瓶 |

# 三、手术护理配合

1. 手术患者交接与核对

详见本章第一节。

2. 患者评估与准备

详见本章第一节。

3. 手术步骤和护理配合

PCI 基本步骤及护理配合见表 8-3-5。

**表 8-3-5　PCI 基本步骤及护理配合**

| 手术步骤 | 护理配合 |
|---|---|
| 体位安置 | 根据医生选择的穿刺部位，穿刺侧上肢稍外展并使用托手板支撑，暴露左/右侧桡/肱动脉消毒区域（范围为超过穿刺点上下 15 cm）；穿刺股动脉，双下肢分开并外展，暴露双侧腹股沟消毒区域（范围为脐下至大腿中上 1/3 处），注意予患者保暖和保护隐私。 |
| 手术台铺设 | （1）开台时，手术护士面向手术台，严格按照无菌技术操作规范要求打开心血管造影手术包及敷料包，规范铺置无菌器械台，按表 8-3-3 在相应容器中加入药品，并将一次性使用耗材打开后放置于手术台上。<br>（2）套一次性使用无菌机罩，注意在手术间活动的人员避免跨越或接触无菌区域。 |
| 消毒铺巾 | （1）指导患者抬高穿刺侧上肢，掌心朝上，张开手指并保持姿势固定，配合医生进行皮肤消毒。<br>（2）消毒完成后，协助医生铺置无菌手术单，建立无菌区域，同时告知患者如有不适应口头告知医生或护士，不能随意活动肢体，避免污染无菌区域。<br>（3）协助医生穿无菌手术衣，戴无菌手套。 |
| 局部麻醉 | 告知患者局部麻醉时有针刺感，尽量让患者放松，避免患者出现过度紧张引起心率增快、血管痉挛、心肌耗氧量增加等。 |
| 穿刺置管 | （1）关注穿刺过程，如出现穿刺不顺利，协助医生更换穿刺部位或鞘管；如出现原穿刺部位渗血、血肿，应立即行压迫止血或包扎，并协助医生在新穿刺部位建立无菌区域。<br>（2）穿刺置管成功后，注意记录肝素用量与时间，定时观察和记录穿刺部位情况，如局部有渗血、皮下血肿，应及时报告医生并协助处理。<br>（3）协助医生连接有创压力监测通道并准确校对零点，确认监护系统工作正常，连接对比剂，肾功能异常的患者应尽量使用等渗对比剂，提示医生尽可能减少对比剂用量。 |

**续表**

| 手术步骤 | 护理配合 |
|---|---|
| 支架植入 | （1）术中密切观察患者心电监护、有创压力、指脉氧等生命体征，如出现心率持续减慢、血压降低，应第一时间报告医生，嘱患者咳嗽以提高心率，并评估患者神志、症状；观察患者皮肤是否有瘙痒、皮疹等，判断患者是否出现迷走反射、过敏反应及心包填塞等并发症，协助医生按照相关并发症进行处理。<br><br>（2）时刻关注透视影像，如导丝、导管在肢体动脉前进过程中遇到阻力，周围血管造影显示夹层、渗血，应立即暂停手术，协助医生按照周围血管并发症进行处理。<br><br>（3）导引导管头端进入主动脉窦后，密切关注心电监护与有创压力的波形变化，如出现室性波形，应提示手术医生将导管或导丝退出心室；如出现有创压力明显下降，应提示手术医生导管是否在冠状动脉口嵌顿，及时撤出导管。<br><br>（4）如导引导管嵌顿于窦房结支，极易引起心室颤动，应马上提醒手术医生，并做好抢救准备。<br><br>（5）导引导管支撑力较强，容易引起夹层，应密切关注影像及心电监护与有创压力的波形变化，如出现并发症应及时协助医生进行抢救。<br><br>（6）注意导丝的位置，不能放置到较远位置，防止导丝穿破血管，引起心脏填塞，导丝位置过远，应提示医生及时撤回，如出现并发症应及时协助医生进行抢救。<br><br>（7）在球囊扩张时，要密切关注心电监护及患者主诉，如心电图出现改变或患者主诉疼痛，应立即通知医生，并协助医生给予相对应的对症处理。<br><br>（8）在支架进入导管内定位及扩张时，要密切关注心电监护、影像及患者主诉，如心电图出现改变、影像异常或患者主诉疼痛，应立即通知医生，并协助医生给予相对应的对症处理。<br><br>（9）在后扩定位及扩张时，要密切关注心电监护、影像及患者主诉，如心电图出现改变、影像异常或患者主诉疼痛，应立即通知医生，并协助医生给予相对应的对症处理。<br><br>（10）及时记录术中患者病情变化、用药情况及效果，发现问题及时报告手术医生并配合处理，准确填写术中护理记录。<br><br>（11）术中配合医生选择合适的介入耗材，经复述确认无误后方可打开。<br><br>（12）关注患者对比剂用量，并及时提示医生，对于肾功能异常的患者应避免生理盐水输液速度过慢，以 0.5～1.0 mL/(kg·h) 进行充分水化，保持尿量在 75～125 mL/h；伴有心力衰竭的患者，应注意避免输液过快引起心力衰竭加重。<br><br>（13）手术开始时应给予足量肝素，手术时间超过 1 h 或术中发现患者处于高凝状态，酌情追加肝素 1000 U。 |

续表

| 手术步骤 | 护理配合 |
| --- | --- |
| 术毕包扎 | （1）术后协助医生根据穿刺部位采取合适的包扎方式。<br><br>（2）压迫止血时应注意压迫点处于穿刺内口上方，才能达到压迫动脉血管穿刺点的目的，避免出现仅压迫到皮肤穿刺点而不是血管穿刺点引起的皮下血肿及出血。<br><br>（3）保持止血绷带松紧度适宜，患者穿刺侧肢体无胀痛麻木，末梢无发绀，穿刺点不出血且穿刺点远方仍可触及动脉搏动为最佳止血状态。<br><br>（4）在拔除动脉鞘管时，应注意倾听患者主诉，严密观察患者是否出现心率减慢、血压降低、皮肤苍白、大汗淋漓等迷走反射症状，一旦出现及时处理，如予阿托品、多巴胺等对症处理后，患者血压仍低，应注意是否存在失血性休克。<br><br>（5）将患者穿刺周围血液清理干净，无血渍及消毒液残留。 |
| 患者转运 | （1）完善护理文书，完整填写术中护理记录单及介入手术患者交接单，准确、规范、无漏项。<br><br>（2）患者离开导管室前，导管室护士应再次核对患者信息，确认穿刺部位包扎固定良好，无出血及血肿，确认转交接药品、物品齐全并核对无误，协助患者选用合适转运工具转出，并通知接收科室及患者家属，准备转运患者。<br><br>（3）导管室护士根据患者病情准备氧气袋、抢救盒等转运物品，必要时与手术医生共同转运患者。<br><br>（4）将患者安全送达后，由导管室护士与病房/CCU护士按转交接制度完成转运交接。 |
| 清洁消毒 | （1）术后护士及时清点使用过后的器械，清理术区污染物品，按照医疗废物进行分类处理，及时清空手术间内所有垃圾，并注明手术间号及病案号。<br><br>（2）清点过的器械送至污物间清洗，等待供应室回收；布类敷料统一放置，等待洗衣房回收清洗。<br><br>（3）如遇有血液传播疾病污染的各类敷料物品，须按医院感染管理隔离要求进行处理。<br><br>（4）将患者送离介入手术间后，按照手术室环境表面清洁与消毒规定及时对手术间进行清洁与消毒，如遇传染性疾病患者，应按《医疗机构消毒技术规范》（WS/T 367—2012）要求进行终末清洁消毒。 |

# 第四节 冠状动脉血流储备分数测定术

## 一、概述

血流储备分数测定（fractional flow reserve，FFR）指冠状动脉存在狭窄病变时，血管的最大血流量与假设不存在狭窄病变时所能获得的最大血流量之比。经过长期的基础与临床研究，FFR 已经成为冠状动脉狭窄功能性评价的公认标准。

【麻醉方式】局部麻醉：皮下注射 1% ～ 2% 盐酸利多卡因注射液。

【血管入路】桡动脉、股动脉、肱动脉、尺动脉、远桡动脉等。

## 二、术前准备

【环境准备】导管手术间环境安全，层流空调/空气消毒机正常运行，规范清洁消毒，环境符合使用标准。屏蔽设施完好，符合《医用电气设备第 2-43 部分：介入操作 X 射线设备的基本安全和基本性能专用要求》（GB 9706.243—2021）。

【仪器准备】DSA 机、动脉生理检测仪、输液泵、心电监护仪（含有创压力监测模块）、除颤仪、吸氧装置等均处于备用状态。

【无菌物品准备】心血管造影手术包、心血管造影敷料包、一次性使用无菌机罩（1 套）/一次性使用心血管造影包等符合使用要求（详见本章第一节）。

【耗材准备】冠状动脉 FFR 术耗材和备用耗材见表 8-4-1、8-4-2。

表 8-4-1 冠状动脉 FFR 术耗材

| 耗材 | 用量 | 耗材 | 用量 |
|---|---|---|---|
| 6F 桡/股动脉鞘 | 1 副 | FFR 套装 | 1 个 |
| 超滑导丝 /0.035″诊断导丝 | 1 根 | 50 mL 注射器 | 1 支 |
| 三联三通开关 | 1 个 | 20 mL 注射器 | 1 支 |
| 环柄注射器 | 1 支 | 10 mL 注射器 | 2 支 |
| 压力传感器 | 1 个 | 1 mL 注射器 | 1 支 |
| 高压联接管 | 1 根 | 11 号刀片 | 1 把 |
| Y 接头 | 1 个 | 输液器 | 1 套 |
| 导引导管 | 1 根 | 穿刺针 | 1 根 |
| 一次性使用无菌机罩 | 1 套 | | |

表 8-4-2　冠状动脉 FFR 术备用耗材

| 备用耗材 | 用量 |
| --- | --- |
| 0.035″诊断导丝 260 cm | 1根 |

【药品准备】冠状动脉 FFR 术常用药品和常用抢救药品见表8-4-3、8-4-4。

表 8-4-3　冠状动脉 FFR 术常用药品

| 物品 | 药品 | 用量 |
| --- | --- | --- |
| 小圆杯 | 盐酸利多卡因注射液（5 mL:0.1 g） | 5 mL |
| 小圆杯（标记） | 肝素钠注射液（2 mL:12500 U） | 12500 U |
| 消毒杯 | 碘伏消毒液 | 50 mL |
| 大圆杯 | 硝酸甘油注射液（1 mL:5 mg） | 1 mL |
| 治疗碗（标记） | 肝素钠注射液（2 mL:12500 U） | 6250 U |
|  | 0.9% 氯化钠注射液 | 250 mL |
| 治疗碗 | 0.9% 氯化钠注射液 | 250 mL |
| 冲洗盆 | 0.9% 氯化钠注射液 | 500 mL |
| 三通阀/环柄注射器 | 对比剂 | 50 ～ 100 mL |

表 8-4-4　冠状动脉 FFR 术常用抢救药品

| 药品 | 用量 |
| --- | --- |
| 硫酸阿托品注射液（1 mL:0.5 mg） | 若干 |
| 盐酸多巴胺注射液（2 mL:20 mg） | 若干 |
| 重酒石酸间羟胺注射液（1 mL:10 mg） | 若干 |
| 盐酸吗啡注射液（1 mL:10 mg） | 1 支 |
| 地塞米松磷酸钠注射液（1 mL:5 mg） | 1 ～ 2 支 |
| 盐酸肾上腺素注射液（1 mL:1 mg） | 若干 |
| 注射用甲泼尼龙琥珀酸钠（40 mg） | 1 支 |
| 注射用甲泼尼龙琥珀酸钠（40 mg） | 若干 |

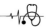

## 三、手术护理配合

**1. 手术患者交接与核对**

详见本章第一节。

**2. 患者评估与准备**

详见本章第一节。

**3. 手术步骤和护理配合**

冠状动脉 FFR 术基本步骤及护理配合见表 8-4-5。

表 8-4-5　冠状动脉 FFR 术基本步骤及护理配合

| 手术步骤 | 护理配合 |
|---|---|
| 体位安置 | 根据医生选择的穿刺部位，穿刺侧上肢稍外展并使用托手板支撑，暴露左/右侧桡/肱动脉消毒区域（范围为超过穿刺点上下 15 cm）；穿刺股动脉，双下肢分开并外展，暴露双侧腹股沟消毒区域（范围为脐下至大腿中上 1/3 处），注意予患者保暖和保护隐私。 |
| 手术台铺设 | （1）开台时，手术护士面向手术台，严格按照无菌技术操作规范要求打开心血管造影手术包及敷料包，规范铺置无菌器械台，按表 8-4-3 在相应容器中加入药品，并将一次性使用耗材打开后放置于手术台上。<br>（2）套一次性使用无菌机罩，注意在手术间活动的人员避免跨越或接触无菌区域。 |
| 消毒铺巾 | （1）指导患者抬高穿刺侧上肢，掌心朝上，张开手指并保持姿势固定，配合医生进行皮肤消毒。<br>（2）协助医生铺置无菌手术单，建立无菌区域，同时告知患者如有不适应口头告知医生或护士，不能随意活动肢体，避免污染无菌区域。<br>（3）协助医生穿无菌手术衣，戴无菌手套。 |
| 局部麻醉 | 告知患者局部麻醉时有针刺感，尽量让患者放松，避免患者出现过度紧张引起心率增快、血管痉挛、心肌耗氧量增加等。 |
| 穿刺置管 | （1）关注穿刺过程，观察穿刺过程中心率、心律、血压，有无心慌、胸闷等不适。如出现穿刺不顺利，协助医生更换穿刺部位或鞘管；如出现原穿刺部位渗血、血肿，应立即行压迫止血或包扎。<br>（2）穿刺置管成功后，注意记录肝素用量与时间，定时观察和记录穿刺部位情况，如局部有渗血、皮下血肿，应及时报告医生并协助处理。<br>（3）协助医生连接有创压力监测通道并准确校对零点，确认监护系统工作正常，根据患者心功能、肾功能、年龄等情况选用合适的对比剂，并提醒医生尽可能减少对比剂用量。 |

续表

| 手术步骤 | 护理配合 |
|---|---|
| FFR 检查 | （1）使用肝素盐水冲洗导引导管，排除导管内空气，确保导丝湿润。连接 FFR 压力传感器，固定于腋中线水平，排气，校零。保证管腔内无气泡。<br><br>（2）术中密切观察患者心电监护、有创压力、指脉氧等生命体征，如出现心率持续减慢、血压降低，应立即报告医生，嘱患者咳嗽以提高心率，并评估患者的神志及症状；观察患者皮肤是否有瘙痒、皮疹等，判断患者是否出现迷走反射、过敏反应及心包填塞等并发症，协助医生按照相关并发症进行处理。<br><br>（3）将导引导管放置于需要检查的冠状动脉开口处，时刻关注透视影像，如导丝、导管在肢体动脉推送过程中遇到阻力，周围血管造影显示夹层、渗血、对比剂滞留等情况，应立即暂停手术，协助医生按照周围血管并发症进行处理。<br><br>（4）导引导管头端进入主动脉窦后，密切关注心电监护与有创压力的波形变化，如出现室性波形，应提醒手术医生将导管或导丝退出心室；如出现有创压力波形曲线异常或数值明显下降，应提醒手术医生导管是否在冠状动脉口嵌顿；若导引导管嵌顿于窦房结支，极易引起心室颤动，应马上提醒手术医生，及时撤出导管。必要时并做好抢救准备。<br><br>（5）导引导管支撑力较强，容易引起夹层，应密切关注心电监护与有创压力的波形变化，如出现并发症应及时协助医生进行抢救。<br><br>（6）导引导管到位后，送入 FFR 压力导丝，导丝压力感受器须跨过病变远端至少 3～5 cm，不能放置到过远位置，防止导丝穿破血管，引起心脏填塞。<br><br>（7）18 G 针头穿刺中心静脉（肘正中或股静脉），经高速静脉输液泵持续恒速给药，剂量为 140～180 μg/（kg·min）或根据体重（kg）×8.4。技师进行记录，医生回撤导丝，待导丝进入导管时，停止给药。<br><br>（8）输入前，告知患者可能有胸闷、心悸、呼吸困难等症状，术中如出现不适要及时告知医生或护士。<br><br>（9）检查中护士要密切关注心电监护、影像的变化，倾听患者的主诉，如发现心电图、影像的异常或患者主诉呼吸困难，应立即通知医生，并协助医生给予相对应的对症处理。<br><br>（10）如需重复 FFR 检查，应检查导丝是否有损伤。<br><br>（11）准确记录患者术中病情变化、用药情况及效果，发现问题及时报告手术医生并配合处理，完善术中护理记录。<br><br>（12）随时报告对比剂用量，对肾功能异常或对比剂用量较大的患者按医嘱进行水化，一般按 0.5～1.0 mL/（kg·h）进行充分水化，保持尿量 75～125 mL/h。伴有心力衰竭的患者，应酌情减慢水化的速度，避免输液过快引起心力衰竭加重。<br><br>（13）手术开始时应给予足量肝素，并监测 ACT 值，根据 ACT 的数值补充肝素。 |

续表

| 手术步骤 | 护理配合 |
| --- | --- |
| 术毕包扎 | （1）术后协助医生根据穿刺部位，采取合适的包扎方式包扎穿刺部位。<br><br>（2）包扎时保持止血绷带松紧度适宜，患者穿刺侧肢体无胀痛麻木，末梢无发绀，穿刺点不出血且穿刺点远方仍可触及动脉搏动为最佳止血状态。<br><br>（3）在拔除动脉鞘管时，应注意患者是否出现心率减慢、血压降低、皮肤苍白、大汗淋漓等迷走反射症状，一旦出现应及时处理，如予阿托品、多巴胺等对症处理后，患者血压仍低，应注意是否存在失血性休克。<br><br>（4）擦拭穿刺点周围皮肤，去除血渍及残留消毒液。 |
| 患者转运 | （1）完善护理文书，完整填写术中护理记录单及介入手术患者交接单，准确、规范、无漏项。<br><br>（2）转运患者前，导管室护士应再次核对患者信息，确认穿刺部位包扎固定良好，无出血及血肿，确认转交接药品、物品齐全并核对无误，选择合适的转运工具，并通知接收科室及患者家属，准备转运患者。<br><br>（3）导管室护士根据患者病情准备氧气袋、抢救盒等转运物品，必要时与手术医生共同转运患者。<br><br>（4）将患者安全送达后，由导管室护士与病房/CCU护士按转交接制度完成转运交接。 |
| 清洁消毒 | （1）术后护士及时清点使用过的器械，清理术区污染物品，按照医疗废物进行分类处理，及时清空手术间内所有垃圾，并注明手术间号及病案号。<br><br>（2）清点过的器械送至污物间初步清洗，供应室再回收处理；布类敷料统一放置，由洗衣房统一回收清洗。如遇有血液传播疾病污染的各类敷料物品，须按医院感染管理隔离要求进行处理。<br><br>（3）手术间按《医疗机构消毒技术规范》（WS/T 367—2012）要求进行终末清洁消毒。 |

# 第五节　冠状动脉血管内超声显像检查术

## 一、概述

冠状动脉血管内超声显像（intravascular ultrasound imaging，IVUS）检查术自20世纪90年代初开始应用于临床，将微型化的超声探头通过导管的技术送入血管腔内，可以提供

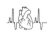 

包括管腔和管壁在内的横截面图像，既可以观察管腔的形态，也可以观察管壁的形态，还可以根据病变的回声特性判断病变的性质，精确测定管腔、血管的大小及病变的狭窄程度，并用于指导介入治疗。

【麻醉方式】局部麻醉：皮下注射 1% ～ 2% 盐酸利多卡因注射液。

【血管入路】动脉、股动脉、肱动脉、尺动脉、远桡动脉等。

## 二、术前准备

【环境准备】导管手术间环境安全，层流空调 / 空气消毒机正常运行，规范清洁消毒，环境符合使用标准。屏蔽设施完好，符合《医用电气设备第 2-43 部分：介入操作 X 射线设备的基本安全和基本性能专用要求》（GB 9706.243—2021）。

【仪器准备】DSA 机、冠脉血管内超声仪、心电监护仪（含有创压力监测模块）、除颤仪、吸氧装置等均处于备用状态。

【无菌物品准备】心血管造影手术包、心血管造影敷料包、一次性使用无菌机罩（1 套）/一次性使用心血管造影包等符合使用要求（详见本章第一节）。

【耗材准备】冠状动脉 IVUS 检查术耗材和备用耗材见表 8-5-1、表 8-5-2。

表 8-5-1　冠状动脉 IVUS 检查术耗材

| 耗材 | 用量 | 耗材 | 用量 |
| --- | --- | --- | --- |
| 6F 桡 / 股动脉鞘 | 1 副 | 血管内超声导管 | 1 个 |
| 超滑导丝 /0.035″ 诊断导丝 | 1 根 | 超声导管无菌套 | 1 个 |
| 三联三通开关 | 1 个 | 马达套装 | 1 个 |
| 环柄注射器 | 1 支 | 20 mL 注射器 | 1 支 |
| 压力传感器 | 1 个 | 10 mL 注射器 | 2 支 |
| 高压连接管 | 1 根 | 1 mL 注射器 | 1 支 |
| Y 接头 | 1 个 | 11 号刀片 | 1 把 |
| 导引导管 | 1 根 | 输液器 | 1 套 |
| 导引导丝 | 1 根 | 穿刺针 | 1 根 |
| 一次性使用无菌机罩 | 1 套 | | |

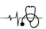

表8-5-2 冠状动脉IVUS检查术备用耗材

| 备用耗材 | 用量 |
|---|---|
| 0.035″诊断导丝260 cm | 1根 |

【药品准备】冠状动脉IVUS检查术常用药品和常用抢救药品见表8-5-3、表8-5-4。

表8-5-3 冠状动脉IVUS检查术常用药品

| 物品 | 药品 | 用量 |
|---|---|---|
| 小圆杯 | 盐酸利多卡因注射液（5 mL:0.1 g） | 5 mL |
| 小圆杯（标记） | 肝素钠注射液（2 mL:12500 U） | 12500 U |
| 消毒杯 | 碘伏消毒液 | 50 mL |
| 大圆杯 | 硝酸甘油注射液（1 mL:5 mg） | 1 mL |
| 治疗碗（标记） | 肝素钠注射液（2 mL:12500 U） | 6250 U |
| | 0.9%氯化钠注射液 | 250 mL |
| 治疗碗 | 0.9%氯化钠注射液 | 250 mL |
| 冲洗盆 | 0.9%氯化钠注射液 | 500 mL |
| 三通阀/环柄注射器 | 对比剂 | 50～100 mL |

表8-5-4 冠状动脉IVUS检查术常用抢救药品

| 药品 | 用量 |
|---|---|
| 硫酸阿托品注射液（1 mL:0.5 mg） | 若干 |
| 盐酸多巴胺注射液（2 mL:20 mg） | 若干 |
| 重酒石酸间羟胺注射液（1 mL:10 mg） | 若干 |
| 盐酸吗啡注射液（1 mL:10 mg） | 1支 |
| 地塞米松磷酸钠注射液（1 mL:5 mg） | 1～2支 |
| 盐酸肾上腺素注射液（1 mL:1 mg） | 若干 |
| 注射用甲泼尼龙琥珀酸钠（40 mg） | 1支 |
| 硫酸鱼精蛋白注射液（5 mL:50 mg） | 1支 |

## 三、手术护理配合

**1. 手术患者交接与核对**

详见本章第一节。

**2. 患者评估与准备**

详见本章第一节。

**3. 手术步骤和护理配合**

冠状动脉 IVUS 检查术基本步骤及护理配合见表 8-5-5。

表 8-5-5　冠状动脉 IVUS 检查术基本步骤及护理配合

| 手术步骤 | 护理配合 |
|---|---|
| 体位安置 | 　根据医生选择的穿刺部位，穿刺侧上肢稍外展并使用托手板支撑，暴露左/右侧桡/肱动脉消毒区域（范围为超过穿刺点上下 15 cm）；穿刺股动脉，双下肢分开并外展，暴露双侧腹股沟消毒区域（范围为脐下至大腿中上 1/3 处），注意予患者保暖和保护隐私。 |
| 手术台铺设 | 　（1）开台时，手术护士面向手术台，严格按照无菌技术操作规范要求打开心血管造影手术包及敷料包，规范铺置无菌器械台，按表 8-5-3 在相应容器中加入药品，并将一次性使用耗材打开后放置于手术台上。<br>　（2）套一次性使用无菌机罩，注意在手术间活动的人员避免跨越或接触无菌区域。 |
| 消毒铺巾 | 　（1）指导患者抬高穿刺侧上肢，掌心朝上，张开手指并保持姿势固定，配合医生进行皮肤消毒。<br>　（2）消毒完成后，协助医生铺置无菌手术单，建立无菌区域，同时告知患者如有不适应口头告知医生或护士，不能随意活动肢体，避免污染无菌区域。<br>　（3）协助医生穿无菌手术衣，戴无菌手套。 |
| 局部麻醉 | 　告知患者局部麻醉时有针刺感，尽量让患者放松，避免患者出现过度紧张引起心率增快、血管痉挛、心肌耗氧量增加等。 |
| 穿刺置管 | 　（1）注意穿刺过程，如出现穿刺不顺利，协助医生更换穿刺部位或鞘管；如出现原穿刺部位渗血、血肿，应立即行压迫止血或包扎，并协助医生在新穿刺部位建立无菌区域。<br>　（2）穿刺置管成功后，注意记录肝素用量与时间，定时观察和记录穿刺部位情况，如局部有渗血、皮下血肿，应及时报告医生并协助处理。<br>　（3）协助医生连接有创压力监测通道并准确校对零点，确认监护系统工作正常，连接对比剂，根据患者心功能、肾功能、年龄等情况选用合适的对比剂，并提示医生尽可能减少对比剂用量。 |

续表

| 手术步骤 | 护理配合 |
| --- | --- |
| IVUS检查 | （1）采取无菌操作从托盘中取出导管及附件。冲洗导管，确保已经排尽系统中的所有空气。<br><br>（2）将导管头与电机驱动装置安装后，打开电机驱动装置，确认导管功能正常并确定伸缩杆达到完全远侧位置。<br><br>（3）术中密切观察患者心电监护、有创压力、指脉氧等生命体征，如出现心率持续减慢、血压降低，应第一时间报告医生，嘱患者咳嗽以提高心率，并评估患者神志、症状；观察患者皮肤是否有瘙痒、皮疹等，判断患者是否出现迷走反射、过敏反应及心包填塞等并发症，协助医生按照相关并发症进行处理。<br><br>（4）将导引导管放置于需要检查的冠状动脉开口处，时刻关注透视影像，如导丝、导管在肢体动脉前进过程中遇到阻力，周围血管造影显示夹层、渗血、对比剂滞留等情况，应立即暂停手术，协助医生按照周围血管并发症进行处理。<br><br>（5）导引导管头端进入主动脉窦后，密切关注心电监护与有创压力的波形变化，如出现室性波形，应提示手术医生将导管或导丝退出心室；如出现有创压力明显下降，应提示手术医生导管是否在冠状动脉口嵌顿，及时撤出导管。<br><br>（6）如导引导管嵌顿于窦房结支，极易引起心室颤动，应马上提醒手术医生，及时撤出导管，并做好抢救准备。<br><br>（7）导引导管支撑力较强，容易引起夹层，应密切关注心电监护与有创压力的波形变化，如出现并发症应及时协助医生进行抢救。<br><br>（8）导引导管到位后，送入导引导丝，注意导丝的位置，不能放置到较远位置，防止导丝穿破血管，引起心脏填塞。若导丝位置过远，应提示医生及时撤回，如出现并发症应及时协助医生进行抢救。<br><br>（9）沿着导引导丝放置血管超声导管，远端标记超过目的血管/病变至少3 cm，固定导管体和导丝，手动或自动回撤成像核心，以便对目标区域成像。在放置及回撤血管超声导管时，要密切关注心电监护、影像及患者主诉，如心电图出现改变、影像异常或患者主诉疼痛，应立即通知医生，并协助医生给予相对应的对症处理。<br><br>（10）成像完成，随后关闭电机驱动装置，保持导丝位置并移除成像导管，如需重复IVUS检查，注意重复冲洗成像导管步骤并检查导丝退出口是否有损伤。<br><br>（11）及时记录术中患者病情变化、用药情况及效果，发现问题及时报告手术医生并配合处理，准确填写术中护理记录。<br><br>（12）术中配合医生选择合适的介入耗材，经复述确认无误后方可打开。 |

续表

| 手术步骤 | 护理配合 |
|---|---|
| IVUS 检查 | （13）关注患者对比剂用量，并及时提示医生，对于肾功能异常的患者应避免生理盐水输液速度过慢，以 0.5～1.0 mL/（kg·h）进行充分水化，保持尿量在 75～125 mL/h；伴有心力衰竭的患者，应注意避免输液过快引起心力衰竭加重。<br><br>（14）手术开始时应给予足量肝素，手术时间超过 1 h 或术中发现患者处于高凝状态，酌情追加肝素 1000～2000 U。 |
| 术毕包扎 | （1）术后协助医生根据穿刺部位，采取合适的包扎方式。<br><br>（2）压迫止血时应注意压迫点应处于穿刺内口上方，才能达到压迫动脉血管穿刺点的目的，避免出现仅压迫到皮肤穿刺点而不是血管穿刺点引起的皮下血肿及出血。<br><br>（3）保持止血绷带松紧度适宜，患者穿刺侧肢体无胀痛麻木，末梢无发绀，穿刺点不出血且穿刺点远方仍可触及动脉搏动为最佳止血状态。<br><br>（4）在拔除动脉鞘管时，应注意患者是否出现心率减慢、血压降低、皮肤苍白、大汗淋漓等迷走反射症状，一旦出现应及时处理，如予阿托品、多巴胺等对症处理后，患者血压仍低，应注意是否存在失血性休克。<br><br>（5）将患者穿刺周围血液清理干净，无血渍及消毒液残留。 |
| 患者转运 | （1）完善护理文书，完整填写术中护理记录单及介入手术患者交接单，准确、规范、无漏项。<br><br>（2）患者离开导管室前，导管室护士应再次核对患者信息，确认穿刺部位包扎固定良好，无出血及血肿，确认转交接药品、物品齐全并核对无误，协助患者选用合适转运工具转出，并通知接收科室及患者家属，准备转运患者。<br><br>（3）导管室护士根据患者病情准备氧气袋、抢救盒等转运物品，必要时与手术医生共同转运患者。<br><br>（4）将患者安全送达后，由导管室护士与病房/CCU护士按转交接制度完成转运交接。 |
| 清洁消毒 | （1）术后护士及时清点使用过后的器械，清理术区污染物品，按照医疗废物进行分类处理，及时清空手术间内所有垃圾，并注明手术间号及病案号。<br><br>（2）清点过的器械送至污物间清洗，等待供应室回收；布类敷料统一放置，等待洗衣房回收清洗。<br><br>（3）如遇有血液传播疾病污染的各类敷料物品，须按医院感染管理隔离要求进行处理。<br><br>（4）将患者送离介入手术间后，按照手术室环境表面清洁与消毒规定及时对手术间进行清洁与消毒，如遇传染性疾病患者，应按《医疗机构消毒技术规范》（WS/T 367—2012）要求进行终末清洁消毒。 |

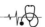

## 第六节 光学相干断层扫描

### 一、概述

光学相干断层扫描（optical coherence tomography，OCT）是继 IVUS 后出现的一种新型冠状动脉内成像技术，它是一种应用近红外光干涉的成像技术，其原理是通过记录不同深度生物组织的反射光，由计算机构建出易于识别的血管图像。与 IVUS 相比，OCT 具有极高的分辨率（IVUS 分辨率为 100 ～ 300 μm，OCT 分辨率为 10 ～ 20 μm）。OCT 在评价易损斑块和指导支架置入，尤其是在 ACS 等冠心病诊疗领域日益受到关注。

【麻醉方式】局部麻醉：皮下注射 1% ～ 2% 盐酸利多卡因注射液。

【血管入路】桡动脉、股动脉、肱动脉、尺动脉、远桡动脉等。

### 二、术前准备

【环境准备】导管手术间环境安全，层流空调 / 空气消毒机正常运行，规范清洁消毒，环境符合使用标准。屏蔽设施完好，符合《医用电气设备第 2-43 部分：介入操作 X 射线设备的基本安全和基本性能专用要求》（GB 9706.243—2021）。

【仪器准备】DSA 机、光学相干断层成像仪、心电监护仪（含有创压力监测模块）、除颤仪、吸氧装置等均处于备用状态。

【无菌物品准备】心血管造影手术包、心血管造影敷料包、一次性使用无菌机罩（1 套）/ 一次性使用心血管造影包等符合使用要求（详见本章第一节）。

【耗材准备】OCT 耗材和备用耗材见表 8-6-1、表 8-6-2。

表 8-6-1　OCT 耗材

| 耗材 | 用量 | 耗材 | 用量 |
|---|---|---|---|
| 6F 桡 / 股动脉鞘 | 1 副 | OCT 导管 | 1 个 |
| 超滑导丝 /0.035″ 诊断导丝 | 1 根 | 无菌套 | 1 个 |
| 三联三通开关 | 1 个 | 20 mL 注射器 | 1 支 |
| 环柄注射器 | 1 支 | 10 mL 注射器 | 2 支 |
| 压力传感器 | 1 个 | 1 mL 注射器 | 1 支 |
| 高压联接管 | 1 根 | 11 号刀片 | 1 把 |
| Y 接头 | 1 个 | 输液器 | 1 套 |
| 导引导管 | 1 根 | 穿刺针 | 1 根 |
| 导引导丝 | 1 根 | | |

表 8-6-2　OCT 备用耗材

| 备用耗材 | 用量 |
| --- | --- |
| 0.035″ 诊断导丝 260 cm | 1 根 |

【药品准备】OCT 常用药品准备和常用抢救药品见表 8-6-3、表 8-6-4。

表 8-6-3　OCT 常用药品准备

| 物品 | 药品 | 用量 |
| --- | --- | --- |
| 小圆杯 | 盐酸利多卡因注射液（5 mL:0.1 g） | 5 mL |
| 小圆杯（标记） | 肝素钠注射液（2 mL:12500 U） | 12500 U |
| 消毒杯 | 碘伏消毒液 | 50 mL |
| 大圆杯 | 硝酸甘油注射液（1 mL:5 mg） | 1 mL |
| 治疗碗（标记） | 肝素钠注射液（2 mL:12500 U） | 6250 U |
| | 0.9% 氯化钠注射液 | 250 mL |
| 治疗碗 | 0.9% 氯化钠注射液 | 250 mL |
| 冲洗盆 | 0.9% 氯化钠注射液 | 500 mL |
| 三通阀 / 环柄注射器 | 对比剂 | 50～100 mL |

表 8-6-4　OCT 常用抢救药品

| 药品 | 用量 |
| --- | --- |
| 硫酸阿托品注射液（1 mL:0.5 mg） | 若干 |
| 盐酸多巴胺注射液（2 mL:20 mg） | 若干 |
| 重酒石酸间羟胺注射液（1 mL:10 mg） | 若干 |
| 盐酸吗啡注射液（1 mL:10 mg） | 1 支 |
| 地塞米松磷酸钠注射液（1 mL:5 mg） | 1～2 支 |
| 盐酸肾上腺素注射液（1 mL:1 mg） | 若干 |
| 注射用甲泼尼龙琥珀酸钠（40 mg） | 1 支 |
| 硫酸鱼精蛋白注射液（5 mL:50 mg） | 1 支 |

### 三、手术护理配合

1. 手术患者交接与核对

详见本章第一节。

2. 患者评估与准备

详见本章第一节。

3. 手术步骤和护理配合

OCT 基本步骤及护理配合见表 8-6-5。

表 8-6-5　OCT 基本步骤及护理配合

| 手术步骤 | 护理配合 |
|---|---|
| 体位安置 | 根据医生选择的穿刺部位，穿刺侧上肢稍外展并使用托手板支撑，暴露左/右侧桡/肱动脉消毒区域（范围为超过穿刺点上下 15 cm）；穿刺股动脉，双下肢分开并外展，暴露双侧腹股沟消毒区域（范围为脐下至大腿中上 1/3 处），注意予患者保暖和保护隐私。 |
| 手术台铺设 | （1）开台时，手术护士面向手术台，严格按照无菌技术操作规范要求打开心血管造影手术包及敷料包，规范铺置无菌器械台，按表 8-6-3 在相应容器中加入药品，并将一次性使用耗材打开后放置于手术台上。<br>（2）套一次性使用无菌机罩，注意在手术间活动的人员避免跨越或接触无菌区域。 |
| 消毒铺巾 | （1）指导患者抬高穿刺侧上肢，掌心朝上，张开手指并保持姿势固定，配合医生进行皮肤消毒。<br>（2）消毒完成后，协助医生铺置无菌手术单，建立无菌区域，同时告知者如有不适应口头告知医生或护士，不能随意活动肢体，避免污染无菌区域。<br>（3）协助医生穿无菌手术衣，戴无菌手套。 |
| 局部麻醉 | 告知患者局部麻醉时有针刺感，尽量让患者放松，避免患者出现过度紧张引起心率增快、血管痉挛、心肌耗氧量增加等。 |
| 穿刺置管 | （1）关注穿刺过程，如出现穿刺不顺利，协助医生更换穿刺部位或鞘管；如出现原穿刺部位渗血、血肿，应立即行压迫止血或包扎，并协助医生在新穿刺部位建立无菌区域。<br>（2）穿刺置管成功后，注意记录肝素用量与时间，定时观察和记录穿刺部位情况，如局部有渗血、皮下血肿，应及时报告医生并协助处理。<br>（3）协助医生连接有创压力监测通道并准确校对零点，确认监护系统工作正常，连接对比剂，根据患者心功能、肾功能、年龄等情况选用合适的对比剂，并提示医生尽可能减少对比剂用量。 |

**续表**

| 手术步骤 | 护理配合 |
|---|---|
| OCT 检查 | （1）采取无菌操作从托盘中取出导管及附件。使用肝素盐水润湿导管，使用 100% 对比剂通过 5 mL 注射器排除导管内空气（导管头部流出 3～5 滴对比剂），确保已经排尽系统中的所有空气。<br><br>（2）将成像导管连接至驱动马达及光学连接器，获取测试图像及验证校准后即可开始准备图像采集。<br><br>（3）术中密切观察患者心电监护、有创压力、指脉氧等生命体征，如出现心率持续减慢、血压降低，应第一时间报告医生，嘱患者咳嗽以提高心率，并评估患者神志、症状；观察患者皮肤是否有瘙痒、皮疹等，判断患者是否出现迷走反射、过敏反应及心包填塞等并发症，协助医生按照相关并发症进行处理。<br><br>（4）将导引导管放置于需要检查的冠状动脉开口处，时刻关注透视影像，如导丝、导管在肢体动脉前进过程中遇到阻力，周围血管造影显示夹层、渗血、对比剂滞留等情况，应立即暂停手术，协助医生按照周围血管并发症进行处理。<br><br>（5）导引导管头端进入主动脉窦后，密切关注心电监护与有创压力的波形变化，如出现室性波形，应提示手术医生将导管或导丝退出心室；如出现有创压力明显下降，应提示手术医生导管是否在冠状动脉口嵌顿，及时撤出导管。<br><br>（6）如导引导管嵌顿于窦房结支，极易引起心室颤动，应马上提醒手术医生，及时撤出导管，并做好抢救准备。<br><br>（7）导引导管支撑力较强，容易引起夹层，应密切关注心电监护与有创压力的波形变化，如出现并发症应及时协助医生进行抢救。<br><br>（8）导引导管到位后，送入导引导丝，注意导丝的位置，不能放置到较远位置，防止导丝穿破血管，引起心脏填塞。若导丝位置过远，应提示医生及时撤回，如出现并发症应及时协助医生进行抢救。<br><br>（9）沿着导引导丝放置 OCT 导管，导管头端不透 X 射线标记超过病变远端至少 5 mm，固定导管体和导丝，采集前推注少量对比剂以再次确认 OCT 导管的同轴性，正式采集图像时，手术医生推注对比剂应与图像采集同步，一般来说，左冠状动脉推注 6～8 mL 对比剂，右冠状动脉推注 4～5 mL 对比剂。在放置及回撤 OCT 导管时，要密切关注心电监护、影像及患者主诉，如心电图出现改变、影像异常或患者主诉疼痛，应立即通知医生，并协助医生给予相对应的对症处理。 |

**续表**

| 手术步骤 | 护理配合 |
|---|---|
| OCT 检查 | （10）完成成像时，按住按钮，待灯光全部亮后，撤掉导管，随后关闭电机驱动装置，保持导丝位置并移除 OCT 导管，如需重复 OCT 检查，注意重复冲洗 OCT 导管步骤并检查导丝退出口是否有损伤。<br><br>（11）及时记录术中患者病情变化、用药情况及效果，发现问题及时报告手术医生并配合处理，准确填写术中护理记录。<br><br>（12）术中配合医生选择合适的介入耗材，经复述确认无误后方可打开。<br><br>（13）关注患者对比剂用量，并及时提示医生，对于肾功能异常的患者应避免生理盐水输液速度过慢，以 0.5～1.0 mL/(kg·h) 进行充分水化，保持尿量在 75～125 mL/h；伴有心力衰竭的患者，应注意避免输液过快引起心力衰竭加重。<br><br>（14）手术开始时应给予足量肝素，手术时间超过 1 h 或术中发现患者处于高凝状态，酌情追加肝素 1000～2000 U。 |
| 术毕包扎 | （1）术后协助医生根据穿刺部位，采取合适的包扎方式。<br><br>（2）压迫止血时应注意压迫点应处于穿刺内口上方，才能达到压迫动脉血管穿刺点的目的，避免出现仅压迫到皮肤穿刺点而不是血管穿刺点引起的皮下血肿及出血。<br><br>（3）保持止血绷带松紧度适宜，患者穿刺侧肢体无胀痛麻木，末梢无发绀，穿刺点不出血且穿刺点远方仍可触及动脉搏动为最佳止血状态。<br><br>（4）在拔除动脉鞘管时，应注意患者是否出现心率减慢、血压降低、皮肤苍白、大汗淋漓等迷走反射症状，一旦出现应及时处理，如予阿托品、多巴胺等对症处理后，患者血压仍低，应注意是否存在失血性休克。<br><br>（5）将患者穿刺周围血液清理干净，无血渍及消毒液残留。 |
| 患者转运 | （1）完善护理文书，完整填写术中护理记录单及介入手术患者交接单，准确、规范、无漏项。<br><br>（2）患者离开导管室前，导管室护士应再次核对患者信息，确认穿刺部位包扎固定良好，无出血及血肿，确认转交接药品、物品齐全并核对无误，协助患者选用合适转运工具转出，并通知接收科室及患者家属，准备转运患者。<br><br>（3）导管室护士根据患者病情准备氧气袋、抢救盒等转运物品，必要时与手术医生共同转运患者。<br><br>（4）将患者安全送达后，由导管室护士与病房/CCU 护士按转交接制度完成转运交接。 |

续表

| 手术步骤 | 护理配合 |
|---|---|
| 清洁消毒 | （1）术后护士及时清点使用过后的器械，清理术区污染物品，按照医疗废物进行分类处理，及时清空手术间内所有垃圾，并注明手术间号及病案号。<br><br>（2）清点过的器械送至污物间清洗，等待供应室回收；布类敷料统一放置，等待洗衣房回收清洗。<br><br>（3）如遇有血液传播疾病污染的各类敷料物品，应按医院感染管理隔离要求进行处理。<br><br>（4）将患者送离介入手术间后，按照手术室环境表面清洁与消毒规定及时对手术间进行清洁与消毒，如遇传染性疾病患者，应按《医疗机构消毒技术规范》（WS/T 367—2012）要求进行终末清洁消毒。 |

# 第七节　冠状动脉腔内斑块旋磨术

## 一、概述

冠状动脉腔内斑块旋磨术是指使用带有超高速旋转的转头将冠状动脉内粥样硬化斑块、钙化组织碾磨成极细的微粒，从而将阻塞血管腔的斑块消除的一种介入治疗手段。

【麻醉方式】局部麻醉：皮下注射 1%～2% 盐酸利多卡因注射液。

【血管入路】桡动脉、股动脉、肱动脉、尺动脉等。

## 二、术前准备

【环境准备】导管手术间环境安全，层流空调/空气消毒机正常运行，规范清洁消毒，环境符合使用标准。屏蔽设施完好，符合《医用电气设备第 2-43 部分：介入操作 X 射线设备的基本安全和基本性能专用要求》（GB 9706.243—2021）。

【仪器准备】DSA 机、冠状动脉内旋磨仪、心电监护仪（含有创压力监测模块）、除颤仪、吸氧装置等均处于备用状态。

【无菌物品准备】心血管造影手术包、心血管造影敷料包、一次性使用无菌机罩（1 套）/一次性使用心血管造影包等符合使用要求（详见本章第一节）。

【耗材准备】冠状动脉腔内斑块旋磨术耗材和备用耗材见表 8-7-1、表 8-7-2。

表 8-7-1　冠状动脉腔内斑块旋磨术耗材

| 耗材 | 用量 | 耗材 | 用量 |
|---|---|---|---|
| 6F 或 7F 桡 / 股动脉鞘 | 1 副 | 旋磨推进器 | 1 个 |
| 超滑导丝 /0.035″诊断导丝 | 1 根 | 旋磨导管 | 1 个 |
| 三联三通开关 | 1 个 | 20 mL 注射器 | 1 支 |
| 环柄注射器 | 1 支 | 10 mL 注射器 | 2 支 |
| 压力传感器 | 1 个 | 1 mL 注射器 | 1 支 |
| 高压联接管 | 1 根 | 11 号刀片 | 1 把 |
| Y 接头 | 1 个 | 输液器 | 1 套 |
| 导引导管 | 1 根 | 穿刺针 | 1 根 |
| 旋磨导丝 | 1 根 | 加压袋 | 2 个 |
| 一次性使用无菌机罩 | 1 套 | | |

表 8-7-2　冠状动脉腔内斑块旋磨术备用耗材

| 备用耗材 | 用量 |
|---|---|
| 0.035″诊断导丝 260 cm | 1 根 |

【药品准备】冠状动脉腔内斑块旋磨术常用药品和常用抢救药品见表 8-7-3、表 8-7-4。

表 8-7-3　冠状动脉腔内斑块旋磨术常用药品

| 物品 | 药品 | 用量 |
|---|---|---|
| 小圆杯 | 盐酸利多卡因注射液（5 mL:0.1g） | 5 mL |
| 小圆杯（标记） | 肝素钠注射液（2 mL:12500 U） | 12500 U |
| 消毒杯 | 碘伏消毒液 | 50 mL |
| 大圆杯 | 硝酸甘油注射液（1 mL:5 mg） | 1 mL |
| 治疗碗（标记） | 肝素钠注射液（2 mL:12500 U） | 6250 U |
| | 0.9% 氯化钠注射液 | 250 mL |
| 治疗碗 | 0.9% 氯化钠注射液 | 250 mL |
| 冲洗盆 | 0.9% 氯化钠注射液 | 500 mL |
| 三通阀 / 环柄注射器 | 对比剂 | 50 ～ 100 mL |

续表

| 物品 | 药品 | 用量 |
|---|---|---|
| 加压袋<br>（压力大于 200 mmHg） | 0.9% 氯化钠注射液 | 500 mL |
| | 肝素钠注射液（2 mL:12500 U） | 2500～5000 U |
| | 硝酸甘油注射液（1 mL:5 mg） | 1～5 mg |
| | 维拉帕米 | 2.5～5.0 mg |

表 8-7-4　冠状动脉腔内斑块旋磨术常用抢救药品

| 药品 | 用量 |
|---|---|
| 硫酸阿托品注射液（1 mL:0.5 mg） | 若干 |
| 盐酸多巴胺注射液（2 mL:20 mg） | 若干 |
| 重酒石酸间羟胺注射液（1 mL:10 mg） | 若干 |
| 盐酸吗啡注射液（1 mL:10 mg） | 1 支 |
| 地塞米松磷酸钠注射液（1 mL:5 mg） | 1～2 支 |
| 盐酸肾上腺素注射液（1 mL:1 mg） | 若干 |
| 注射用甲泼尼龙琥珀酸钠（40 mg） | 1 支 |
| 硫酸鱼精蛋白注射液（5 mL:50 mg） | 1 支 |

## 三、手术护理配合

1. 手术患者交接与核对

详见本章第一节。

2. 患者评估与准备

详见本章第一节。

3. 手术步骤和护理配合

冠状动脉腔内斑块旋磨术基本步骤及护理配合见表 8-7-5。

表 8-7-5　冠状动脉腔内斑块旋磨术基本步骤及护理配合

| 手术步骤 | 护理配合 |
|---|---|
| 体位安置 | 根据医生选择的穿刺部位，穿刺侧上肢稍外展并使用托手板支撑，暴露左/右侧桡/肱动脉消毒区域（范围为超过穿刺点上下15 cm）；穿刺股动脉，双下肢分开并外展，暴露双侧腹股沟消毒区域（范围为脐下至大腿中上1/3处），注意予患者保暖和保护隐私。 |

**续表**

| 手术步骤 | 护理配合 |
|---|---|
| 手术台铺设 | （1）开台时，手术护士面向手术台，严格按照无菌技术操作规范要求打开心血管造影手术包及敷料包，规范铺置无菌器械台，按表 8-7-3 在相应容器中加入药品，并将一次性使用耗材打开后放置于手术台上。<br>（2）套一次性使用无菌机罩，注意在手术间活动的人员避免跨越或接触无菌区域。 |
| 消毒铺巾 | （1）指导患者抬高穿刺侧上肢，掌心朝上，张开手指并保持姿势固定，配合医生进行皮肤消毒。<br>（2）消毒完成后，协助医生铺置无菌手术单，建立无菌区域，同时告知患者如有不适应口头告知医生或护士，不能随意活动肢体，避免污染无菌区域。<br>（3）协助医生穿无菌手术衣，戴无菌手套。 |
| 局部麻醉 | 告知患者局部麻醉时有针刺感，尽量让患者放松，避免患者出现过度紧张引起心率增快、血管痉挛、心肌耗氧量增加等。 |
| 穿刺置管 | （1）关注穿刺过程，如出现穿刺不顺利，协助医生更换穿刺部位或鞘管；如出现原穿刺部位渗血、血肿，应立即行压迫止血或包扎，并协助医生在新穿刺部位建立无菌区域。<br>（2）穿刺置管成功后，注意记录肝素用量与时间，定时观察和记录穿刺部位情况，如局部有渗血、皮下血肿，应及时报告医生并协助处理。<br>（3）协助医生连接有创压力监测通道并准确校对零点，确认监护系统工作正常，连接对比剂，根据患者心功能、肾功能、年龄等情况选用合适的对比剂，并提示医生尽可能减少对比剂用量。 |
| 冠状动脉血管内旋磨 | （1）采取无菌操作从托盘中取出导管及附件。使用肝素盐水润湿导管，连接旋磨导管与推进器，反复推动推进器，确保操作无问题。<br>（2）将旋磨导管与推动器放置手术台上，连接鸡尾酒，进行排气，确保盐水从推进器和旋磨头处溢出。<br>（3）技师将旋磨仪连接完毕，将踏板置入手术医生脚下，配合手术医生在体外进行使用测试，检查旋磨仪性能是否完好。<br>（4）术中密切观察患者心电监护、有创压力、指脉氧等生命体征，如出现心率持续减慢、血压降低，应第一时间报告医生，嘱患者咳嗽以提高心率，并评估患者神志、症状；观察患者皮肤是否有瘙痒、皮疹等，判断患者是否出现迷走反射、过敏反应及心包填塞等并发症，协助医生按照相关并发症进行处理。<br>（5）将导引导管放置于需要检查的冠状动脉开口处，时刻关注透视影像，如导丝、导管在肢体动脉前进过程中遇到阻力，周围血管造影显示夹层、渗血、对比剂滞留等情况，应立即暂停手术，协助医生按照周围血管并发症进行处理。 |

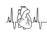 

续表

| 手术步骤 | 护理配合 |
|---|---|
| 冠状动脉血管内旋磨 | （6）导引导管头端进入主动脉窦后，密切关注心电监护与有创压力的波形变化，如出现室性波形，应提示手术医生将导管或导丝退出心室；如出现有创压力明显下降，应提示手术医生导管是否在冠状动脉口嵌顿，及时撤出导管。<br><br>（7）如导引导管嵌顿于窦房结支，极易引起心室颤动，应马上提醒手术医生，及时撤出导管并做好抢救准备。<br><br>（8）导引导管支撑力较强，容易引起夹层，应密切关注影像及心电监护与有创压力的波形变化，如出现并发症应及时协助医生进行抢救。<br><br>（9）导引导管放置于靶血管开口处，观察有创压力波形和数值无异常后，送入旋磨导丝，注意导丝的位置，不能放置到较远位置，防止导丝穿破血管，引起心脏填塞。若导丝位置过远，应提示医生及时撤回，如出现并发症应及时协助医生进行抢救。<br><br>（10）沿着旋磨导丝放置合适尺寸的旋磨头，如推送困难，可给予低速（转速为60000 r/min）辅助。<br><br>（11）旋磨头超过病变远端至少3 mm，固定导丝，输入旋磨液，高速进行旋磨（转速为140000～160000 r/min），旋磨结束后低速撤出旋磨头。在放置及旋磨时，要密切关注心电监护、影像及患者主诉，如心电图出现改变、影像异常或患者主诉疼痛，应立即通知医生，并协助医生给予相对应的对症处理。<br><br>（12）及时记录术中患者病情变化、用药情况及效果，发现问题及时报告手术医生并配合处理，准确填写术中护理记录。<br><br>（13）术中配合医生选择合适的介入耗材，经复述确认无误后方可打开。<br><br>（14）关注患者对比剂用量，并及时提示医生，对于肾功能异常的患者应避免生理盐水输液速度过慢，以0.5～1.0 mL/（kg·h）进行充分水化，保持尿量在75～25 mL/h；伴有心力衰竭的患者，应注意避免输液过快引起心力衰竭加重。<br><br>（15）手术开始时应给足量肝素，手术时间超过1 h或术中发现患者处于高凝状态，酌情追加肝素1000～2000 U。 |
| 术毕包扎 | （1）术后协助医生根据穿刺部位，采取合适的包扎方式。<br><br>（2）压迫止血时应注意压迫点应处于穿刺内口上方，才能达到压迫动脉血管穿刺点的目的，避免出现仅压迫到皮肤穿刺点而不是血管穿刺点引起的皮下血肿及出血。<br><br>（3）保持止血绷带松紧度适宜，患者穿刺侧肢体无胀痛麻木，末梢无发绀，穿刺点不出血且穿刺点远方仍可触及动脉搏动为最佳止血状态。<br><br>（4）在拔除动脉鞘管时，应注意患者是否出现心率减慢、血压降低、皮肤苍白、大汗淋漓等迷走反射症状，一旦出现应及时处理，如予阿托品、多巴胺等对症处理后，患者血压仍低，应注意是否存在失血性休克。<br><br>（5）将患者穿刺周围血液清理干净，无血渍及消毒液残留。 |

续表

| 手术步骤 | 护理配合 |
|---|---|
| 患者转运 | （1）完善护理文书，完整填写术中护理记录单及介入手术患者交接单，准确、规范、无漏项。<br>（2）患者离开导管室前，导管室护士应再次核对患者信息，确认穿刺部位包扎固定良好，无出血及血肿，确认转交接药品、物品齐全并核对无误，协助患者选用合适转运工具转出，并通知接收科室及患者家属，准备转运患者。<br>（3）导管室护士根据患者病情准备氧气袋、抢救盒等转运物品，必要时与手术医生共同转运患者。<br>（4）将患者安全送达后，由导管室护士与病房/CCU护士按转交接制度完成转运交接。 |
| 清洁消毒 | （1）术后护士及时清点使用过后的器械，清理术区污染物品，按照医疗废物进行分类处理，及时清空手术间内所有垃圾，并注明手术间号及病案号。<br>（2）清点过的器械送至污物间清洗，等待供应室回收；布类敷料统一放置，等待洗衣房回收清洗。<br>（3）如遇有血液传播疾病污染的各类敷料物品，须按医院感染管理隔离要求进行处理。<br>（4）将患者送离介入手术间后，按照手术室环境表面清洁与消毒规定及时对手术间进行清洁与消毒，如遇传染性疾病患者，应按《医疗机构消毒技术规范》（WS/T 367—2012）要求进行终末清洁消毒。 |

# 第八节　肾动脉狭窄介入术

## 一、概述

肾动脉狭窄（renal artery stenosis，RAS）指单侧或双侧肾动脉主干或主要分支血管狭窄超过50%，它是肾血管性高血压的最常见病因。RAS为可治愈性疾病，故深受临床关注。西方国家RAS的病因以动脉粥样硬化为主（约占90%），其次为纤维肌性发育不良（约占10%），我国RAS的病因构成有所不同，以动脉粥样硬化最常见（约占81.5%），其余依次为多发性大动脉炎（约占12.7%）、纤维肌性发育不良（约占4.2%）及其他病因（约占1.6%）。

临床上对于RAS的诊断和治疗方法很多，随着介入治疗的发展，腹主动脉和肾动脉选择性造影、超选择性造影，可确定狭窄部位、范围、程度，同时进行血流重建、血管内超声、血流储备分数测定等，已经是诊断和治疗肾性高血压的常规方法。介入治疗方法的干预有利于保护肾脏疾病患者的肾功能、降低血压、降低心血管事件的风险和病死率。

【麻醉方式】局部麻醉：皮下注射 1% ～ 2% 盐酸利多卡因注射液。

【血管入路】股动脉。

## 二、术前准备

【环境准备】导管手术间环境安全，层流空调 / 空气消毒机正常运行，规范清洁消毒，环境符合使用标准。屏蔽设施完好，符合《医用电气设备第 2-43 部分：介入操作 X 射线设备的基本安全和基本性能专用要求》（GB 9706.243—2021）。

【仪器准备】DSA 机、心电监护仪、除颤仪、吸氧装置等均处于备用状态。

【无菌物品准备】心血管造影手术包、心血管造影敷料包、一次性使用无菌机罩（1 套）/一次性使用心血管造影包等符合使用要求（详见本章第一节）。

【耗材准备】肾动脉造影耗材见表 8-8-1，肾动脉支架置入耗材见表 8-8-2。

表 8-8-1　肾动脉造影耗材

| 耗材 | 用量 | 耗材 | 用量 |
| --- | --- | --- | --- |
| 6F/7F 血管鞘 | 1 副 | 11 号刀片 | 1 把 |
| 0.035″诊断导丝 260 cm | 1 根 | 20 mL 注射器 | 2 支 |
| 5FMPA(1) 造影导管 | 1 根 | 10 mL 注射器 | 2 支 |
| 环柄注射器 | 1 支 | 5 mL 注射器 | 1 支 |
| 三联三通 | 1 个 | 无菌手套 | 若干 |
| 压力传感器 | 1 个 | 输液器 | 1 套 |
| 高压注射器 | 备用 | 高压连接管 | 备用 |
| 超滑导丝 260 cm | 备用 | 一次性使用无菌机罩 | 1 套 |

表 8-8-2　肾动脉支架置入耗材

| 耗材 | 用量 | 耗材 | 用量 |
| --- | --- | --- | --- |
| 7F 股动脉鞘 | 1 副 | 球囊导管（5 ～ 7 mm） | 1 根 |
| 7F 导引导管 | 1 根 | 肾动脉支架（5 ～ 7 mm） | 1 个 |
| Y 接头 | 1 个 | 缝合器或血管封堵器 | 1 个 |
| 压力泵 | 1 个 | 加压袋 | 1 个 |
| 小三通 | 1 个 | 弹力绷带 | 2 ～ 3 条 |
| 导引导丝 | 1 根 | 绷带卷 | 1 个 |

【药品准备】RAS 介入术常用药品见表 8-8-3。

表 8-8-3　RAS 介入术常用药品

| 物品 | 药品 | 用量 |
|---|---|---|
| 小药杯 | 盐酸利多卡因注射液（5 mL:0.1 g） | 5 mL |
| 弯盘（纱布） | 碘伏消毒液 | 50 mL |
| 大圆杯 | 对比剂 | 按需 |
| 治疗碗（标记） | 肝素钠注射液（2 mL:12500 U） | 3125～6250 U |
| | 0.9% 氯化钠注射液 | 250 mL |
| 治疗碗 | 0.9% 氯化钠注射液 | 250 mL |
| 冲洗盆 | 肝素钠注射液（2 mL:12500 U） | 3125～6250 U |
| | 0.9% 氯化钠注射液 | 500 mL |

## 三、手术护理配合

1. 手术患者交接与核对

详见本章第一节。

2. 患者评估与准备

详见本章第一节。

3. 手术步骤和护理配合

RAS 介入术基本步骤及护理配合见表 8-8-4。

表 8-8-4　RAS 介入术基本步骤及护理配合

| 手术步骤 | 护理配合 |
|---|---|
| 体位安置 | 协助患者取仰卧位，保持身体轴线与手术床平行，双下肢分开并外展，暴露双侧腹股沟消毒区域（范围为脐下至大腿中上 1/3 处），注意予患者保暖和保护隐私。 |
| 手术台铺设 | （1）开台时，导管室护士面向手术台，严格按照无菌技术操作规范要求打开血管造影手术包及敷料包，规范铺置无菌器械台，按表 8-8-3 在相应容器中加入药品，并将一次性使用耗材打开后使用无菌持物钳移至器械台上。<br>（2）套一次性使用无菌机罩，注意在手术间活动的人员避免跨越或接触无菌区域。 |

续表

| 手术步骤 | 护理配合 |
|---|---|
| 消毒铺巾 | （1）配合手术医生进行皮肤消毒，常规消毒双侧腹股沟区域（范围为上至脐部，下至大腿中部）。<br><br>（2）消毒完成后，协助手术医生铺无菌手术单，建立无菌区域，同时告知患者如有不适应口头告知手术医生或护士，不能随意活动肢体，避免污染无菌区域。<br><br>（3）协助手术医生穿无菌手术衣，戴无菌手套；连接压力传感器并排气。 |
| 局部麻醉 | 告知患者局部麻醉时有针刺感，尽量让患者放松，避免患者出现过度紧张引起心率增快、血压升高等。 |
| 穿刺置管 | （1）关注穿刺过程，如出现穿刺不顺利，协助手术医生更换穿刺部位或鞘管；如出现原穿刺部位渗血、血肿，应立即行压迫止血或包扎，并协助医生在新穿刺部位建立无菌区域。<br><br>（2）穿刺置管成功后，手术医生经鞘管注入 3000 IU 肝素，护士记录肝素用量与时间。<br><br>（3）确认监护系统工作正常；根据患者心功能、肾功能、年龄等情况选用合适的对比剂，并提示医生尽可能减少对比剂用量。 |
| 介入手术 | （1）术中密切观察患者生命体征、血氧饱和度等，评估者意识状态及皮肤是否有瘙痒、皮疹等，判断患者是否出现过敏反应等并发症，发现问题立即报告手术医生并协助其及时处理。<br><br>（2）及时记录术中患者病情变化、用药情况及效果，准确填写介入手术患者术中护理记录单。<br><br>（3）术中配合手术医生选择合适的介入耗材，经复述确认无误后方可打开；及时记录患者所用介入耗材并粘贴高值耗材条码。<br><br>（4）关注患者对比剂用量，并及时提示手术医生，对于肾功能异常的患者应避免生理盐水输液速度过慢，以 1.0～1.5 mL/(kg·h) 进行充分水化，保持尿量在 75～125 mL/h；伴有心力衰竭的患者，应注意避免输液过快引起心力衰竭加重。<br><br>（5）需要肾动脉支架置入的患者，置换 7F 股动脉鞘，经鞘管追加负荷量肝素（100 IU/kg），送入 7F JR4 导引导管，护士注意记录补充肝素的用量与时间，手术时间每延长 1 h 应按医嘱追加肝素 1 次。<br><br>（6）送入 7F RDC 导引导管连接加压滴注后，导管室护士应遵医嘱静脉推注肝素进行全身肝素化，且每隔 1 h 追加 1 次。<br><br>（7）及时了解患者心理状态，消除其紧张、焦虑情绪，有效提高手术配合度。 |

**续表**

| 手术步骤 | 护理配合 |
|---|---|
| 术毕包扎 | （1）术后协助医师根据穿刺部位，采取合适的包扎方式。<br>（2）压迫止血时应注意压迫点应处于穿刺内口上方，才能达到压迫动脉血管穿刺口的目的，避免出现仅压迫到皮肤穿刺点而不是血管穿刺点引起的皮下血肿及出血。<br>（3）保持止血绷带松紧度适宜，患者穿刺侧肢体无胀痛麻木，末梢无发绀，穿刺点不出血且穿刺点远方仍可触及动脉搏动为最佳止血状态。<br>（4）在拔除动脉鞘管时，应注意患者是否出现心率减慢、血压降低、皮肤苍白、大汗淋漓等迷走反射症状，并及时处理，若予阿托品、多巴胺、间羟胺等对症处理后，患者血压仍低，应注意是否存在失血性休克。<br>（5）将患者穿刺周围血液清理干净，无血渍及消毒液残留。 |
| 患者转运 | （1）完善各类护理文书，完整填写"介入手术患者术中护理记录单""介入安全核查单"及"介入手术患者转运交接单"，要求准确、规范、无漏项。<br>（2）患者离开导管室前，导管室护士应再次核对患者信息，确认穿刺部位包扎固定良好，无出血及血肿，病历、影像资料、衣服等物品齐全并核对无误，协助患者平车转移，并通知接收科室及患者家属，准备转运患者。<br>（3）导管室护士根据患者病情准备氧气袋、抢救盒等转运物品，必要时与手术医生共同转运患者。<br>（4）将患者安全送达后，由导管室护士与病房（ICU）护士按转交接制度完成转运交接。 |
| 清洁消毒 | （1）术后导管室护士及时清点使用过的器械，清理术区污染物品，按照医疗废物进行分类处理，及时清空手术间内所有垃圾，并注明手术间号及病案号。<br>（2）清点过的器械送至污物间清洗，由供应室回收处理；布类敷料统一放置，等待洗衣房回收清洗。<br>（3）如遇有血液传播疾病污染的各类敷料物品，须按医院感染管理隔离要求进行处理。<br>（4）手术间按照手术室环境表面清洁与消毒规定及时进行清洁与消毒，如遇传染性疾病患者，应按《医疗机构消毒技术规范》（WS/T 367—2012）要求进行终末清洁消毒。 |

# 第九节　临时起搏器植入术

## 一、概述

临时心脏起搏器植入术是一种非永久性植入起搏电极导线的临时性或暂时性人工心脏起搏术。脉冲发生器在体外与植入体内的临时心脏起搏电极相连。一定能量电脉冲刺激心脏使之激动收缩起到治疗心律失常作用后再撤除起搏器导管。

起搏电极导线放置时间一般为 1～2 周，最长不超过 1 个月，如仍需起搏治疗则应植入永久性起搏器。任何症状性或引起血流动力学变化的心动过缓患者都是临时心脏起搏的对象。临时心脏起搏的目的通常分为治疗、诊断和预防。

【起搏参数】

1. 起搏频率（pacing rates）

起搏频率指起搏器连续发放脉冲的频率。一般为 40～120 次 /min，通常取 60～80 次 /min 为基本频率（根据自身频率调节）。

2. 起搏阈值（output）

起搏阈值指引起心脏有效收缩的最低电脉冲强度。心室起搏要求电流 3～5 mA，电压 3～6 V。

3. 感知灵敏度（sensitivity）

感知灵敏度指起搏器感知 P 波或 R 波的能力。心室感知灵敏度一般为 1～3 mV（根据起搏的心电图调节）。

4. 可接受的急性期电极数值

可接受的急性期电极数值见表 8-9-1。

表 8-9-1　可接受的急性期电极数值

| 参数 | 心房 | 心室 |
|---|---|---|
| 阻抗（Ω） | 250～1000 | 250～1000 |
| 起搏阈值（V）（0.5 ms） | ＜ 1.5 | ＜ 1.0 |
| 感知 P/R 阈值（mV） | ＞ 2.0 | ＞ 5.0 |

【麻醉方式】局部麻醉：皮下注射 1%～2% 盐酸利多卡因注射液。

【血管入路】常用股静脉、锁骨下静脉。

## 二、术前准备

【环境准备】导管手术间环境安全，层流空调/空气消毒机正常运行，规范清洁消毒，环境符合使用标准。屏蔽设施完好，符合《医用电气设备第 2-43 部分：介入操作 X 射线设备的基本安全和基本性能专用要求》（GB 9706.243—2021）。

【仪器准备】DSA 机、心电监护仪、除颤仪、吸氧装置和起搏调试仪等均处于备用状态。

【无菌物品准备】心血管造影手术包、心血管造影敷料包、一次性使用无菌机罩（1 套）/一次性使用心血管造影包等符合使用要求（见表 8-9-2）。

表 8-9-2 临时起搏器植入术无菌物品准备

| 物品 | 用量 | 物品 | 用量 |
| --- | --- | --- | --- |
| 心血管造影手术包 | 1 个 | 一次性使用无菌机罩 | 1 套 |
| 无菌手术衣 | 2 套 | 2-0 不可吸收缝线 | 1 条 |
| 10 mL 注射器 | 2 支 | 11 号刀片 | 1 把 |
| 无菌敷料贴 | 1 块 | 无菌手套 | 若干 |
| 无菌纱布块 | 若干 | | |

【耗材准备】临时起搏器植入术耗材准备见表 8-9-3。

表 8-9-3 临时起搏器植入术耗材准备

| 耗材 | 规格型号 | 备注 |
| --- | --- | --- |
| 临时起搏电极 | 5F/6F | — |
| 鞘组 | 6F/7F | 经股静脉选择动静脉血管鞘 |
| | 7F | 经锁骨下静脉选择撕开鞘 |

【药品准备】临时起搏器植入术常用药品见表 8-9-4。

表 8-9-4 临时起搏器植入术常用药品

| 药品 | 用量 |
| --- | --- |
| 盐酸利多卡因注射液（5 mL:0.1 g） | 5 mL |
| 0.9% 氯化钠注射液 | 1500 mL（500 mL×3） |
| 硫酸阿托品注射液（1 mL:0.5 mg） | 若干 |
| 盐酸多巴胺注射液（2 mL:20 mg） | 若干 |
| 盐酸肾上腺素注射液（1 mL:1 mg） | 若干 |

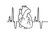 

## 三、手术护理配合

1. 手术患者交接与核对

详见本章第一节。

2. 患者评估与准备

详见本章第一节。

3. 手术步骤和护理配合

临时起搏器植入术基本步骤及护理配合见表8-9-5。

表8-9-5 临时起搏器植入术基本步骤及护理配合

| 手术步骤 | 护理配合 |
|---|---|
| 体位安置 | 患者取仰卧位，必要时双下肢分开并外展，暴露股静脉／锁骨下静脉消毒区域，注意予患者保暖和保护隐私。 |
| 手术台铺设 | （1）开始时，所有人员常规佩戴口罩、帽子，手卫生后严格按照无菌操作打开心血管介入手术包，规范铺置无菌器械台，摆放好手术器械，在相应容器中加入表8-9-4的药品，并按表8-9-2将一次性耗材打开放置器械台上。<br>（2）套一次性使用无菌机罩，注意在手术间活动的人员避免跨越或接触无菌区域。<br>（3）打开无影灯，随时调整合适位置。 |
| 消毒铺巾 | （1）指导患者抬头摆放头架，协助医生倒取碘伏至1个弯盘中，监督医生消毒手术区域，注意消毒规范。<br>（2）消毒完成后，协助医生铺置无菌手术单，建立无菌区域，并告知患者如有不适应口头告知医生或护士，不能随意活动肢体，避免污染无菌区域和影响手术进程。<br>（3）协助医生穿无菌手术衣，戴无菌手套。 |
| 局部麻醉 | 告知患者局部麻醉时有针刺感，尽量让患者放松，避免患者出现过度紧张引起迷走反射、血管痉挛、心肌耗氧量增加等症状。 |
| 穿刺置管 | （1）关注穿刺过程，如出现穿刺不顺利，协助医生更换穿刺部位；如出现原穿刺部位渗血、血肿，应立即行压迫止血或包扎，并协助医生在新穿刺部位建立无菌区域。<br>（2）穿刺置管成功后，定时观察穿刺部位情况，如局部有渗血、皮下血肿，应及时报告医生并协助处理。 |

**续表**

| 手术步骤 | 护理配合 |
|---|---|
| 起搏器电极植入位置及调试 | （1）电极位置：心房、心室、束支。<br>（2）电极阻抗正常范围为 $200 \sim 1000$ Ω（不同公司产品略有不同，一般为 $200 \sim 2000$ Ω）。<br>（3）植入术中：心房感知灵敏度＞2.0 mV，心室＞5 mV。<br>（4）慢性期：心房感知灵敏度＞2.0 mV，心室＞5 mV。<br>（5）术中心房起搏阈值＜1.5 V，心室起搏阈值＜1.0 V。 |
| 临时起搏器植入观察重点及处理方法 | （1）术中密切观察患者心电监护、指脉氧等，至少每隔 30 min 记录 1 次，并记录疼痛评分。如出现心率、血压、血氧饱和度持续变化，应第一时间报告医生，并协助医生按照相关并发症进行处理。<br>（2）关注透视影像，如导丝、导管、电极在肢体内前进过程中遇到阻力，周围血管造影显示夹层、渗血，应立即暂停手术，协助医生对并发症进行处理。<br>（3）如在起搏器植入术中出现以下临床症状提示可能发生了气胸：①锁骨下穿刺抽到气；②不能解释的低血压；③胸痛；④呼吸困难。处理方法：①如果肺压缩小于10%，可以严密观察而不必行胸腔穿刺；②如果肺压缩大于10% ～ 20%，且患者有持续呼吸困难或出现血气胸则应考虑行胸腔穿刺。<br>（4）心脏穿孔：穿孔高危部位有右心室游离壁和右心室心尖部。诊断金标准：心脏彩超和心脏CT。处理方法：①如果患者有轻微症状或体征，但不能确定是否有持续性心肌穿孔，可先严密观察；②如果临床表现和超声心动图都提示心脏填塞，则应在超声引导下行心包穿刺；③心外科保护下进行导线再定位或开胸手术。<br>（5）心律失常：通常是一过性的，调整导线位置即可消失。在植入早期，由于导线对心肌接触面的刺激，可能出现室性期前收缩，极少需要处理。 |
| 术毕包扎 | 术后协助医生妥善固定临时起搏电极，使用无菌敷贴或无菌敷料覆盖穿刺口皮肤，胶布固定。如穿刺处渗血或有血肿，予盐袋压迫穿刺处至无出血或血肿不再增大。 |
| 手术结束 | （1）完成手术后记录手术结束时间，同时记录患者手术结束时生命体征（心率、血压、血氧等）及疼痛评分。<br>（2）整理用物，固定转运床，由护士、技师、医生一起将患者转移到转运床上。 |

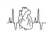 

续表

| 手术步骤 | 护理配合 |
|---|---|
| 患者转运 | （1）再次检查术后转交接单。<br>（2）确认穿刺部位包扎固定良好，无出血及血肿，确认转交接药品、物品齐全，通知患者家属，准备转运患者。<br>（3）导管室护士根据患者病情准备转运物品／药品。如危重症患者须备氧气筒、抢救箱、监护仪／除颤仪等转运物／药品，由医生和护士共同转运患者。<br>（4）导管室转运护士与病房／CCU/ICU护士按转交接制度完成转运交接。 |
| 垃圾处理 | （1）所有使用过的一次性物品和药品均应全部弃去。<br>（2）垃圾分类按照医疗垃圾分类方法处理。 |
| 清洁消毒 | （1）术后护士及时清点使用过的器械，清洗器械，并进行预冲洗，固定放置，通知供应室回收。<br>（2）术后及时清理术区污染物品，按照医疗废物进行分类处理，及时清空手术间内所有垃圾，并注明手术间号及病案号。<br>（3）患者离开介入手术室后，按照手术室环境表面清洁与消毒规定，及时对手术间进行清洁与消毒，如遇传染性疾病患者，应按《医疗机构环境表面清洁与消毒管理规范》（WS/T512—2016）要求进行终末清洁消毒。 |

# 第十节　永久起搏器植入术

## 一、概述

心脏起搏器是一种植入体内的电子仪器，它能发放脉冲电流，通过电极导线传导，刺激电极所接触的心肌，使心脏激动和收缩，模拟心脏电冲动发生和传导，起到治疗缓慢性心律失常的目的。

【麻醉方式】局部麻醉：皮下注射 1%～2% 盐酸利多卡因注射液。

【血管入路】左右锁骨下静脉。

## 二、术前准备

【环境准备】环境要求符合《医院洁净手术部建筑技术规范》（GB 50333—2013）；介入手术间屏蔽设施完好，符合《医用电气设备第 2-43 部分：介入操作 X 射线设备的基本安全和基本性能专用要求》（GB 9706.243—2021）。

【仪器准备】DSA 机、心电监护仪、除颤仪、吸氧装置，吸痰装置和起搏器调试仪等均处于备用状态。

【无菌物品准备】起搏器器械包、心血管造影敷料包、一次性使用无菌机罩（1 套）等符合使用要求（见表 8-10-1）。

表 8-10-1　永久起搏器植入术无菌物品

| 物品 | 用量 | 物品 | 用量 |
| --- | --- | --- | --- |
| 心血管造影敷料包 | 1 个 | 无菌纱布块 | 若干 |
| 起搏器器械包 | 1 个 | 圆针及缝线 | 若干 |
| 3M 抗菌手术薄膜 | 按需 | 三角针及缝线 | 若干 |
| 23 号刀片 | 1 片 | 10 mL 注射器 | 1 支 |
| 5 mL 注射器 | 1 支 | 一次性使用无菌机罩 | 1 套 |

【耗材准备】永久起搏器植入术耗材和备用耗材见表 8-10-2、表 8-10-3。

表 8-10-2　永久起搏器植入术耗材

| 耗材 | 用量 |
| --- | --- |
| 撕开鞘 | 若干 |
| 起搏器 | 1 个 |
| 起搏器植入电极 | 若干 |

表 8-10-3　永久起搏器植入术备用耗材

| 备用耗材 | 用量 | 备用耗材 | 用量 |
| --- | --- | --- | --- |
| 起搏器调试仪 | 2 个 | 起搏器调试线 | 1 根 |
| 临时起搏器连接线 | 1 根 | 起搏器调试连接线 | 2 根 |
| 起搏器调试仪电池 | 1 块 | 临时起搏植入电极 | 1 根 |
| 造影导管 | 1 根 | 造影导丝 | 按需 |
| PTCA 导丝 | 1 根 | 输液器 | 若干 |
| 弹力绷带 | 1 卷 | | |

【药品准备】永久起搏器植入术常用药品和常用抢救药品见表8-10-4、表8-10-5。

表8-10-4　永久起搏器植入术常用药品

| 物品 | 药品 | 用量（mL） |
|---|---|---|
| 小圆杯 | 盐酸利多卡因注射液（5 mL:0.1 g） | 15～25 |
| 消毒杯 | 碘伏消毒液 | 50 |
| 小圆杯（标记） | 75% 医用酒精 | 50 |
| 治疗碗 | 0.9% 氯化钠注射液 | 250 |

表8-10-5　永久起搏器植入术常用抢救药品

| 药品 | 用量 | 药品 | 用量 |
|---|---|---|---|
| 硫酸阿托品注射液（1 mL:0.5 mg） | 若干 | 异丙肾上腺素注射液（2 mL:1 mg） | 若干 |
| 盐酸多巴胺注射液（2 mL:20 mg） | 若干 | 盐酸肾上腺素注射液（1 mL:1 mg） | 若干 |

## 三、手术护理配合

1. 手术患者交接与核对

详见本章第一节。

2. 患者评估与准备

详见本章第一节。

3. 手术步骤和护理配合

永久起搏器植入术基本步骤及护理配合见表8-10-6。

表8-10-6　永久起搏器植入术基本步骤及护理配合

| 手术步骤 | 护理配合 |
|---|---|
| 体位安置 | 患者取仰卧位，必要时双下肢分开并外展，暴露股静脉消毒区域（备临时起搏），注意予患者保暖和保护隐私。 |
| 手术台铺设 | （1）开台时，所有人员常规佩戴口罩、帽子，手卫生后严格按照无菌操作打开心血管介入手术包，规范铺置无菌器械台，按表8-10-4在相应容器中加入药品，并按表8-10-2将一次性使用耗材打开放置于器械台上。<br>（2）套一次性使用无菌机罩，注意在手术间活动的人员避免跨越或接触无菌区域。<br>（3）打开无影灯，随时调整合适位置。 |

续表

| 手术步骤 | 护理配合 |
|---|---|
| 消毒铺巾 | （1）指导患者抬头摆放头架，协助医生倒取碘伏至1个弯盘中，监督医生消毒手术区域，注意消毒规范。<br>（2）消毒完成后，协助医生铺置无菌手术单，建立无菌区域，并告知患者如有不适应口头告知医生或护士，不能随意活动肢体，避免污染无菌区域和影响手术进程。<br>（3）协助医生穿无菌手术衣，戴无菌手套。 |
| 局部麻醉 | 告知患者局部麻醉时有针刺感，尽量让患者放松，避免患者出现过度紧张引起迷走反射、血管痉挛、心肌耗氧量增加等症状。 |
| 穿刺置管 | （1）关注穿刺过程，如出现穿刺不顺利，协助医生更换穿刺部位；如出现原穿刺部位渗血、血肿，应立即行压迫止血或包扎，并协助医生在新穿刺部位建立无菌区域。<br>（2）穿刺置管成功后，定时观察穿刺部位情况，如局部有渗血、皮下血肿，应及时报告医生并协助处理。 |
| 起搏器电极植入位置及调试 | （1）电极植入位置：心房，心室，束支。<br>（2）电极阻抗正常范围为 $250 \sim 1000 \ \Omega$（不同公司产品略有不同，一般为 $200 \sim 2000 \ \Omega$）。<br>（3）植入术中：心房感知灵敏度 $> 2.0 \ mV$，心室 $> 5.0 \ mV$。<br>（4）慢性期：心房感知灵敏度 $> 2.0 \ mV$，心室 $> 5.0 \ mV$。<br>（5）术中心房起搏阈值 $< 1.5 \ V$，心室起搏阈值 $< 1.0 \ V$。 |
| 观察重点及处理方法 | （1）术中密切观察患者心电监护、指脉氧等生命体征，至少每隔30 min记录1次，并记录疼痛评分。如出现心率，血压，血氧饱和度持续变化，应第一时间报告医生，并协助医生按照相关并发症进行处理。<br>（2）关注透视影像，如导丝、导管、电极在肢体内前进过程中遇到阻力，周围血管造影显示夹层、渗血，应立即暂停手术，协助医生对并发症进行处理。<br>（3）如在起搏器植入术中出现以下临床症状，提示可能发生了气胸：①锁骨下穿刺抽到气；②不能解释的低血压；③胸痛；④呼吸困难。处理方法：①如果肺压缩小于10%，可以严密观察而不必行胸腔穿刺；②如果肺压缩大于10%～20%，且患者有持续呼吸困难或出现血气胸则应考虑行胸腔穿刺。 |

**续表**

| 手术步骤 | 护理配合 |
|---|---|
| 观察重点及处理方法 | （4）心脏穿孔：穿孔高危部位有右心室游离壁和右心室心尖部。诊断金标准：心脏彩超和心脏 CT。处理方法：①如果患者有轻微症状或体征，但不能确定是否有持续性心肌穿孔，可先严密观察；②如果临床表现和超声心动图都提示心脏压塞，则应在超声引导下行心包穿刺；③心外科保护下进行导线再定位或开胸手术。<br><br>（5）心律失常：通常是一过性的，调整导线位置即可消失。在植入早期，由于导线对心肌接触面的刺激，可能出现室性期前收缩，极少需要处理。对于心脏停搏或完全性房室传导阻滞的高危患者，应考虑事先放置临时起搏器。 |
| 术毕包扎 | （1）术后协助医生根据切口部位，采取合适的包扎压迫方式。方式 1：粘贴无菌敷料后盐袋压迫。方式 2：弹力绷带压迫。<br><br>（2）压迫止血时应注意压迫点应处于切口正上方，才能达到压迫切口的目的，避免出现皮下血肿。<br><br>（3）如以方式 2 包扎压迫，应保持止血绷带松紧度适宜，患者术侧肢无胀痛麻木，无发绀，切口不出血为最佳包扎压迫状态。<br><br>（4）如术中应用临时起搏器，应保持术侧止血绷带紧度适宜，患者术侧肢无胀痛麻木，无发绀，足端动脉搏动良好，切口不出血为最佳包扎压迫状态。 |
| 完成手术 | 完成手术后记录手术结束时间，同时记录患者生命体征（心率、血压、血氧等）及疼痛评分。 |
| 下导管床至转运床 | （1）医务人员将转运床推至导管间内。<br>（2）妥善固定静脉输液、心电监护、吸氧导管、血氧指套、血压袖带等物品。<br>（3）按搬运法要求将患者转移到转运床上。 |
| 患者转运 | （1）再次检查术后转交接单。<br>（2）确认穿刺部位包扎固定良好，无出血及血肿，转交接药品、物品齐全，通知患者家属，准备转运患者。<br>（3）根据患者病情准备氧气筒或氧气袋、抢救盒等转运物（药品），必要时与手术医生共同转运患者。<br>（4）导管室转运护士与病房/CCU 护士按转交接制度完成转运交接。 |
| 垃圾处理 | （1）所有使用过的一次性物品和药品均应全部弃去。<br>（2）垃圾分类按照医疗垃圾分类方法处理。 |

续表

| 手术步骤 | 护理配合 |
|---|---|
| 清洁消毒 | （1）术后及时清点使用过后的器械物品，对可重复使用的器械进行初步清洗，并存放在固定的位置，然后通知供应室回收。<br>（2）术后及时清理手术间内污物，并按照医疗废物进行分类处理，并注明手术间号及台次。<br>（3）当患者离开介入手术室后，按照手术室环境表面清洁与消毒规定及时对手术间进行清洁与消毒，如遇传染性疾病患者，应按《医疗机构环境表面清洁与消毒管理规范（WS/T512—2016）》要求进行终末清洁消毒。 |

# 第十一节　心脏电生理检查术

## 一、概述

心脏电生理检查是指经外周动、静脉穿刺技术将心脏电生理导管放置在心腔内，记录心脏不同部位的电活动，或经电生理导管电刺激心脏的不同部位，对心脏各部位电活动的产生和传导功能进行评估的一种有创性检查方法。心脏电生理检查主要用于各种心律失常的诊断，确定心动过速或心动过缓的起源及其发生机制，指导抗心律失常药物的选择及评定其功效，评估未来发生心律失常事件的可能性及指导导管消融等。

【麻醉方式】局部麻醉：皮下注射 1% ～ 2% 盐酸利多卡因注射液。

【血管入路】颈内静脉、锁骨下静脉、腋静脉、股静脉。

## 二、术前准备

【环境准备】导管手术间环境安全，层流空调／空气消毒机正常运行，规范清洁消毒，环境符合使用标准。屏蔽设施完好，符合《医用电气设备第 2-43 部分：介入操作 X 射线设备的基本安全和基本性能专用要求》（GB 9706.243—2021）。

【仪器准备】心血管系统检查专用血管造影机及相应的 X 射线防护设备、多导电生理记录仪、心脏程控刺激仪、心电监护仪、除颤仪、吸氧装置等均处于备用状态。

【无菌物品准备】心血管造影手术包、心血管造影敷料包、一次性使用无菌机罩（1 套）／一次性使用心血管造影包等符合使用要求（详见本章第一节）。

【耗材准备】心脏电生理检查耗材和备用耗材见表 8-11-1、表 8-11-2。

表8-11-1　心脏电生理检查耗材

| 耗材 | 用量 | 耗材 | 用量 |
|---|---|---|---|
| 6F/7F 导管鞘（11 cm） | 2～3 副 | 10 mL 注射器 | 1～2 支 |
| 四级电生理导管＋导管连线 | 1～3 套 | 5 mL 注射器 | 1～2 支 |
| 十级电生理导管＋导管连线 | 1 套 | 无菌手套 | 若干 |
| 11 号刀片 | 1 把 | 一次性使用无菌机罩 | 1 套 |
| 20 mL 注射器 | 1 支 | | |

表8-11-2　心脏电生理检查备用耗材

| 备用耗材 | 用量 |
|---|---|
| 导管鞘（23 cm） | 1 副 |
| 超滑导丝 | 1 根 |

【药品准备】心脏电生理检查常用药品、常用抢救药品和备用抢救药品见表8-11-3至表8-11-5。

表8-11-3　心脏电生理检查常用药品

| 物品 | 药品 | 用量 |
|---|---|---|
| 小圆杯 | 盐酸利多卡因注射液（5 mL:0.1 g） | 5～10 mL |
| 小圆杯（标记） | 肝素钠注射液（2 mL:12500 U） | 12500 U |
| 消毒杯 | 碘伏消毒液 | 50 mL |
| 治疗碗（标记） | 肝素钠注射液（2 mL:12500 U） | 6250 U |
| | 0.9% 氯化钠注射液 | 250 mL |
| 治疗碗 | 0.9% 氯化钠注射液 | 250 mL |
| 冲洗盆 | 0.9% 氯化钠注射液 | 500 mL |

表8-11-4　心脏电生理检查常用抢救药品

| 药品 | 用量（支） | 药品 | 用量（支） |
|---|---|---|---|
| 盐酸利多卡因注射液（5 mL:0.1 g） | 1 | 盐酸肾上腺素（1 mL:1 mg） | 1 |
| 肝素钠注射液（2 mL:12500 U） | 1 | 盐酸普罗帕酮注射液（10 mL:35 mg） | 2～3 |
| 盐酸异丙肾上腺素（2 mL:1 mg） | 1 | 三磷酸腺苷注射液（20 mL:20 mg） | 2 |
| 硫酸阿托品注射液（1 mL:0.5 mg） | 2 | | |

表 8-11-5 心脏电生理检查备用抢救药品

| 药品 | 用量 |
|------|------|
| 盐酸多巴胺注射液（2 mL:20 mg） | 若干 |
| 盐酸去甲肾上腺素注射液（1 mL:2 mg） | 若干 |

## 三、手术护理配合

1. 手术患者交接与核对

详见本章第一节。

2. 患者评估与准备

详见本章第一节。

3. 手术步骤和护理配合

心脏电生理检查基本步骤及护理配合见表 8-11-6。

表 8-11-6 心脏电生理检查基本步骤及护理配合

| 手术步骤 | 护理配合 |
|---------|---------|
| 体位安置 | （1）根据心律失常初步诊断选择合适的穿刺部位，选择性暴露贵要静脉、锁骨下静脉、颈内外静脉和双侧股静脉等穿刺点消毒区域。穿刺股静脉患者双下肢外展位；穿刺锁骨下静脉患者应去枕，头偏向穿刺对侧，嘱其肩膀放松，双手臂紧靠身体两侧，注意予患者保暖和保护隐私。<br>（2）做好患者放射防护，将铅防护垫垫于头颈部及臀下。<br>（3）必要时给予骨隆突处皮肤减压保护。 |
| 手术台铺设 | （1）严格按照无菌技术操作规范要求打开一次性心脏介入手术包及介入器械包，规范铺设无菌器械台，合理摆放手术器械，在盛放生理盐水 500 mL 的无菌盆 / 无菌碗中加入肝素 1000 U，在小药杯中加入 2% 利多卡因 10 mL，并将一次性使用耗材按无菌原则打开放到器械台上。<br>（2）套一次性使用无菌机罩，注意在手术间活动的人员避免跨越或接触无菌区域。 |
| 消毒铺巾 | （1）协助消毒，穿刺锁骨下静脉消毒范围：上至颈部上缘，下至上臂上 1/3 和乳头上缘，两侧过腋中线；穿刺股静脉消毒范围：上至脐部水平，下至大腿上、中 1/3 处，两侧至腋中线的区域。<br>（2）协助医生铺设无菌手术单，建立无菌区域，同时告知患者如有不适应口头告知医生或护士，不能随意活动肢体，避免污染无菌区域。<br>（3）协助医生穿无菌手术衣，戴无菌手套。 |

续表

| 手术步骤 | 护理配合 |
|---|---|
| 局部麻醉 | 告知患者局部麻醉时有针刺感，尽量让患者放松，避免深呼吸、咳嗽等动作。 |
| 穿刺置管 | （1）手术医生根据心律失常的类型及复杂程度以及自身的习惯，选择合适的穿刺部位，一般室上性心动过速选择穿刺锁骨下静脉、股静脉，分别放置冠状窦电极和右心室电极，然后根据电生理检查结果再决定穿刺股动脉或股静脉。其他类型的心律失常消融均应根据心电图诊断或食道电生理检查结果来决定穿刺部位及不同导管的放置。<br><br>（2）关注穿刺过程，如出现穿刺不顺利，协助医生更换穿刺部位或鞘管；如出现原穿刺部位渗血、血肿，应立即行压迫止血或包扎，并协助医生在新穿刺部位建立无菌区域。 |
| 电生理检查 | （1）提供合适的电生理标测导管。<br><br>（2）放置导管时关注透视影像，如导管在血管前进过程中遇到阻力，应主动询问患者有无腰腹部疼痛等，必要时立即暂停手术，排除血管夹层等并发症。<br><br>（3）冠状窦电极导管置入的护理：锁骨下静脉置入患者应主动询问其是否有耳部异响，观察导管是否进入颈内静脉。<br><br>（4）四级电生理导管置入的护理：密切监测心律、心率，如发现短阵室速应立即汇报手术医生，必要时暂停置管，避免导管机械刺激诱发恶性心律失常。<br><br>（5）程序刺激时的护理：记录程序刺激的参数，重视患者主诉，并告知患者可能出现的症状，多巡视，给予心理支持。<br><br>（6）药物诱发时的护理：遵医嘱给予药物诱发（异丙肾上腺素、阿托品等），注意个体差异及药物使用禁忌。告知患者可能出现的症状，给予心理支持，有支气管哮喘者禁用三磷酸腺苷注射液，有高血压者慎用异丙肾上腺素，有青光眼、前列腺肥大者禁用阿托品，遵医嘱调节药物剂量。<br><br>（7）术中密切观察病情变化，严防并发症。重视患者主诉，观察患者面色、神志、生命体征、X射线影像特征变化，如诱发出 VT/VF 影响血流动力学者应立即快速行同步电复律/非同步电除颤，发现其他异常情况及时通知医生，并迅速、及时、准确配合抢救。<br><br>（8）及时记录术中患者病情变化、用药情况及效果，准确填写术中护理记录。 |
| 术毕包扎 | （1）术后协助医生根据穿刺部位采取合适的包扎方式，如锁骨下静脉、股静脉可直接采用敷贴加沙袋压迫，而股动脉则应采用人工压迫或闭合血管的方式进行，然后转沙袋压迫。<br><br>（2）压迫止血时应注意压迫点应处于穿刺内口上方，才能达到压迫动脉血管穿刺口的目的，避免出现仅压迫到皮肤穿刺口而引起的皮下血肿。 |

续表

| 手术步骤 | 护理配合 |
|---|---|
| 术毕包扎 | （3）保持止血绷带松紧度适宜，患者穿刺侧肢无胀痛麻木，末梢无发绀，穿刺点不出血且穿刺点远方仍可触及动脉搏动为最佳止血状态。<br>（4）在拔除动脉鞘管时，应注意患者是否出现心率减慢、血压降低、皮肤苍白、大汗淋漓等迷走反射症状，一旦出现应及时处理，如予阿托品、多巴胺等拮抗处理后，患者血压仍低，应注意是否存在失血性休克。 |
| 患者转运 | （1）完整填写术中护理记录单、手术安全核查单、介入手术患者交接记录单，要求准确、规范、无漏项。<br>（2）再次核对患者信息，确认穿刺部位包扎固定良好，无出血及血肿，交代术后注意事项并安全转运，安排手术医生和/或护理员携带术中护理记录单护送患者回病房。 |
| 终末处理 | （1）补充术中用药及收取相应的手术费用。<br>（2）术中使用的器械清洗后等待供应室回收消毒；敷料、耗材及其他医疗垃圾，按照医疗废物进行分类处理。<br>（3）关闭仪器设备电源，妥善整理各种连接线。<br>（4）按照手术室环境表面清洁与消毒规定《医疗机构消毒技术规范》（WS/T 367—2012），指导护理员对手术间进行终末清洁与消毒。 |

# 第十二节　射频消融术

## 一、概述

射频消融术（radio frequency catheter ablation，RFCA），是将电极导管经静脉或动脉血管送入心腔特定部位，释放射频电流导致局部心内膜及心内膜下心肌凝固性坏死，达到阻断快速心律失常的异常传导束和起源点的介入性技术。经导管向心腔内导入的射频电流损伤范围在 1～3 mm，不会造成机体危害。RFCA 目前已经成为根治阵发性心动过速、快速性心律失常最有效的方法。基本设备包括 X 射线机、射频消融仪及心内电生理检查仪器。

RFCA 目前适用于房性心律失常中的房性心动过速、房性早搏、心房扑动、房颤，房室交界性心律失常中的房室结折返性心动过速、房室折返性心动过速，以及室性心律失常中的室性早搏、室性心动过速、心室扑动等。

【麻醉方式】局部麻醉或全身麻醉。

【导管入路】颈内静脉、锁骨下静脉、腋静脉、股静脉、股动脉、心外膜等。

## 二、术前准备

【环境准备】导管手术间环境安全，层流空调/空气消毒机正常运行，规范清洁消毒，环境符合使用标准。屏蔽设施完好，符合《医用电气设备第 2-43 部分：介入操作 X 射线设备的基本安全和基本性能专用要求》（GB 9706.243—2021）。

【仪器准备】心血管系统检查专用血管造影机及相应的 X 射线防护设备、多导电生理记录仪、心脏程控刺激仪、射频消融仪、三维电标测系统、超声诊断系统、盐水灌注泵、心电监护仪（带有创压、血氧饱和度、二氧化碳及体温监测）、除颤仪、吸氧装置、临时起搏器、ACT 监测仪、血气分析仪、气管插管及麻醉呼吸机等均处于备用状态。

【无菌物品准备】心血管造影手术包、心血管造影敷料包、一次性使用无菌机罩（1 套）/一次性使用心血管造影包等符合使用要求（详见本章第一节）。

【耗材准备】

1. 房室结内折返性心动过速

房室结内折返性心动过速经导管消融耗材和备用耗材见表 8-12-1、表 8-12-2。

表 8-12-1　房室结内折返性心动过速经导管消融耗材

| 耗材 | 用量 | 耗材 | 用量 |
|---|---|---|---|
| 6F/7F 导管鞘（11 cm） | 2～3 副 | 10 mL 注射器 | 若干 |
| 穿刺针套件 | 1 套 | 11 号刀片 | 1 把 |
| 四级电生理导管 + 导管连线 | 1～2 套 | 无菌手套 | 若干 |
| 十级电生理导管 + 导管连线 | 1 套 | 5 mL 注射器 | 若干 |
| 温控消融导管 + 导管连线 | 1 套 | 一次性使用无菌机罩 | 1 套 |

表 8-12-2　房室结内折返性心动过速经导管消融备用耗材

| 备用耗材 | 用量 | 备用耗材 | 用量 |
|---|---|---|---|
| 8F/8.5F 房间隔穿刺鞘 | 1 副 | 冷盐水灌注消融电极导管 + 导管连线 | 1 套 |
| 三维标测体表电极 | 1 根 | 导管鞘（23 cm） | 1～2 副 |
| 超滑导丝 | 1 根 | | |

## 2. 房室折返性心动过速

房室折返性心动过速经导管消融耗材和备用耗材见表 8-12-3、表 8-12-4。

表 8-12-3　房室折返性心动过速经导管消融耗材

| 耗材 | 用量 | 耗材 | 用量 |
|---|---|---|---|
| 6F/7F 导管鞘（11 cm） | 2～3 副 | 10 mL 注射器 | 若干 |
| 穿刺针套件 | 1 套 | 11 号刀片 | 1 把 |
| 四级电生理导管＋导管连线 | 1～2 套 | 无菌手套 | 若干 |
| 十级电生理导管＋导管连线 | 1 套 | 5 mL 注射器 | 若干 |
| 温控消融电极导管＋导管连线 | 1 套 | 一次性使用无菌机罩 | 1 套 |

表 8-12-4　房室折返性心动过速经导管射频消融备用耗材

| 备用耗材 | 用量 | 备用耗材 | 用量 |
|---|---|---|---|
| 8F/8.5F 房间隔穿刺鞘 | 1 副 | 房间隔穿刺针 | 1 根 |
| 导管鞘（23 cm） | 1～2 副 | 冷盐水灌注消融电极导管＋导管连线 | 1 套 |
| 三维标测体表电极 | 1 根 | | |

## 3. 房性早搏、房性心动过速、心房扑动

房性早搏、房性心动过速、心房扑动经导管消融耗材和备用耗材见表 8-12-5、表 8-12-6。

表 8-12-5　房性早搏、房性心动过速、心房扑动经导管消融耗材

| 耗材 | 用量 | 耗材 | 用量 |
|---|---|---|---|
| 6F/7F 导管鞘 | 2～3 副 | 冷盐水灌注消融电极导管＋导管连线 | 1 套 |
| 穿刺针套件 | 1 套 | 11 号刀片 | 1 把 |
| 四级电生理导管＋导管连线 | 1～2 套 | 无菌手套 | 若干 |
| 十级电生理导管＋导管连线 | 1 套 | 10 mL 注射器 | 若干 |
| 三维标测体表电极 | 1 根 | 5 mL 注射器 | 若干 |
| 8F/8.5F 房间隔穿刺鞘 | 1 副 | 一次性使用无菌机罩 | 1 套 |
| 冷盐水灌注皮条 | 1 根 | | |

表 8-12-6　房性早搏、房性心动过速、心房扑动经导管射频消融备用耗材

| 备用耗材 | 用量 | 备用耗材 | 用量 |
|---|---|---|---|
| 可调弯导管鞘 | 1 副 | 环状标测电极导管（星形标测电极导管）+ 导管连线 | 1 套 |
| 房间隔穿刺针 | 1 根 | 多功能标测导管 | 1 根 |
| 三维诊断超声导管 | 1 根 | | |

### 4. 房颤

房颤经导管消融耗材和备用耗材见表 8-12-7、表 8-12-8。

表 8-12-7　房颤经导管消融耗材

| 耗材 | 用量 | 耗材 | 用量 |
|---|---|---|---|
| 6F/7F 导管鞘 | 2～3 副 | 冷盐水灌注皮条 | 1 根 |
| 穿刺针套件 | 1 套 | 冷盐水灌注消融电极导管 + 导管连线 | 1 套 |
| 四级电生理导管 + 导管连线 | 1～2 套 | 环状标测电极导管（星形标测电极导管）+ 导管连线 | 1 套 |
| 十级电生理导管 + 导管连线 | 1 套 | 11 号刀片 | 1 把 |
| 三维标测体表电极 | 1 根 | 无菌手套 | 若干 |
| 8F/8.5F 房间隔穿刺鞘 | 1 副 | 一次性使用无菌机罩 | 1 套 |
| 房间隔穿刺针 | 1 根 | 5 mL/10 mL/20 mL 注射器 | 若干 |

表 8-12-8　房颤经导管射频消融备用耗材

| 备用耗材 | 用量 | 备用耗材 | 用量 |
|---|---|---|---|
| 可调弯导管鞘 | 1 副 | 多功能标测导管 + 导管连线 | 1 套 |
| 三维诊断超声导管 | 1 根 | 星形磁电双定位标测导管 | 1 根 |

### 5. 室性早搏、室性心动过速

室性早搏、室性心动过速经导管消融耗材和备用耗材见表 8-12-9、表 8-12-10。

表 8-12-9　室性早搏、室性心动过速经导管消融耗材

| 耗材 | 用量 | 耗材 | 用量 |
|---|---|---|---|
| 6F/7F/8F 导管鞘 | 1～2 副 | 冷盐水灌注皮条 | 1 根 |
| 穿刺针套件 | 1 套 | 冷盐水灌注消融电极导管 + 导管连线 | 1 套 |

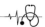

续表

| 耗材 | 用量 | 耗材 | 用量 |
|---|---|---|---|
| 四级电生理导管 + 导管连线 | 1～2套 | 11号刀片 | 1把 |
| 三维标测体表电极 | 1根 | 无菌手套 | 若干 |
| 10 mL注射器 | 若干 | 一次性使用无菌机罩 | 1套 |

表8-12-10　室性早搏、室性心动过速经导管射频消融备用耗材

| 备用耗材 | 用量 | 备用耗材 | 用量 |
|---|---|---|---|
| 8F/8.5F 房间隔穿刺鞘 | 1副 | 三维诊断超声导管 | 1根 |
| 可调弯导管鞘 | 1副 | 多功能标测导管 + 导管连线 | 1套 |
| 十级电生理导管 + 导管连线 | 1套 | 心包穿刺长针 | 1根 |
| 2-0带针缝线 | 1根 | 猪尾造影导管 | 1根 |
| 静脉导管包 | 1套 | 一次性负压引流装置 | 1套 |

【药品准备】RFCA常用药品、镇痛镇静常用药品、备用药品、常用抢救药品及物品见表8-12-11至表8-12-14。

表8-12-11　RFCA常用药品

| 物品 | 药品 | 用量 |
|---|---|---|
| 小圆杯 | 盐酸利多卡因注射液（5 mL:0.1 g） | 5～10 mL |
| 小圆杯（标记） | 肝素钠注射液（2 mL:12500 U） | 12500 U |
| 大圆杯 | 对比剂 | 20～50 mL |
| 消毒杯 | 碘伏消毒液 | 50 mL |
| 治疗碗（标记） | 肝素钠注射液（2 mL:12500 U） | 6250 U |
| | 0.9%氯化钠注射液 | 250 mL |
| 治疗碗 | 0.9%氯化钠注射液 | 250 mL |
| 冲洗盆 | 0.9%氯化钠注射液 | 500 mL |

表 8-12-12　RFCA 镇痛镇静常用药品

| 药品 | 用量（支） | 药品 | 用量（支） |
|---|---|---|---|
| 帕瑞昔布钠 40 mg | 1 | 枸橼酸芬太尼（2 mL:0.1 mg） | 4 |
| | | 咪达唑仑（1 mL:5 mg） | 1 |
| 地西泮注射液（2 mL:10 mg） | 1～2 | 盐酸吗啡注射液（1 mL:10 mg） | 1～2 |

表 8-12-13　RFCA 备用药品

| 药品 | 用量 |
|---|---|
| 盐酸异丙肾上腺素（2 mL:1 mg） | 1 支 |
| 三磷酸腺苷注射液（2 mL:20 mg） | 若干 |

表 8-12-14　RFCA 常用抢救药品及物品

| 药品及物品 | 用量 |
|---|---|
| 盐酸多巴胺注射液（2 mL:20 mg） | 若干 |
| 盐酸去甲肾上腺素注射液（1 mL:2 mg） | 若干 |
| 硫酸阿托品注射液（1 mL:0.5 mg） | 若干 |
| 重酒石酸间羟胺注射液（1 mL:10 mg） | 若干 |
| 注射用重组人尿激酶原［5mg（50 万 IU）］ | 若干 |
| 硫酸鱼精蛋白注射液（5 mL:50 mg） | 若干 |
| 地塞米松磷酸钠注射液（1 mL:5 mg） | 若干 |
| 盐酸胺碘酮注射液（3 mL:0.15 g） | 若干 |
| 盐酸艾司洛尔注射液（1 mL:0.1 g） | 若干 |
| 氟马西尼注射液（5 mL:0.5 mg） | 1 支 |
| 50 mL 注射器 | 若干 |
| 输血器 | 1 套 |
| 心包穿刺长针 | 1 根 |
| 8F 导管鞘 | 1 副 |
| 猪尾造影导管 | 1 根 |
| 静脉导管包 | 1 套 |
| 2-0 带针缝线 | 1 根 |

## 三、手术护理配合

1. 手术患者交接与核对

详见本章第一节。

2. 患者评估与准备

详见本章第一节。

3. 手术步骤和护理配合

RFCA 基本步骤及护理配合见表 8-12-15。

表 8-12-15　RFCA 基本步骤及护理配合

| 手术步骤 | 护理配合 |
| --- | --- |
| 体位安置 | （1）暴露手术野，注意予患者保暖和保护隐私。<br>（2）做好患者放射防护：将铅防护垫垫于头颈部及臀下。<br>（3）必要时给予骨隆突处皮肤减压保护。 |
| 手术台铺设 | （1）严格按照无菌技术操作规范要求打开一次性心脏介入手术包及介入器械包，规范铺设无菌器械台，合理摆放手术器械，在盛放生理盐水 500 mL 的无菌盆 / 无菌碗中加入肝素 1000 U，在小药杯中加入 2% 盐酸利多卡因注射液 10 mL，并将一次性使用耗材按无菌原则打开放到器械台上。<br>（2）套一次性使用无菌机罩，非手术人员避免跨越或接触无菌区域。 |
| 消毒铺巾 | （1）协助消毒，穿刺锁骨下静脉消毒范围：上至颈部上缘，下至上臂上 1/3 和乳头上缘，两侧过腋中线；穿刺股静脉消毒范围：上至脐部水平，下至大腿上、中 1/3 处，两侧至腋中线的区域；心外膜消毒范围：上至锁骨，下过肋缘，两侧过腋中线。<br>（2）协助医生铺设无菌手术单，建立无菌区域，同时告知患者如有不适应口头告知医生或护士，不能随意活动肢体，避免污染无菌区域。<br>（3）协助医生穿无菌手术衣，戴无菌手套。 |
| 麻醉配合 | （1）局部麻醉：告知患者局部麻醉时有针刺感，尽量让患者放松，避免患者出现过度紧张引起心率增快、血管痉挛、心肌耗氧量增加等。<br>（2）全身麻醉：必要时铺设保温毯，温度设置 38～43 ℃，术中监测中心体温（食道温度），并调节体温在 36～37 ℃；骶尾部黏贴压疮贴，整理各种连接线，避免压迫局部皮肤；留置导尿。 |

续表

| 手术步骤 | 护理配合 |
|---|---|
| 穿刺配合 | （1）穿刺股静脉、股动脉患者双下肢外展位；穿刺锁骨下静脉或颈内静脉患者应去枕，头偏向穿刺对侧，嘱其肩膀放松，双手臂紧靠身体两侧，避免深呼吸、咳嗽等动作。<br>（2）关注穿刺过程，如出现穿刺不顺利，协助医生更换穿刺部位或鞘管；如出现原穿刺部位渗血、血肿，应立即行压迫止血或包扎，并协助医生重新穿刺部位。<br>（3）心外膜穿刺：准备心包穿刺长针、150 cm造影导丝、8F导管鞘，配制"0.9%氯化钠注射液2 mL+盐酸利多卡因注射液2 mL+对比剂2 mL"穿刺液，穿刺时：①穿刺过程中指导患者保持呼吸平稳及勿咳嗽，密切观察心电图及生命体征，发现非临床室性早搏立即提醒手术医生暂停穿刺，严防发生急性心脏压塞。②观察穿刺回抽液体的颜色，如为红色应立即停止穿刺。<br>（4）穿刺后应推注少量混合穿刺液，如X射线影像提示针尖部有团块状对比剂滞留影，表示针尖未进入心包腔或穿刺针进入心肌组织；如X射线下对比剂沿心脏边缘迅速弥散，表明穿刺针在心包内，进导丝后见导丝盘绕在心影内且走形顺畅，结合多方位影像，确定导丝在心包腔内方可送入导管鞘。 |
| 合理肝素化 | （1）穿刺股静脉：静脉注射肝素钠注射液2000 U。<br>（2）穿刺股动脉：静脉注射肝素钠注射液50～70 U/kg。<br>（3）导管进入左心房时，应监测术中ACT值，每15～30 min抽取静脉血检测，术中维持ACT值在250～350 s。ACT不达标时，根据数值与患者体重静脉注射肝素钠注射液50～100 U/kg。 |
| 电极放置 | （1）提供合适的电生理标测导管。<br>（2）放置导管时关注透视影像，如导管在血管前进过程中遇到阻力，应主动询问患者有无腰腹部疼痛等，必要时立即暂停手术，排除血管夹层等并发症。<br>（3）冠状窦电极导管置入的护理：锁骨下静脉置入患者应主动询问其是否有耳部异响，观察导管是否进入颈内静脉。<br>（4）四级电生理导管置入的护理：密切监测心律、心率，如发现短阵室速应立即汇报手术医生，必要时暂停置管，避免导管机械刺激诱发恶性心律失常。 |
| 房间隔穿刺 | 护理人员须了解影像特征，熟悉房间隔穿刺的每一个步骤：①穿刺前应告知患者不可深呼吸及咳嗽。②至少两个透视位证实穿刺针尖方向正确，房间隔穿刺后立即注射对比剂以确认穿刺针是否进入左心房；也可在超声导管辅助下进行房间隔穿刺。③放置并确认加硬导丝已置入左上肺静脉后再推进8F/8.5F导管鞘进入左心房。④进入左心房后立即肝素化。 |

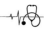

**续表**

| 手术步骤 | 护理配合 |
|---|---|
| 标测与模型构建 | （1）程序刺激时的护理：记录程序刺激的参数，重视患者主诉，并告知患者可能出现的症状，多巡视，给予心理支持。<br><br>（2）药物诱发时的护理：①遵医嘱给予药物诱发（异丙肾上腺素、阿托品等），注意个体差异及药物使用禁忌。②告知患者可能出现的症状，给予心理支持，有支气管哮喘者禁用三磷酸腺苷注射液，有高血压者慎用异丙肾上腺素，有青光眼、前列腺肥大者禁用阿托品，并及时遵医嘱调节药物剂量。③诱发时关注生命体征的变化，警惕恶性心律失常的发生。<br><br>（3）三维模型构建时的护理：指导患者呼吸平稳，不随意移动身体。 |
| 导管消融 | （1）消融前应提前告知患者配合注意事项：①由于体表电极的定位及导管在心脏内操作等原因，术中需制动，同时避免深呼吸及咳嗽等动作。②消融是热损伤，患者会伴有疼痛、胸闷、胸部不适等症状，若感知疼痛及不适无法忍受应及时呼叫。③放电时，负极板放置位置会有发热的感觉，若热感明显且不能耐受应及时呼叫。<br><br>（2）消融时护理人员重点巡视内容：①患者生命体征变化，警惕低血压现象的发生，如若发生，须警惕是否为心脏压塞。②患者消融参数的变化，尤其警惕功率、阻抗、温度的改变。③术前 X 射线影像特征及术中 X 射线影像的变化，若见心影搏动减弱须立即警惕有无心脏压塞的发生。④患者的面色及主诉：警惕休克面容特征。⑤关注术中出入量：冷盐水灌注量、患者尿量、输液量及有无出汗等。⑥了解手术进程，警惕房室传导阻滞、急性心脏穿孔、血栓栓塞等并发症的发生。如在消融时出现 P-R 延长、房室分离、交界性心律频率过快（≥150 次 /min）等，应立即停止消融，并观察有无永久性Ⅲ度房室传导阻滞的发生；如在冷盐水灌注消融时发生爆裂声，应警惕心脏穿孔的发生，密切观察生命体征的改变，同时做好急性心脏压塞的应急准备工作；如发现患者言语不清、口角歪斜、肢体活动受限应警惕脑卒中的发生。<br><br>（3）心外膜消融时的护理要点：①消融前协助完成冠状动脉造影，明确靶点与冠状动脉的距离并做好标记，关注心电图的变化，避免损伤冠状动脉。②保持心包内灌注的冷盐水引流通畅，如消融阻抗下降20 Ω 以上或收缩压下降20 mmHg 以上，应及时查找原因，必要时抽取心包内灌注盐水。③如消融靶点临近膈神经，消融过程中应起搏监测，警惕膈神经损伤。④观察心包引流量和颜色，谨防心脏压塞等并发症。 |

续表

| 手术步骤 | 护理配合 |
|---|---|
| 疼痛护理 | （1）消融时须告知患者疼痛部位及可能出现的疼痛程度，如消融左肺静脉后壁疼痛会比较剧烈，消融三尖瓣峡部时会有肩颈放射痛等。<br>（2）遵医嘱给予镇痛药物如芬太尼、帕瑞西布纳、盐酸吗啡注射液（1 mL:10 mg）等，使用中密切观察生命体征的变化，警惕呼吸抑制等并发症。<br>（3）可用减压球、冥想、音乐等方式转移患者注意力，减轻疼痛。 |
| 术毕包扎 | （1）鞘管拔除时的护理：根据穿刺部位，采取合适的包扎方式并注意伤口处有无血肿，并予以宽胶带加压包扎。<br>（2）对宽胶带粘贴部位使用液体敷料保护。 |
| 患者转运 | （1）完整填写术中护理记录单、手术安全核查单、介入手术患者交接记录单，要求准确、规范、无漏项。<br>（2）术后至恢复室留观15～30 min。观察患者生命体征、肢体活动度、神志等，了解患者主诉，根据术式及术中病情变化，部分患者须行心脏超声检查。<br>（3）确认穿刺部位包扎固定良好，无出血及血肿，生命体征无异常，再次核对患者信息，交代术后注意事项，安排手术医生和/或护理员携带术中护理记录单护送患者回病房。 |
| 终末处理 | （1）补充术中用药及收取相应的手术费用。<br>（2）术中使用的器械清洗后等待供应室回收消毒；敷料、耗材及其他医疗垃圾，按照医疗废物进行分类处理。<br>（3）关闭仪器设备电源，妥善整理各种连接线。<br>（4）按照手术室环境表面清洁与消毒规定《医疗机构消毒技术规范》（WS/T 367—2012），指导护理员对手术间进行终末清洁与消毒。 |

# 第十三节　经冷冻球囊导管消融术

## 一、概述

经冷冻球囊导管消融（cryoballoon ablation，CBA）为近年新出现的消融方法，已成为实现肺静脉隔离（pulmonary veinisolation，PVI）的标准方法之一。临床应用的冷冻剂为压缩的一氧化二氮，通过极其细小的通道输送至球囊，对组织进行冷冻，冷冻消融的机制系

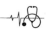

通过冷冻能源所造成的低温引起靶点心肌细胞坏死，进而达到治疗效果。对于药物不敏感、反复发作且有症状的阵发性房颤，国内外指南已将其列为导管消融治疗的 I 类推荐。

【麻醉方式】局部麻醉或全身麻醉。

【导管入路】颈内静脉、锁骨下静脉、腋静脉、股静脉。

## 二、术前准备

【环境准备】导管手术间环境安全，层流空调 / 空气消毒机正常运行，规范清洁消毒，环境符合使用标准。屏蔽设施完好，符合《医用电气设备第 2-43 部分：介入操作 X 射线设备的基本安全和基本性能专用要求》（GB 9706.243—2021）。

【仪器准备】心血管系统检查专用血管造影机及相应的 X 射线防护设备、多导电生理记录仪、冷冻消融仪、心脏程控刺激仪、心电监护仪（带有创压、血氧饱和度、二氧化碳及体温监测）、除颤仪、吸氧装置、临时起搏器、ACT 监测仪、射频消融仪、三维电标测系统、盐水灌注泵、血气分析仪、气管插管及麻醉呼吸机等均处于备用状态。

【无菌物品准备】心血管造影手术包、心血管造影敷料包、一次性使用无菌机罩（1 套）/一次性使用心血管造影包等符合使用要求（详见本章第一节）。

【耗材准备】CBA 耗材和备用耗材见表 8-13-1、8-13-2。

表 8-13-1　CBA 耗材

| 耗材 | 用量 | 耗材 | 用量 |
|---|---|---|---|
| 6F/7F/11F 导管鞘 | 2～3 副 | FlexCath 可调控型导管鞘 | 1 副 |
| 穿刺针套件 | 1 套 | Achieve 环形标测电极 + 导管连线 | 1 套 |
| 8F/8.5F 房间隔穿刺鞘 | 1～2 副 | 电缆 + 气缆 | 1 套 |
| 房间隔穿刺针 | 1 根 | 11 号刀片 | 1 把 |
| 四级电生理导管 + 导管连线 | 1～2 套 | 无菌手套 | 若干 |
| 十级电生理导管 + 导管连线 | 1 套 | 一次性使用无菌机罩 | 1 套 |
| Y 接头 + 三联三通 + 环柄注射器 + 连接管 | 1 套 | 加压袋 | 1 个 |
| Arctic Front 冷冻球囊导管 23 mm 或 28 mm | 1 根 | 2 mL/10 mL/20 mL 注射器 | 若干 |

表 8-13-2　CBA 备用耗材

| 备用耗材 | 用量 |
|---|---|
| 三维体表电极 | 1 根 |

续表

| 备用耗材 | 用量 |
|---|---|
| 冷盐水灌注消融电极导管 + 导管连线 | 1 套 |
| 冷盐水灌注皮条 | 1 根 |
| 压力传感器 | 1 个 |

【药品准备】CBA 常用药品、镇痛镇静常用药品、备用药品、常用抢救药品及物品见表 8-13-3 至表 8-13-6。

表 8-13-3　CBA 常用药品

| 物品 | 药品 | 用量 |
|---|---|---|
| 小圆杯 | 盐酸利多卡因注射液（5 mL:0.1 g） | 5 ～ 10 mL |
| 小圆杯（标记） | 肝素钠注射液（2 mL:12500 U） | 12500 U |
| 大圆杯 | 对比剂 | 20 ～ 50 mL |
| 消毒杯 | 碘伏消毒液 | 50 mL |
| 治疗碗（标记） | 肝素钠注射液（2 mL:12500 U） | 6250 U |
| | 0.9% 氯化钠注射液 | 250 mL |
| 治疗碗 | 0.9% 氯化钠注射液 | 250 mL |
| 冲洗盆 | 0.9% 氯化钠注射液 | 500 mL |

表 8-13-4　CBA 镇痛镇静常用药品

| 药品 | 用量（支） | 药品 | 用量（支） |
|---|---|---|---|
| 盐酸异丙肾上腺素（2 mL:1 mg） | 1 | 枸橼酸芬太尼（2 mL:0.1 mg） | 4 |
| 帕瑞昔布钠 40 mg | 1 | 咪达唑仑（1 mL:5 mg） | 1 |
| 地西泮注射液（2 mL:10 mg） | 1 ～ 2 | 盐酸吗啡注射液（1 mL:10 mg） | 1 ～ 2 |

表 8-13-5　CBA 备用药品

| 药品 | 用量 | 药品 | 用量 |
|---|---|---|---|
| 盐酸异丙肾上腺素（2 mL:1 mg） | 1 支 | 三磷酸腺苷注射液（2 mL:20 mg） | 若干 |
| 地塞米松磷酸钠注射液（1 mL:5 mg） | 1 支 | 硫酸阿托品注射液（1 mL:0.5 mg） | 若干 |

表8-13-6　CBA常用抢救药品及物品

| 药品及物品 | 用量 |
|---|---|
| 盐酸多巴胺注射液（2 mL:20 mg） | 若干 |
| 盐酸去甲肾上腺素注射液（1 mL:2 mg） | 若干 |
| 质子泵抑制剂 | 若干 |
| 注射用凝血酶原 | 若干 |
| 硫酸鱼精蛋白注射液（5 mL:50 mg） | 1支 |
| 静脉导管包 | 1套 |
| 50 mL注射器 | 若干 |
| 输血器 | 1套 |
| 心包穿刺长针 | 1根 |
| 8F导管鞘 | 1副 |
| 猪尾造影导管 | 1根 |

## 三、手术护理配合

1. 手术患者交接与核对

详见本章第一节。

2. 患者评估与准备

详见本章第一节。

3. 手术步骤和护理配合

CBA基本步骤及护理配合见表8-13-7。

表8-13-7　CBA基本步骤及护理配合

| 手术步骤 | 护理配合 |
|---|---|
| 体位安置 | （1）暴露手术野，注意予患者保暖和保护隐私。<br>（2）做好患者放射防护：将铅防护垫垫于头颈部及臀下。<br>（3）必要时给予骨隆突处皮肤减压保护。 |

续表

| 手术步骤 | 护理配合 |
|---|---|
| 手术台铺设 | （1）严格按照无菌技术操作规范要求打开一次性心脏介入手术包及介入器械包，规范铺设无菌器械台，合理摆放手术器械，在盛放生理盐水 500 mL 的无菌盆 / 无菌碗中加入肝素 1000 U，在小药杯中加入 2% 盐酸利多卡因注射液 10 mL，并将一次性使用耗材按无菌原则打开放到器械台上。<br><br>（2）套一次性使用无菌机罩，非手术人员避免跨越或接触无菌区域。 |
| 消毒铺巾 | （1）协助消毒，穿刺锁骨下静脉消毒范围：上至颈部上缘，下至上臂上 1/3 和乳头上缘，两侧过腋中线；穿刺股静脉消毒范围：上至脐部水平，下至大腿上、中 1/3 处，两侧至腋中线的区域。<br><br>（2）协助医生铺设无菌手术单，建立无菌区域，同时告知患者如有不适应口头告知医生或护士，不能随意活动肢体，避免污染无菌区域。<br><br>（3）协助医生穿无菌手术衣，戴无菌手套。 |
| 麻醉配合 | （1）局部麻醉：告知患者局部麻醉时有针刺感，尽量让患者放松，避免患者出现过度紧张引起心率增快、血管痉挛、心肌耗氧量增加等。<br><br>（2）全身麻醉：必要时铺设保温毯，温度设置 38～43 ℃，术中监测中心体温（食道温度），并调节体温在 36～37 ℃；骶尾部黏贴压疮贴，整理各种连接线，避免压迫局部皮肤；留置导尿。 |
| 穿刺配合 | （1）穿刺股静脉患者双下肢外展位；穿刺锁骨下静脉患者应去枕，头偏向穿刺对侧，嘱其肩膀放松，双手臂紧靠身体两侧，避免深呼吸、咳嗽等动作。<br><br>（2）关注穿刺过程，在置换 FlexCath 鞘管时，应渐进性预扩股静脉穿刺部位，此时须了解患者感受，警惕过度疼痛引起的相关并发症。<br><br>（3）如出现原穿刺部位渗血、血肿，应立即行压迫止血或包扎，并协助医生重新穿刺部位。 |
| 合理肝素化 | 应监测术中 ACT 值，每 15～30 min 抽取静脉血检测，术中维持 ACT 值在 250～350 s。ACT 不达标时，根据数值与患者体重静脉注射肝素钠注射液 50～100 U/kg。 |
| 电极放置 | （1）提供合适的电生理标测导管。<br><br>（2）放置导管时关注透视影像，如导管在血管前进过程中遇到阻力，应主动询问患者有无腰腹部疼痛等，必要时立即暂停手术，排除血管夹层等并发症。<br><br>（3）冠状窦电极导管置入的护理：锁骨下静脉置入患者应主动询问是否有耳部异响，观察导管是否进入颈内静脉。<br><br>（4）四级电生理导管置入的护理：密切监测心律、心率，如发现短阵室速应立即汇报手术医生，必要时暂停置管，避免导管机械刺激诱发恶性心律失常。 |

续表

| 手术步骤 | 护理配合 |
|---|---|
| 房间隔穿刺 | 护理人员须了解影像特征，熟悉穿间隔的每一个步骤：①穿刺前应告知患者不可深呼吸及咳嗽。②至少两个透视位证实穿刺针尖方向正确，房间隔穿刺后立即注射对比剂以确认穿刺针是否进入左心房；也可在超声导管辅助下进行房间隔穿刺。③放置并确认加硬导丝已置入左上肺静脉后再推进8F/8.5F导管鞘进入左心房。④进入左心房后立即肝素化。 |
| 导管消融 | （1）消融前应提前告知患者配合注意事项：①由于导管在心脏内操作等原因，术中需制动，同时避免深呼吸及咳嗽等动作。②冷冻消融是冷损伤，患者会伴有头痛、面部麻木、胸部不适、咳嗽等症状，若感知不适无法忍受时应及时呼叫。<br><br>（2）消融时护理人员重点配合内容：①通过FlexCath鞘管上输液管连接注射泵（1 U/mL）以20～30 mL/h持续不断冲洗鞘管。②在干燥的环境下连接电缆和气缆，防止球囊进水。③配合连接三联三通（一孔接对比剂，一孔接肝素生理盐水，一孔备用测压）。④提醒手术医生切勿回抽冷冻球囊导管（会从Y接头Achieve电极插入处抽入空气，一旦有空气进入系统，须将整个系统撤出体外重新排气）。⑤根据手术医生需求，提供合适的球囊导管。⑥记录每次球囊消融时间，二代球囊单次消融时间不超过3 min，记录总的充气及消融的次数和时间。⑦监测流量、压力及导管尾气温度，冷冻30 s时温度低于-40 ℃，可视为温度下降过快，可能增加食道及膈神经损伤的风险；温度低至-55 ℃，应停止冷冻消融，避免邻近组织的损伤；复温过程中，须提醒手术医生球囊一定要复温至35 ℃以上再操作导管，避免组织黏附。<br><br>（3）了解手术进程，密切观察患者主诉、肢体活动、生命体征、影像等变化，警惕迷走反射、膈神经损伤、血栓（气栓）、心脏压塞等并发症的发生；如在消融左上肺静脉冷冻复温气囊排气回缩时警惕迷走反射伴严重心动过缓、低血压的发生，须备用临时起搏，或预防性使用胆碱能受体拮抗剂，如阿托品等；如在右肺静脉冷冻消融过程中发现膈肌运动减弱或消失，有可能为膈神经损伤，应立即停止冷冻，待膈神经功能恢复后再继续手术。 |
| 疼痛护理 | （1）遵医嘱给予镇痛药物如芬太尼、帕瑞西布纳、吗啡等，使用中密切观察生命体征的变化，警惕呼吸抑制等并发症。<br><br>（2）可用减压球、冥想、音乐等方式转移患者注意力，减轻疼痛。 |

续表

| 手术步骤 | 护理配合 |
|---|---|
| 术毕包扎 | （1）鞘管拔除时的护理：根据穿刺部位，采取合适的包扎方式并注意伤口处有无血肿，并予以宽胶带加压包扎。<br><br>（2）对宽胶带粘贴部位使用液体敷料保护。 |
| 患者转运 | （1）完整填写术中护理记录单、手术安全核查单、介入手术患者交接记录单，要求准确、规范、无漏项。<br><br>（2）术后至恢复室留观15～30 min。观察患者生命体征、肢体活动度、神志等，所有患者均须行心脏超声检查。<br><br>（3）确认穿刺部位包扎固定良好，无出血及血肿，生命体征无异常，再次核对患者信息，交代术后注意事项，安排手术医生和（或）护理员携带术中护理记录单护送患者回病房。 |
| 终末处理 | （1）补充术中用药及收取相应的手术费用。<br><br>（2）术中使用的器械清洗后等待供应室回收消毒；敷料、耗材及其他医疗垃圾，按照医疗废物进行分类处理。<br><br>（3）关闭仪器设备电源，妥善整理各种连接线。<br><br>（4）按照手术室环境表面清洁与消毒规定《医疗机构消毒技术规范》（WS/T 367—2012），指导护理员对手术间进行终末清洁与消毒。 |

# 第十四节　左心耳封堵术

## 一、概述

左心耳封堵术（left artial appendage closure，LAAC）指采用介入的手术方式穿刺股静脉，经股静脉通过导管递送系统，将预制、预装的左心耳封堵装置输送并固定于左心耳，以覆盖或填塞的方式隔绝左心耳与左心房的血流交通，预防左心耳血栓形成，从而达到降低栓塞事件的目的。LAAC疗效确切，创伤小，无明显痛苦，恢复快，安全，成功率高，目前已被广泛应用于临床。

【麻醉方式】

（1）局部麻醉加强化：1%～2%盐酸利多卡因注射液。

（2）静脉麻醉：氯胺酮、丙泊酚，常辅以适量芬太尼、舒芬太尼等阿片类镇痛剂。

【血管入路】股静脉。

## 二、术前准备

【环境准备】导管手术间环境安全，层流空调/空气消毒机正常运行，规范清洁消毒，环境符合使用标准。屏蔽设施完好，符合《医用电气设备第 2-43 部分：介入操作 X 射线设备的基本安全和基本性能专用要求》（GB 9706.243—2021）。

【仪器准备】仪器设备处于完好备用状态（见表 8-14-1）。

表 8-14-1　LAAC 常用仪器设备

| 序号 | 设备 | 用量 | 序号 | 设备 | 用量 |
|---|---|---|---|---|---|
| 1 | DSA 机 | 1 台 | 11 | 血流动力学监护系统 | 1 套 |
| 2 | 麻醉机 | 1 台 | 12 | 除颤仪（含除颤电极片） | 1 台 |
| 3 | 麻醉复苏设备（喉镜、呼吸囊） | 1 套 | 13 | 超声仪＋食道探头 | 1 套 |
| 4 | ACT 仪 | 1 台 | 14 | 吸引装置 | 2 套 |
| 5 | 充气升温装置 | 1 套 | 15 | 器械台 | 2～3 台 |
| 6 | 输液加温器 | 2 台 | 16 | 治疗车 | 2～3 台 |
| 7 | 输液泵 | 2～3 台 | 17 | 恒温箱 | 1 个 |
| 8 | 推注泵 | 2～3 台 | 18 | 洗手设备 | 2 套 |
| 9 | 中心供氧及气源 | 2 套 | 19 | 铅防护用品 | 充足齐全 |
| 10 | 电刀装置（按需） | 1 个 | 20 | 加压袋 | 1 个 |

【无菌物品准备】心血管造影手术包、心血管造影敷料包、一次性使用无菌机罩（1 套）/一次性使用心血管造影包等符合使用要求（详见本章第一节）。

【耗材准备】LAAC 耗材见表 8-14-2。

表 8-14-2　LAAC 耗材

| 耗材 | 用量 | 耗材 | 用量 |
|---|---|---|---|
| 输送系统（各型号） | 1 套 | 房间隔穿刺鞘 | 1 副 |
| 左心耳封堵器（各型号） | 1 个 | 房间隔穿刺针 | 1 根 |

续表

| 耗材 | 用量 | 耗材 | 用量 |
|---|---|---|---|
| 超硬钢丝 supperstiff 7 cm（Boston） | 1 根 | 螺纹注射器（各型号） | 若干 |
| 血管鞘组 8F/11F（按需） | 1 副 | 注射器（各型号） | 若干 |
| 三联三通 | 1 个 | 无菌手套 | 若干 |
| 环柄注射器 | 1 支 | 一次性使用无菌机罩 | 1 套 |
| 压力传感器 | 1 个 | 输液器 | 若干 |
| 0.035″ 诊断导丝 150 cm J 型 | 1 根 | 圈套器 snare（按需） | 1 个 |
| 压力连接管 122 cm | 1 根 | 3M 敷贴绷带 | 若干 |
| 造影导管 6F PIG | 1 根 | 心腔内超声导管 ICE（按需） | 1 根 |
| 血管缝合器 ProGlide（按需） | 1 个 | 15F 可调弯鞘 /14 ～ 16F 抗折鞘（按需） | 若干 |
| 无菌尾线套 | 若干 | | |

【药品准备】LAAC 常用药品、备用药品、备用抢救药品见表 8-14-3 至表 8-14-5。

表 8-14-3　LAAC 常用药品

| 物品 | 药品 | 用量 |
|---|---|---|
| 小圆杯 | 盐酸利多卡因注射液（5 mL:0.1 g） | 5 ～ 10 mL |
| 小圆杯（标记） | 肝素钠注射液（2 mL:12500 U） | 12500 U |
| 大圆杯 | 对比剂 | 50 ～ 100 mL |
| 消毒杯 | 碘伏消毒液 | 50 mL |
| 治疗碗（标记） | 肝素钠注射液（2 mL:12500 U） | 6250 U |
| | 0.9% 氯化钠注射液 | 250 mL |
| 治疗碗 | 0.9% 氯化钠注射液 | 250 mL |
| 冲洗盆 | 0.9% 氯化钠注射液 | 500 mL |

表 8-14-4　LAAC 备用药品

| 药品 | 用量 |
|---|---|
| 盐酸利多卡因注射液（5 mL:0.1 g） | 1 支 |
| 肝素钠注射液（2 mL:12500 U）/ 比伐芦定（0.25 g/ 支） | 3 支 /1 支 |

续表

| 药品 | 用量 |
|------|------|
| 0.9% 氯化钠注射液 （500 mL/ 袋） | 2 袋 |
| 0.9% 氯化钠注射液（1000 mL/ 袋） | 1 袋 |
| 对比剂（100 mL/ 瓶） | 1 瓶 |

表 8-14-5　LAAC 备用抢救药品

| 药品 | 用量 | 药品 | 用量 |
|------|------|------|------|
| 硫酸阿托品注射液（1 mL:0.5 mg） | 若干 | 地塞米松磷酸钠注射液（1 mL:5 mg） | 若干 |
| 注射用甲泼尼龙琥珀酸钠（40 mg/ 瓶） | 若干 | 氢化可的松注射液（2 mL:10 mg） | 若干 |
| 盐酸多巴胺注射液（2 mL:20 mg） | 若干 | 盐酸肾上腺素注射液（1 mL:1 mg） | 若干 |
| 胶体注射液（500 mL） | 若干 | 盐酸去甲肾上腺素（1 mL:1 mg） | 若干 |
| 硫酸鱼精蛋白注射液（5 mL:50 mg） | 若干 | 维生素 K（1 mL:10 mg） | 若干 |

## 三、手术护理配合

1. 手术患者交接与核对

详见本章第一节。

2. 患者评估与准备

详见本章第一节。

3. 手术步骤和护理配合

LAAC 基本步骤及护理配合见表 8-14-6。

表 8-14-6　LAAC 基本步骤及护理配合

| 手术步骤 | 护理配合 |
|---------|---------|
| 消毒体位安置 | 协助患者取舒适平卧位，双下肢分开并外展，暴露双侧腹股沟消毒区域（范围为脐下至大腿中上 1/3 处），注意予患者保暖与保护隐私，安慰关心患者。 |

续表

| 手术步骤 | 护理配合 |
|---|---|
| 手术麻醉 | （1）"全身麻醉＋经食管超声心动图（TEE）"为目前建议的标准术式。协助麻醉师建立中心静脉导管、桡动脉压力监测；予留置导尿并妥善固定。<br>（2）局部麻醉＋心腔内超声（ICE）：①告知患者局部麻醉时有针刺感，尽量让患者放松，避免因过度紧张引起心率增快、血管痉挛等。②遵医嘱给予镇痛镇静药物，并观察用药后的反应。 |
| 超声评估 | 探查左心房和左心耳，再次确认左心房或左心耳内是否存在血栓（包括云雾状回声），并明确心包积液情况。 |
| 开包备台 | 手术配台护士面向手术台，按照无菌操作技术打开心血管介入手术包，规范铺置无菌器械台，并将手术耗材有序放置于器械台上。 |
| 消毒铺巾 | （1）准备加温至37 ℃的消毒液，消毒患者双侧腹股沟区域，协助铺巾，建立无菌区域。<br>（2）协助医师穿无菌手术衣，戴无菌手套。<br>（3）套一次性使用无菌机罩和铅屏套，避免跨越或接触无菌区域。 |
| 穿刺置管 | （1）穿刺一侧股静脉，放置鞘管。<br>（2）严密观察患者生命体征，穿刺过程中如出现穿刺部位渗血、血肿，应立即行压迫止血或包扎，并协助医生重新穿刺部位。 |
| 房间隔穿刺 | （1）有序准备房间隔穿刺针、穿刺鞘等系列耗材。<br>（2）在X射线和超声引导下，沿0.032″钢丝送入房间隔穿刺鞘至上腔静脉。<br>（3）退钢丝并送入连接对比剂的穿刺针（根据左右心房大小塑形）。穿刺位点通常选择在房间隔靠中下和中后部。如房间隔穿刺部位较韧、较厚，穿刺针通过困难，可使用穿刺针针芯/冠脉介入导丝尾端（硬端）顶住房间隔穿刺点穿刺，必要时辅用外科手术电刀（选用电切功能10～20 W，通电时间小于2 s）。完成定位穿刺后，缓慢回撤穿刺针，送入导引钢丝至左上肺静脉，将穿刺鞘穿过房间隔充分扩张穿刺点，导引钢丝入左上肺静脉。<br>（4）房间隔穿刺成功后，按照患者体重（70～100 U/kg）完成全身肝素化。记录肝素用量与时间，若术前服用新型口服抗凝药（NOAC）/华法林片者，术中通常减量使用普通肝素。术前未接受抗凝治疗者，术前予低分子肝素皮下注射直至手术前一天，手术当日早上暂停1次，术中使用常规剂量普通肝素（100 IU/kg）。定时监测ACT值，维持ACT值在250～350 s，并根据ACT值追加肝素用量。 |

续表

| 手术步骤 | 护理配合 |
|---|---|
| 房间隔穿刺 | （5）协助医生连接压力监测通道并准确校对零点，测量左心房压力。要求左心房压力为 10～20 mmHg。连接对比剂。<br><br>（6）严密观察和记录患者生命体征及穿刺部位情况，同时规范护理记录，完善材料登记。 |
| 左心耳造影 | （1）撤出房间隔穿刺鞘内芯和钢丝，送入 J 弯加硬导丝（0.035″ 260 cm superstiff）至左上肺静脉远端，固定钢丝撤出房间隔穿刺鞘，沿加硬导丝将输送鞘送入左心房。<br><br>（2）将 PIG 导管沿导丝经输送鞘送至左心房内，旋转进入 LAA 深处，输送鞘沿 PIG 导管到达 LAA 口部位置。同时向鞘管和 PIG 导管注射碘对比剂 LAA 造影，测量 LAA 口部及锚定区最大径。<br><br>（3）在 TEE 和 X 射线引导下，评估左心耳形态、结构及血栓情况，并测量左心耳开口直径和最大可用深度。根据测量结果选择封堵器的大小。<br><br>（4）术中密切观察患者病情，如出现心率持续减慢、血压降低、皮肤皮疹等及时报告，遵医嘱处理并做好记录。 |
| 左心耳封堵器释放 | （1）完成封堵器冲洗、排气，并检查钢缆与输送器是否连接紧密，完成封堵器装载。<br><br>（2）已预装的封堵器输送系统内鞘缓慢送入输送系统外鞘内，推送过程应持续推注肝素生理盐水，以防气体进入输送系统内。<br><br>（3）封堵器到位后，注射碘对比剂观察是否存在残余分流，予 TEE 多角度观察评估封堵器放置情况。<br><br>（4）通过 TEE/DSA 做牵拉试验，直到最后一次牵拉与前一次牵拉比较无位置改变，按照（PASS、COST）原则进行释放并符合封堵器所有释放条件。<br>内塞型封堵器遵循"PASS"原则。① Position（位置）：封堵器最大直径平面刚好或稍远于 LAA 开口平面。② Anchor（锚定）：倒刺组织，使器械位置稳定。③ Size（大小）：封堵器相对于原直径压缩 8%～20%。④ Seal（封堵）：器械覆盖开口平面，LAA 所有分叶都被封堵。PASS 原则核心：封堵器稳定，不会发生移位，完全封堵 LAA，没有残余分流或残余分流小于 5 mm。<br>外盖型封堵器遵循"COST"原则：① Circumflex：固定盘展开在左回旋支外侧。② Open：固定盘充分展开，使盘脚的末端与连接在密封盘和固定盘之间的显影标志在一条线上。③ Sealing：密封盘达到最佳密封（残余漏 ≤ 3 mm）。④ Tug test：固定盘稳固，通过牵拉测试确认。 |

续表

| 手术步骤 | 护理配合 |
|---|---|
| 左心耳封堵器释放 | （5）密切观察患者生命体征，有无出现心包填塞、血栓形成、封堵器移位、卒中等并发症表现。尤其关注局部麻醉患者有无不适主诉（胸闷、气促、烦躁等）、不良体征（面色苍白、出冷汗，心动过速或过缓、血压低等），发现异常应及时处理，并关心安慰患者。 |
| 手术效果评估 | （1）封堵器完全释放后，通过造影再次评估左心耳封堵效果。<br>（2）TEE观察评价并记录封堵器完全释放后内塞型封堵器的最终位置、露肩、残余分流和压缩比情况，外盖型封堵器有无移位，残余分流和周围结构影响情况。 |
| 术毕包扎 | （1）术后协助医生根据穿刺部位采取合适的包扎方式。<br>（2）检查穿刺点、肢体温度、皮肤、生命体征、出入量等情况。 |
| 患者转运 | （1）提前15 min电话通知病区/ICU/CCU做好准备（全麻患者）。<br>（2）转运准备：检查气管插管和中心静脉（全麻患者）、输液管道、尿管等在位顺畅。按需连接便携式心电监护仪（含有创动脉压、血氧饱和度监测等）；按需备用氧气袋、抢救盒等转运物品。<br>（3）规范过床：锁定DSA床和平车，使用过床易协助患者规范过床，保持管道顺畅，穿刺点/切开处肢体保持伸直状态。<br>（4）安全转运交接：由手术医师/麻醉医师（全麻患者）、配台护士、工友共同将介入手术患者安全转运至病区/ICU/CCU。途中关注患者病情、用药及管道安全，注意保暖和保护隐私；予床边行全面交接。<br>（5）完善护理文件：护理记录单、手术安全核查单、交接单等填写完整并签名。保证医疗、护理、麻醉记录的客观性和一致性。 |
| 终末消毒 | （1）术后配台护士及时清点并清洁手术器械，等待供应室回收；布类敷料统一放置，等待洗衣房回收；及时清理术区污染物品。<br>（2）规范医疗废物分类处置并明确标识，对有血液传播疾病风险的敷料物品，须严格按医院感染管理隔离要求规范处理。<br>（3）按照手术室环境表面清洁与消毒规定《医疗机构消毒技术规范》（WS/T 367—2012）要求进行手术室环境终末清洁消毒。 |

# 第十五节　右心导管检查术与急性血管反应性试验

## 一、概述

右心导管检查术（right heart catheterization，RHC）是一种将心导管经外周静脉送入右心系统，测定肺血流动力学的导管技术。自 20 世纪 80 年代以来，经过不断发展，目前在临床上应用于促进药物直接注射、压力测量和血管造影技术。RHC 是测量肺动脉压力的"金标准"，可明确肺动脉高压（PAH）的诊断并直接评估治疗的血流动力学效应，同时也是心脏和 / 或肺移植前患者评估的重要组成部分。另外 RHC 可以确定心输出量（CO），评估心内分流和瓣膜功能障碍，并为心内活检提供进入途径。

【麻醉方式】

（1）局部麻醉：皮下注射 1% ～ 2% 盐酸利多卡因注射液。

（2）静脉麻醉（儿童或不能配合手术者）：氯胺酮、丙泊酚，常辅以适量芬太尼、舒芬太尼等阿片类镇痛剂。

【血管入路】股静脉。

## 二、术前准备

【环境准备】导管手术间环境安全，层流空调 / 空气消毒机正常运行，规范清洁消毒，环境符合使用标准。屏蔽设施完好，符合《医用电气设备第 2-43 部分：介入操作 X 射线设备的基本安全和基本性能专用要求》（GB 9706.243—2021）。

【仪器准备】仪器设备处于完好备用状态（见表 8-15-1）。

表 8-15-1　RHC 常用仪器设备

| 序号 | 设备 | 用量 | 序号 | 设备 | 用量 |
|---|---|---|---|---|---|
| 1 | DSA 机 | 1 台 | 11 | 血流动力学监护系统 | 1 套 |
| 2 | 麻醉机（按需） | 1 台 | 12 | 除颤仪（含除颤电极片） | 1 台 |
| 3 | 麻醉复苏设备（喉镜、呼吸囊等按需） | 1 套 | 13 | 吸引装置 | 1 套 |
| 4 | ACT 仪 | 1 台 | 14 | 器械台 | 3 ～ 4 台 |
| 5 | 充气升温装置（按需） | 1 套 | 15 | 治疗车 | 3 ～ 4 台 |
| 6 | 输液加温器 | 2 台 | 16 | 雾化吸入器 | 1 台 |
| 7 | 输液泵 | 5 ～ 6 台 | 17 | 洗手设备 | 2 套 |
| 8 | 推注泵 | 5 ～ 6 台 | 18 | 铅防护用品 | 充足齐全 |

续表

| 序号 | 设备 | 用量 | 序号 | 设备 | 用量 |
|---|---|---|---|---|---|
| 9 | 中心供氧及气源 | 2 套 | 19 | 加压袋 | 1 个 |
| 10 | 超声仪（按需） | 1 台 | 20 | 恒温箱（按需） | 1 台 |

【无菌物品准备】心血管造影手术包、心血管造影敷料包、一次性使用无菌机罩（1套）/一次性使用心血管造影包等符合使用要求（详见本章第一节）。

【耗材准备】RHC 耗材见表 8-15-2。

表 8-15-2 RHC 耗材

| 耗材 | 用量 | 耗材 | 用量 |
|---|---|---|---|
| 5F/6F 血管鞘 | 1 副 | 三联三通 | 1 个 |
| 0.035″血管造影导丝 150 cm/260 cm | 1 根 | 血气分析管 | 若干 |
| 压力传感器 | 1 个 | 5 mL/10 mL/20 mL 一次性注射器 | 若干 |
| 5F/6F MPA 造影导管 | 1 根 | 一次性使用无菌机罩 | 1 套 |

【药品准备】RHC 常用药品、备用药品、常用抢救药品和备用抢救药品见表 8-15-3 至表 8-15-6。

表 8-15-3 RHC 常用药品

| 物品 | 药品 | 用量 |
|---|---|---|
| 小圆杯 | 盐酸利多卡因注射液（5 mL:0.1 g） | 5～10 mL |
| 小圆杯（标记） | 肝素钠注射液（2 mL:12500 U） | 12500 U |
| 消毒杯 | 碘伏消毒液 | 50 mL |
| 治疗碗（标记） | 肝素钠注射液（2 mL:12500 U） | 6250 U |
| | 0.9% 氯化钠注射液 | 250 mL |
| 治疗碗 | 0.9% 氯化钠注射液 | 250 mL |
| 冲洗盆 | 0.9% 氯化钠注射液 | 500 mL |

表 8-15-4 RHC 备用药品

| 药品 | 用量 |
|---|---|
| 伊洛前列素溶液（2 mL:20 ug） | 1 支 |

表 8-15-5 RHC 常用抢救药品

| 药品 | 用量 |
|---|---|
| 硫酸阿托品注射液（1 mL:0.5 mg） | 若干 |
| 注射用甲泼尼龙琥珀酸钠（40 mg/ 瓶） | 若干 |
| 盐酸多巴胺注射液（2 mL:20 mg） | 若干 |
| 胶体注射液（500 mL） | 若干 |
| 硫酸鱼精蛋白注射液（5 mL:50 mg） | 若干 |
| 地塞米松磷酸钠注射液（1 mL:5 mg） | 若干 |
| 氢化可的松注射液（2 mL:10 mg） | 若干 |
| 盐酸肾上腺素注射液（1 mL:1 mg） | 若干 |
| 盐酸去甲肾上腺素（1 mL:1 mg） | 若干 |

表 8-15-6 RHC 备用抢救药品

| 药品 | 用量 |
|---|---|
| 注射用甲泼尼龙琥珀酸钠（40 mg/ 瓶） | 若干 |
| 羟乙基淀粉 130/0.4 氯化钠注射液（500 mL） | 若干 |
| 硫酸鱼精蛋白注射液（5 mL:50 mg） | 若干 |
| 盐酸去甲肾上腺素（1 mL:1 mg） | 若干 |
| 氢化可的松注射液（2 mL:10 mg） | 若干 |

# 三、手术护理配合

1. 手术患者交接与核对

详见本章第一节。

2. 患者评估与准备

详见本章第一节。

3. 手术步骤和护理配合

右心导管检查术与急性血管反应性试验手术基本步骤及护理配合见表 8-15-7。

表 8-15-7　右心导管检查术与急性血管反应性试验手术基本步骤及护理配合

| 手术步骤 | | 护理配合 |
|---|---|---|
| 消毒体位安置 | | 协助患者取舒适平卧位，双下肢分开并外展，暴露双侧腹股沟消毒区域（范围为脐下至大腿中上 1/3 处），注意予患者保暖与保护隐私，安慰关心患者。 |
| 麻醉 | 全身麻醉 | 协助麻醉师建立中心静脉导管、桡动脉压力监测。 |
| | 局部麻醉 | 告知患者局部麻醉时有针刺感，尽量让患者放松，避免患者出现过度紧张引起心率增快、血管痉挛等。 |
| 开包备台 | | 手术配台护士面向手术台，按照无菌操作技术打开心血管介入手术包，规范铺置无菌器械台，并将手术耗材有序放置于器械台上。 |
| 消毒铺巾 | | （1）准备加温至 37 ℃的消毒液，消毒双侧腹股沟区域，协助铺巾，建立无菌区域。<br>（2）协助医生穿无菌手术衣，戴无菌手套。<br>（3）套无菌机罩和铅屏套，避免跨越或接触无菌区域。<br>（4）连接测压系统并精准校零。 |
| 穿刺置管 | | （1）穿刺一侧股静脉，放置鞘管。关注穿刺过程，如出现穿刺部位渗血、血肿，应立即行压迫止血或包扎，并协助医生重新穿刺部位。<br>（2）穿刺成功后，按照患者体重（70～100 U/kg）完成全身肝素化。定时监测 ACT 值，保持 ACT 值在 250～350 s。 |
| 右心导管检查 | | （1）经股静脉送入右心导管，测肺动脉压、肺小动脉压、右室动脉压、右房动脉压、主动脉压，并留取血标本行血气分析。术中协助记录各部位压力值，并及时送检血标本。<br>（2）导管在推送过程中可能触及血管壁、右心室壁，导致心律失常发生，配台护士应密切观察，及时提醒手术医生。对于局部麻醉患者应关注有无不适主诉，嘱其平静呼吸，避免咳嗽、躁动影响压力数值，及时监测血压、心率、心律、血氧饱和度等情况，如有异常及时报告医生并做好各种应急准备。 |
| 急性血管反应性试验 | | （1）右心导管检查后，遵医嘱抽取吸入型伊洛前列素溶液原液 20 μg，体重小于 40 kg 患者为 25 μg/（kg·min），体重大于 40 kg 的患者为 1 μg/（kg·min），加相等体积生理盐水稀释，吸入 10 min。通过雾化方式让患者吸入药物，完毕后即刻及 15 min 后分别再次测压，记录并比较雾化吸入后效果。 |

续表

| 手术步骤 | 护理配合 |
|---|---|
| 急性血管反应性试验 | （2）观察指标：右心房压、右心室压、肺动脉压（PAP）、肺毛细血管楔压（PCWP）、血压，心率、心输出量、肺血管阻力（PVR）和体循环阻力，上下腔静脉、右心房、右心室、肺动脉及体动脉血氧饱和度，根据患者身高、体重等得出相应参数。比较吸入前、吸入后即刻、吸入 15 min 后各组肺动脉收缩压（SPAP）、肺动脉平均压（MPAP）、肺动脉舒张压（OPAP）、PCWP 和心率的变化。<br>（3）终止试验指征：①体循环收缩压降至 90 mmHg 以下；②右心房压升高 20%～50%，心脏指数减少大于 10%；③出现无法耐受的不良反应，如恶心、潮红或头痛。<br>（4）急性血管反应试验阳性定义为：平均肺动脉压下降高于 10 mmHg，肺动脉压绝对值低于 40 mmHg，且无心输出量降低（急性血管反应阳性患者应用高剂量钙拮抗剂治疗，预后良好）。<br>（5）术中配台护士准确记录吸药开始后各个时间，严密观察患者神志、面色、血压、血氧饱和度，并与吸药前对比；观察是否有大汗和劳力性呼吸困难、胸痛、晕厥、咯血及水肿等，发现异常应及时处理。<br>（6）在吸药和测定项目结束后，立即取下雾化吸入器，并给患者吸氧 3 L/min。年老体弱者，应适当补充液体，以防止血容量不足导致的低血容量性休克及血液浓缩导致的血栓形成。 |
| 术毕包扎 | （1）术后协助医生根据穿刺部位、患者配合程度，采取合适的包扎方式。<br>（2）观察生命体征、皮肤、出入量、穿刺点、肢体温度等情况。<br>（3）清醒患者嘱其保持术侧肢体伸直，避免弯曲，必要时予约束带制动，并予术后健康宣教。 |
| 患者转运 | （1）提前 15 min 电话通知病房/ICU/CCU 做好准备（全麻患者）。<br>（2）转运准备：检查气管插管和中心静脉（全麻患者）、输液管道、尿管等在位顺畅。按需连接便携式心电监护仪（含有创动脉压、血氧饱和度监测等）。按需备用氧气袋、抢救盒等转运物品。<br>（3）规范过床：锁定 DSA 床和平车，使用过床易协助患者规范过床，保持管道顺畅，穿刺点/切开侧肢体保持伸直状态。<br>（4）安全转运交接：由手术医师/麻醉医师（全麻患者）、配台护士、工友共同将介入手术患者安全转运至病房/ICU/CCU。途中关注患者病情、用药及管道安全，注意保暖及保护隐私，予床边行全面交接。<br>（5）完善护理文件：护理记录单和交接单填写完整并签名。保证医疗、护理记录的客观性和一致性。 |

**续表**

| 手术步骤 | 护理配合 |
|---|---|
| 清洁消毒 | （1）术后配台护士及时清点并清洁手术器械，等待供应室回收；布类敷料统一放置，等待洗衣房回收清洗；及时清理术区污染物品。<br>（2）规范医疗废物分类处置并标明术间，对有血液传播疾病风险的敷料物品，需严格按医院感染管理隔离要求规范处理。<br>（3）按照手术室环境表面清洁与消毒规定《医疗机构消毒技术规范》（WS/T 367—2012）要求进行手术室环境终末清洁消毒。 |

# 第十六节　房间隔缺损介入封堵术

## 一、概述

房间隔缺损（atrial septal defect，ASD）是最常见的成人先天性心脏病，占成人先天性心脏病的 20%～30%，男女发病率之比为 1:（1.5～3.0）。ASD 是胚胎发育阶段原始房间隔存在异常，导致左右心房之间出现孔隙。ASD 的类型多样，可单独发生，也可与相关心血管畸形合并出现，对血流动力学的影响主要取决于分流量的多少，而分流量的多少取决于缺损口大小，还与左、右心室的顺应性和体、肺循环的相对阻力有关。ASD 患者由于持续的肺血流量增加导致肺淤血，使右心容量负荷增加，肺血管顺应性下降，从功能性肺动脉高压发展为器质性肺动脉高压，右心系统压力随之持续增高直至超过左心系统的压力，使原来的左向右分流（left-to-right shunt，LRS）逆转为右向左分流（right-to-left shunt，RLS）而出现青紫。在 ASD 早期并不存在显著临床症状，但会对患者的心脏功能产生影响。ASD 介入封堵术是采用介入的方式，经股静脉将封堵伞送入心房，固定在房间隔缺损处，阻断心房水平 LRS，恢复正常血液循环途径。房间隔缺损介入封堵术因创伤小、手术时间短、术后恢复快等优势，现已基本取代开胸直视手术。

【麻醉方式】

（1）局部麻醉：皮下注射 1%～2% 盐酸利多卡因注射液。

（2）静脉麻醉（儿童或不能配合手术者）：氯胺酮、丙泊酚，常辅以适量芬太尼、舒芬太尼等阿片类镇痛剂。

【血管入路】股静脉。

## 二、术前准备

【环境准备】导管手术间环境安全，层流空调/空气消毒机正常运行，规范清洁消毒，环境符合使用标准。屏蔽设施完好，符合《医用电气设备第 2-43 部分：介入操作 X 射线设备的基本安全和基本性能专用要求》（GB 9706.243—2021）。

【仪器准备】仪器设备处于完好备用状态（见表 8-16-1）。

表 8-16-1　ASD 常用仪器设备

| 序号 | 设备 | 用量 | 序号 | 设备 | 用量 |
|---|---|---|---|---|---|
| 1 | DSA 机 | 1 台 | 10 | 血流动力学监护系统 | 1 套 |
| 2 | 麻醉机 | 1 台 | 11 | 除颤仪（含除颤电极片） | 1 台 |
| 3 | 麻醉复苏设备（喉镜、呼吸囊） | 1 套 | 12 | 超声仪 | 1 台 |
| 4 | ACT 仪 | 1 台 | 13 | 吸引装置 | 2 套 |
| 5 | 充气升温装置 | 1 套 | 14 | 器械台 | 3～4 台 |
| 6 | 输液加温器 | 2 台 | 15 | 治疗车 | 3～4 台 |
| 7 | 输液泵 | 3～4 台 | 16 | 加压袋 | 1 个 |
| 8 | 推注泵 | 3～4 台 | 17 | 洗手设备 | 2 套 |
| 9 | 中心供氧及气源 | 2 套 | 18 | 铅防护用品 | 充足齐全 |

【无菌物品准备】心血管造影手术包、心血管造影敷料包、一次性使用无菌机罩（1 套）/一次性使用心血管造影包等符合使用要求（详见本章第一节）。

【耗材准备】ASD 介入封堵术耗材见表 8-16-2。

表 8-16-2　ASD 介入封堵术耗材

| 耗材 | 用量 | 耗材 | 用量 |
|---|---|---|---|
| 5～7F 血管鞘 | 1 副 | ASD 封堵器（10～42 mm） | 1 个 |
| 0.035″ 诊断导丝 260 cm | 1 根 | 5 mL/10 mL/20 mL 一次性注射器 | 若干 |
| 5F/6F MPA 造影导管 | 1 根 | 血管缝合器 | 1 个 |
| 压力传感器 | 1 个 | 血气分析管/血气注射器 | 若干 |
| 三联三通 | 1 个 | 一次性使用无菌机罩 | 1 套 |
| 输送装置（8～14F） | 1 套 | | |

【药品准备】ASD 介入封堵术常用药品、常用抢救药品和备用抢救药品见表 8-16-3 至表 8-16-5。

表 8-16-3　ASD 介入封堵术常用药品

| 物品 | 药品 | 用量 |
|---|---|---|
| 小圆杯 | 盐酸利多卡因注射液（5 mL:0.1 g） | 5～10 mL |
| 小圆杯（标记） | 肝素钠注射液（2 mL:12500 U） | 12500 U |
| 消毒杯 | 碘伏消毒液 | 50 mL |
| 治疗碗（标记） | 肝素钠注射液（2 mL:12500 U） | 6250 U |
| | 0.9% 氯化钠注射液 | 250 mL |
| 治疗碗 | 0.9% 氯化钠注射液 | 250 mL |
| 冲洗盆 | 0.9% 氯化钠注射液 | 500 mL |

表 8-16-4　ASD 介入封堵术常用抢救药品

| 药品 | 用量 |
|---|---|
| 硫酸阿托品注射液（1 mL:0.5 mg） | 若干 |
| 盐酸肾上腺素注射液（1 mL:1 mg） | 若干 |
| 地塞米松磷酸钠注射液（1 mL:5 mg） | 若干 |
| 盐酸多巴胺注射液（2 mL:20 mg） | 若干 |

表 8-16-5　ASD 介入封堵术备用抢救药品

| 药品 | 用量 |
|---|---|
| 注射用甲泼尼龙琥珀酸钠（40 mg/ 瓶） | 若干 |
| 羟乙基淀粉 130/0.4 氯化钠注射液（500 mL） | 若干 |
| 硫酸鱼精蛋白注射液（5 mL:50 mg） | 若干 |
| 盐酸去甲肾上腺素（1 mL:1 mg） | 若干 |
| 氢化可的松注射液（2 mL:10 mg） | 若干 |

## 三、手术护理配合

1. 手术患者交接与核对

详见本章第一节。

2. 患者评估与准备

详见本章第一节。

3. 手术步骤和护理配合

ASD 介入封堵术基本步骤及护理配合见表 8-16-6。

表 8-16-6　ASD 介入封堵术基本步骤及护理配合

| 手术步骤 | | 护理配合 |
|---|---|---|
| 消毒体位安置 | | 协助患者取舒适平卧位，对婴幼儿做好敏感部位的放射防护，双下肢分开并外展，暴露双侧腹股沟消毒区域（范围为脐下至大腿中上 1/3 处），予患者保暖与保护隐私。 |
| 麻醉 | 全身麻醉 | 协助麻醉师建立中心静脉导管、桡动脉压力监测。 |
| | 局部麻醉 | 应提前告知患者局部麻醉时有针刺感，尽量让患者放松，避免患者因过度紧张引起心率增快、血管痉挛等。 |
| 开包备台 | | 手术配台护士面向手术台，按照无菌技术操作原则，打开心血管介入手术包，规范铺置无菌器械台，并将手术耗材分类有序放置于器械台上。 |
| 消毒铺巾 | | （1）准备加温至 37 ℃的消毒液，消毒双侧腹股沟区域，协助铺巾，建立无菌区域。<br>（2）协助医生穿无菌手术衣，戴无菌手套。<br>（3）套无菌机罩和铅屏套，避免跨越或接触无菌区域。<br>（4）连接测压系统并准确校对零点。 |
| 穿刺置管 | | （1）穿刺一侧股静脉，放置鞘管。关注穿刺过程，如出现穿刺部位渗血、血肿，应立即行压迫止血或包扎，并协助医生重新穿刺部位。<br>（2）穿刺成功后，按照患者体重(70～100 U/kg)完成全身肝素化。定时监测 ACT 值，保持 ACT 值在 250～350 s，根据手术时长及 ACT 提醒手术医生追加肝素。 |
| 右心导管检查 | | 经静脉送入 MPA 导管，监测肺动脉压、肺小动脉压、右室动脉压、右房动脉压、主动脉压等，并留取血标本行血气分析。 |
| 建立静脉轨道 | | （1）将 MPA 导管经 ASD 处进入左心房和左上肺静脉，交换 0.035″ 260 cm 导丝置于左上肺静脉内。<br>（2）严密观察患者心电监护及血氧饱和度，如有异常，及时处理。 |
| 送入输送鞘 | | （1）由股静脉端沿轨道送入合适的输送鞘管于左心房内或左上肺静脉开口处。<br>（2）术中密切关注患者的神志、精神状态，应关注局部麻醉患者有无不适主诉，密切观察心电、血压、血氧饱和度等情况，异常情况及时应对处理并做好记录。 |

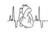 

续表

| 手术步骤 | 护理配合 |
|---|---|
| 选择封堵器 | （1）根据经胸超声心动图（TTE）测量的 ASD 最大缺损直径，成人加 4～6 mm，小儿加 2～4 mm，以选择封堵器型号，同时测量房间隔总长度，以评估封堵器能否充分展开。<br>（2）较大尺寸 ASD 在选择封堵器时可增加 8～10 mm。<br>（3）选择合适型号封堵器并予生理盐水冲洗后回收鞘内。 |
| 释放封堵器 | （1）在 X 射线和 TTE 监测下，沿输送系统送入封堵器至左心房，打开左心房侧伞，回撤至房间隔左房测，固定输送杆，继续回撤鞘管，打开封堵器右房侧伞。<br>（2）X 射线下见封堵器呈"工"字形展开。<br>（3）稍稍用力反复推拉推送杆，使封堵器固定不变。经 TTE 评估：封堵器位置良好，无残余分流；对周边结构包括左房室、右房室和冠状静脉窦等无不良影响；心电监测无房室传导阻滞。<br>（4）予释放封堵器，撤除输送长鞘及导管，压迫止血。<br>（5）严密观察病情变化，关注患者有无发生烦躁不安、面色发绀、皮肤黏膜出血、肉眼血尿等封堵器移位或脱落的并发症症状。发现异常及时报告、及时处理，同时规范护理记录，完善材料登记。 |
| 手术效果评估 | （1）再次经 TTE 评估封堵器位置良好，无残余分流；效果满意后结束手术。<br>（2）观察评价患者神志、生命体征等变化，有异常情况及时报告并协助处理。 |
| 术毕包扎 | （1）协助医生根据患者配合程度及穿刺部位，采取合适的压迫止血及包扎方式。<br>（2）观察生命体征、皮肤、出入量、穿刺点、足背动脉搏动、肢体温度等情况。<br>（3）清醒患者嘱其保持术侧肢体伸直，避免弯曲，必要时予约束带制动，并做好术后健康宣教。 |
| 患者转运 | （1）提前 15 min 电话通知病房 /ICU/CCU 做好准备（全麻患者）。<br>（2）转运准备：检查气管插管和中心静脉（全麻患者）、输液管道、尿管等在位顺畅。按需连接便携式心电监护仪、备用氧气袋、抢救盒等转运物品。<br>（3）规范过床：锁定 DSA 床和平车，使用过床易协助患者规范过床，保持管道顺畅，穿刺点肢体保持伸直状态。<br>（4）安全转运交接：由手术医师 / 麻醉医师（全麻患者）、配台护士、工友共同将介入手术患者安全转运至病房 /ICU/CCU。途中关注患者病情、用药及管道安全、注意保暖和保护隐私，予床边行全面交接。<br>（5）完善护理文件：护理记录单和交接单填写完整并签名。保证医疗、护理记录的客观性和一致性。 |

续表

| 手术步骤 | 护理配合 |
|---|---|
| 清洁消毒 | （1）术后配台护士及时清点并清洁手术器械，等待供应室回收；布类敷料统一放置，等待洗衣房回收清洗；及时清理术区污染物品。<br>（2）规范医疗废物分类处置并标明术间，对有血液传播疾病风险的敷料物品，需严格按医院感染管理隔离要求规范处理。<br>（3）按照手术室环境表面清洁与消毒规定《医疗机构消毒技术规范》（WS/T 367—2012）要求进行手术室环境终末清洁消毒。 |

# 第十七节　卵圆孔未闭介入封堵术

## 一、概述

卵圆孔未闭（patent foramen ovale，PFO）介入封堵术是采用介入的方式经股静脉穿刺将封堵伞送入心房，固定在卵圆孔未闭处，阻断心房水平左向右分流，恢复正常血液循环途径。对于符合适应证的患者，可减少卒中、短暂性脑缺血发作（TIA）的再发率，缓解偏头痛症状。近年来，介入封堵治疗 PFO 因创伤小、手术时间短、术后恢复快等优势已被广泛应用于临床。

【麻醉方式】

（1）局部麻醉：皮下注射 1%～2% 盐酸利多卡因注射液。

（2）静脉麻醉：氯胺酮、丙泊酚，常辅以适量芬太尼、舒芬太尼等阿片类镇痛剂。

【血管入路】股静脉。

## 二、术前准备

【环境准备】导管手术间环境安全，层流空调/空气消毒机正常运行，规范清洁消毒，环境符合使用标准。屏蔽设施完好，符合《医用电气设备第 2-43 部分：介入操作 X 射线设备的基本安全和基本性能专用要求》（GB 9706.243—2021）。

【仪器准备】仪器设备处于完好备用状态（见表 8-17-1）。

表 8-17-1　PFO 介入封堵术常用仪器设备

| 序号 | 设备 | 用量 | 序号 | 设备 | 用量 |
|---|---|---|---|---|---|
| 1 | DSA 机 | 1 台 | 11 | 血流动力学监护系统 | 1 套 |

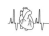 

续表

| 序号 | 设备 | 用量 | 序号 | 设备 | 用量 |
|---|---|---|---|---|---|
| 2 | 麻醉机 | 1 台 | 12 | 除颤仪（含除颤电极片） | 1 台 |
| 3 | 麻醉复苏设备（喉镜、呼吸囊） | 1 个 | 13 | 超声仪 | 1 台 |
| 4 | ACT 仪 | 1 台 | 14 | 吸引装置 | 2 套 |
| 5 | 充气升温装置 | 1 套 | 15 | 器械台 | 2～3 台 |
| 6 | 输液加温器 | 2 台 | 16 | 治疗车 | 2～3 台 |
| 7 | 输液泵 | 2～3 台 | 17 | 加压袋 | 1 个 |
| 8 | 推注泵 | 2～3 台 | 18 | 洗手设备 | 2 套 |
| 9 | 中心供氧及气源 | 2 套 | 19 | 铅防护用品 | 充足齐全 |
| 10 | 恒温箱（按需） | 1 个 | | | |

【无菌物品准备】心血管造影手术包、心血管造影敷料包、一次性使用无菌机罩（1 套）/一次性使用心血管造影包等符合使用要求（详见本章第一节）。

【耗材准备】PFO 介入封堵术耗材见表 8-17-2。

表 8-17-2　PFO 介入封堵术耗材

| 耗材 | 用量 | 耗材 | 用量 |
|---|---|---|---|
| 5～7F 血管鞘 | 1 副 | PFO 封堵器 10～42 mm | 1 个 |
| 0.035″ 诊断导丝（直头） | 1 根 | 5 mL/10 mL/20 mL 一次性注射器 | 若干 |
| 5F/6F MPA 造影导管 | 1 根 | 血管缝合器 | 1 个 |
| 压力传感器 | 1 个 | 0.035″ 加硬导丝 | 1 根 |
| 三联三通 | 按需 | 一次性使用无菌机罩 | 1 套 |
| 输送装置 8～14F | 1 套 | | |

【药品准备】PFO 介入封堵术常用药品和备用抢救药品见表 8-17-3、8-17-4。

表 8-17-3　PFO 介入封堵术常用药品

| 物品 | 药品 | 用量 |
|---|---|---|
| 小圆杯 | 盐酸利多卡因注射液（5 mL:0.1 g） | 5～10 mL |
| 小圆杯（标记） | 肝素钠注射液（2 mL:12500 U） | 12500 U |
| 消毒杯 | 碘伏消毒液 | 50 mL |

续表

| 物品 | 药品 | 用量 |
|---|---|---|
| 治疗碗（标记） | 肝素钠注射液（2 mL:12500 U） | 6250 U |
| | 0.9% 氯化钠注射液 | 250 mL |
| 治疗碗 | 0.9% 氯化钠注射液 | 250 mL |
| 冲洗盆 | 0.9% 氯化钠注射液 | 500 mL |

表 8-17-4 PFO 介入封堵术常用抢救药品

| 药品 | 用量 |
|---|---|
| 硫酸阿托品注射液（1 mL:0.5 mg） | 若干 |
| 盐酸肾上腺素注射液（1 mL:1 mg） | 若干 |
| 地塞米松磷酸钠注射液（1 mL:5 mg） | 若干 |
| 盐酸多巴胺注射液（2 mL:20 mg） | 若干 |

表 8-17-5 PFO 介入封堵术备用抢救药品

| 药品 | 用量 |
|---|---|
| 注射用甲泼尼龙琥珀酸钠（40 mg/ 瓶） | 若干 |
| 羟乙基淀粉 130/0.4 氯化钠注射液（500 mL） | 若干 |
| 硫酸鱼精蛋白注射液（5 mL:50 mg） | 若干 |
| 盐酸去甲肾上腺素（1 mL:1 mg） | 若干 |
| 氢化可的松注射液（2 mL:10 mg） | 若干 |

# 三、手术护理配合

1. 手术患者交接与核对

详见本章第一节。

2. 患者评估与准备

详见本章第一节。

3. 手术步骤和护理配合

PFO 介入封堵术基本步骤及护理配合见表 8-17-6。

表8-17-6 PFO介入封堵术基本步骤及护理配合

| 手术步骤 | | 护理配合 |
|---|---|---|
| 消毒体位安置 | | 协助患者取舒适平卧位，双下肢分开并外展，暴露双侧腹股沟消毒区域，予患者保暖与保护隐私，并安慰关心患者。 |
| 麻醉 | 全身麻醉 | 协助麻醉师建立中心静脉导管、桡动脉压力监测。 |
| | 局部麻醉 | 应提前告知患者局部麻醉时有针刺感，尽量让患者放松，避免患者出现过度紧张引起心率增快、血管痉挛等。 |
| 开包备台 | | 规范无菌操作：手术配台护士面向手术台，按照无菌技术操作原则，打开心血管介入手术包，规范铺置无菌器械台，并将手术耗材分类有序放置于器械台上。 |
| 消毒铺巾 | | （1）准备加温至37 ℃的消毒液，消毒双侧腹股沟区域，协助铺巾，建立无菌区域。<br>（2）协助医生穿无菌手术衣、戴无菌手套。<br>（3）套无菌机罩和铅屏套，避免跨越或接触无菌区域。<br>（4）连接测压系统并准确校对零点。 |
| 穿刺置管 | | （1）穿刺一侧股静脉，放置鞘管。关注穿刺过程，如出现穿刺部位渗血、血肿，应立即行压迫止血或包扎。<br>（2）穿刺成功后，按照患者体重（70~100 u/kg）完成全身肝素化。定时监测ACT值，保持ACT值在250~350 s，根据手术时长及ACT值提醒医生追加肝素。 |
| 右心导管检查 | | 经静脉送入MPA导管，监测肺动脉压、肺小动脉压、右室动脉压、右房动脉压、主动脉压等。 |
| 建立静脉轨道 | | （1）将MPA导管经PFO处进入左心房和左上肺静脉，交换0.035″ 260 cm加硬导丝置于左上肺静脉内。<br>（2）严密观察患者心电监护及氧饱和度，如有异常，及时处理。 |
| 送入输送鞘 | | （1）由股静脉端沿轨道送入合适的输送鞘管于左心房内或左上肺静脉开口处。<br>（2）术中密切关注患者的神志、精神状态，应关注局部麻醉患者有无不适主诉，密切观察心电、血压、血氧饱和度情况，如有异常情况应及时处理并做好记录。 |

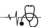

续表

| 手术步骤 | 护理配合 |
|---|---|
| 选择封堵器 | （1）根据经胸超声心动图（TTE）测量的 PFO 最大缺损直径，大多数 PFO 可先常规尝试选择 18/25 mm 中等大小封堵器。对于 PFO 并发 ASA、长管形 PFO、继发隔特别厚或粗大的主动脉根部凸出并紧靠卵圆窝，担心封堵器的盘片对主动脉造成磨蚀，则可直接选择 25/35 mm 或 30/30 mm 的 PFO 封堵器。同时测量房间隔总长度，以评估封堵器能否充分展开。<br>（2）选择合适型号封堵器并予生理盐水冲洗后回收鞘内。 |
| 释放封堵器 | （1）经 X 射线和 TTE 监测下，沿输送系统送入封堵器至左心房，打开左心房侧伞，回撤至房间隔左房侧，固定输送杆，继续回撤鞘管，打开封堵器右房侧伞。X 射线下见封堵器呈"工"字形展开。<br>（2）稍微用力反复推拉推送杆，封堵器固定不变。经 TTE 评估：封堵器位置良好，无残余分流；对周边结构包括左房室、右房室和冠状静脉窦等无不良影响；心电监测无房室传导阻滞。<br>（3）予释放封堵器，撤除输送长鞘及导管，压迫止血。<br>（4）严密观察病情变化，关注患者有无发生烦躁不安、面色发绀、皮肤黏膜出血，肉眼血尿等封堵器移位或脱落等并发症症状。发现异常及时报告、及时处理，同时规范护理记录，完善材料登记。 |
| 手术效果评估 | （1）再次经 TTE 评估封堵器位置良好，无残余分流；效果满意后结束手术。<br>（2）观察评价患者神志、生命体征等变化，异常情况及时报告并协助处理。 |
| 术毕包扎 | （1）协助医生根据穿刺部位，采取合适的压迫止血及包扎方式。<br>（2）观察生命体征、皮肤、出入量、穿刺点、足背动脉搏动、肢体温度等情况。<br>（3）清醒患者嘱其保持术侧肢体伸直，避免弯曲，必要时予约束带制动，并做好术后健康宣教。 |
| 患者转运 | （1）提前 15 min 电话通知病房 /ICU/CCU 做好准备（全麻患者）。<br>（2）转运准备：检查气管插管和中心静脉（全麻患者）、输液管道、尿管等在位顺畅。按需连接便携式心电监护仪、备用氧气袋、抢救盒等转运物品。<br>（3）规范过床：锁定 DSA 床和平车，使用过床易协助患者规范过床，保持管道顺畅，穿刺点肢体保持伸直状态。<br>（4）安全转运交接：由手术医师 / 麻醉医师（全麻患者）、配台护士、工友共同将介入手术患者安全转运至病房 /ICU/CCU。途中关注患者病情、用药及管道安全、注意保暖及保护隐私，予床边行全面交接。 |

续表

| 手术步骤 | 护理配合 |
|---|---|
| 患者转运 | （5）完善护理文件：护理记录单和交接单填写完整并签名。保证医疗、护理记录的客观性和一致性。 |
| 清洁消毒 | （1）术后配台护士及时清点并清洁手术器械，等待供应室回收；布类敷料统一放置，等待洗衣房回收清洗；及时清理术区污染物品。<br>（2）规范医疗废物分类处置并标明术间，对有血液传播疾病风险的敷料物品，需严格按医院感染管理隔离要求规范处理。<br>（3）按照《医疗机构消毒技术规范》（WS/T 367—2012）要求进行手术室环境终末清洁消毒。 |

# 第十八节　动脉导管未闭介入封堵术

## 一、概述

动脉导管是胎儿时期肺动脉与主动脉间的正常血流通道。胎儿出生后，肺膨胀并承担气体交换功能，肺循环和体循环各司其职，动脉导管可在数月内因废用而闭合，如1岁后仍持续不闭合，即为动脉导管未闭（patent ductus arteriosus，PDA），其可单独存在或与其他任何形式的先天性心脏病并存。由于存在左向右分流，肺循环血流量增多，致使左心随之增大，小分流量者可无症状，中等分流量者常有乏力、劳累后心悸、胸闷、气喘等症状，大分流量者常伴有继发性严重肺动脉高压，导致右向左分流，多有青紫，且临床症状严重。PDA介入封堵术采用介入的方式将特殊装置送到动脉导管未闭部位，完成封堵，因其创伤小、疗效好、恢复快，已逐渐成为治疗PDA的首选方案。

【麻醉方式】

（1）局部麻醉：皮下注射1%～2%盐酸利多卡因注射液。

（2）静脉麻醉（儿童或不能配合手术者）：氯胺酮、丙泊酚，常辅以适量芬太尼、舒芬太尼等阿片类镇痛剂。

【血管入路】股静脉、股动脉。

## 二、术前准备

【环境准备】导管手术间环境安全，屏蔽设施完好，层流空调/空气消毒机正常运行，规范清洁消毒，环境符合使用标准。屏蔽设施完好，符合《医用电气设备第2-43部分：介

入操作 X 射线设备的基本安全和基本性能专用要求》（GB 9706.243—2021）。

【仪器准备】仪器设备处于完好备用状态（见表 8-18-1）。

表 8-18-1　PDA 介入封堵术常用仪器设备

| 序号 | 设备 | 用量 | 序号 | 设备 | 用量 |
|---|---|---|---|---|---|
| 1 | DSA 机 | 1 台 | 10 | 心电监护系统 | 1 套 |
| 2 | 超声仪 | 1 台 | 11 | 除颤仪 | 1 台 |
| 3 | 器械台 | 2 台 | 12 | 吸引装置 | 1 套 |
| 4 | 治疗车 | 2 台 | 13 | 加压袋 | 1 个 |
| 5 | ACT 仪 | 备用 | 14 | 铅防护用品 | 齐全 |
| 6 | 呼吸机 | 备用 | 15 | 中心供氧及气源 | 备用 |
| 7 | 呼吸囊 | 备用 | 16 | 恒温箱 | 按需 |
| 8 | 输液泵 / 微量泵 | 按需 | 17 | 充气升温装置 | 按需 |
| 9 | 输液加温器 | 按需 | | | |

【无菌物品准备】心血管造影手术包、心血管造影敷料包、一次性使用无菌机罩（1 套）/一次性使用心血管造影包等符合使用要求（详见本章第一节）。

【耗材准备】PDA 介入封堵术耗材见表 8-18-2。

表 8-18-2　PDA 介入封堵术耗材

| 耗材 | 用量 | 耗材 | 用量 |
|---|---|---|---|
| 5 ～ 6F 血管鞘 | 2 副 | 20 mL 注射器 | 1 支 |
| 0.035″ 直头导丝 150 cm | 1 根 | 10 mL 注射器 | 1 支 |
| 5F/6F MPA2 | 1 根 | 5 mL 注射器 | 1 支 |
| 5F/6F PIG | 1 根 | 11 号刀片 | 1 把 |
| 高压注射器 | 1 台 | 动脉血气针 | 若干 |
| 高压连接管 | 1 根 | 无菌手套 | 若干 |
| 0.035″ 加硬导丝 | 1 根 | 输液器 | 1 套 |
| 压力传感器 | 1 个 | 一次性使用无菌机罩 | 1 套 |
| 封堵器输送装置 | 1 套 | 血管缝合器 | 按需 |
| PDA 封堵器 | 1 个 | 圈套器 | 备用 |
| 0.032″ 超滑导丝 260 cm | 备用 | | |

【药品准备】PDA 介入封堵术常用药品、常用抢救药品和备用抢救药品见表 8-18-3 至表 8-18-5。

表 8-18-3　PDA 介入封堵术常用药品

| 物品 | 药品 | 用量 |
| --- | --- | --- |
| 小圆杯 | 盐酸利多卡因注射液（5 mL:0.1 g） | 5 mL |
| 小圆杯（标记） | 肝素钠注射液（2 mL:12500 U） | 12500 U |
| 消毒杯 | 碘伏消毒液 | 50 mL |
| 治疗碗 1 | 对比剂 | 50～100 mL |
| 治疗碗（标记） | 肝素钠注射液（2 mL:12500 U） | 6250 U |
| | 0.9% 氯化钠注射液 | 250 mL |
| 治疗碗 2 | 0.9% 氯化钠注射液 | 250 mL |
| 冲洗盆 | 0.9% 氯化钠注射液 | 500 mL |

表 8-18-4　PDA 介入封堵术常用抢救药品

| 药品 | 用量 |
| --- | --- |
| 硫酸阿托品注射液（1 mL:0.5 mg） | 若干 |
| 盐酸肾上腺素注射液（1 mL:1 mg） | 若干 |
| 地塞米松磷酸钠注射液（1 mL:5 mg） | 若干 |
| 盐酸多巴胺注射液（2 mL:20 mg） | 若干 |

表 8-18-5　PDA 介入封堵术备用抢救药品

| 药品 | 用量 |
| --- | --- |
| 注射用甲泼尼龙琥珀酸钠（40 mg/ 瓶） | 若干 |
| 羟乙基淀粉 130/0.4 氯化钠注射液（500 mL） | 若干 |
| 硫酸鱼精蛋白注射液（5 mL:50 mg） | 若干 |
| 盐酸去甲肾上腺素（1 mL:1 mg） | 若干 |
| 氢化可的松注射液（2 mL:10 mg） | 若干 |

## 三、手术护理配合

**1. 手术患者交接与核对**

详见本章第一节。

**2. 患者评估与准备**

详见本章第一节。

**3. 手术步骤和护理配合**

PDA介入封堵术基本步骤和护理配合见表8-18-6。

表8-18-6　PDA介入封堵术基本步骤和护理配合

| 手术步骤 | | 护理配合 |
|---|---|---|
| 体位安置 | | （1）协助患者取舒适平卧位，双下肢分开并外展，暴露双侧腹股沟消毒区域（范围为脐下至大腿中上1/3处），对婴幼儿做好敏感部位的放射防护，予患者保暖与保护隐私。<br>（2）患者双手放置在头部两侧，可用布单固定，保持体位舒适，防止坠床。 |
| 麻醉 | 全身麻醉 | 协助麻醉师建立中心静脉导管、桡动脉压力监测。 |
| | 局部麻醉 | 应提前告知患者局部麻醉时有针刺感，尽量让患者放松，避免患者因过度紧张引起心率增快、血管痉挛等。 |
| 开包备台 | | 手术配台护士面向手术台，按照无菌技术操作原则，打开心血管介入手术包，规范铺置无菌器械台，并将手术耗材分类有序放置于器械台上。 |
| 消毒铺巾 | | （1）消毒双侧腹股沟区域，协助铺巾，建立无菌区。<br>（2）协助医生穿无菌手术衣，戴无菌手套。<br>（3）套无菌机罩和铅屏套，防止跨越或接触无菌区域。<br>（4）连接测压系统（必要时）、高压注射器系统，并排空压力延长管内的空气。 |
| 穿刺置管 | | （1）分别穿刺一侧股动、静脉，放置鞘管。关注穿刺过程，如出现穿刺部位渗血、血肿，应立即行压迫止血或包扎，并协助医生重新穿刺部位。<br>（2）穿刺成功后，遵医嘱给予患者全身肝素化（肝素用量100 U/kg），根据手术时长、ACT值提醒手术医生追加肝素。如条件允许，定时监测ACT值，保持ACT值在250～350 s。 |

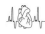 

续表

| 手术步骤 | 护理配合 |
|---|---|
| 右心导管检查<br>（肺动脉高压者） | 经股静脉送入 MPA2 导管行右心导管检查：监测肺动脉压、肺小动脉压、右室动脉压、右房动脉压、主动脉压等，并采集血标本行血气分析，采集完成后及时送检。 |
| 主动脉造影 | （1）经股动脉送入 PIG 导管进行主动脉弓降部造影，了解 PDA 形状及大小，测量肺动脉缺损大小、形态、分流情况，根据测量结果选择合适封堵器。<br>（2）根据患者体重等情况设置高压注射器参数，协助配合造影。<br>（3）严密观察患者的神志、心电、心率、皮肤等情况，如有异常，及时处理。 |
| 建立动静脉轨道 | （1）经股静脉送入 MPA2 导管至肺动脉，通过 PDA 将 260 cm 加硬导丝送至降主动脉，保留导丝，撤出导管。<br>（2）如经股静脉侧送入加硬导丝通过 PDA 困难时，可从股动脉侧应用右冠导管，送入超滑长导丝通过 PDA 至肺动脉或上腔静脉，再经股静脉侧送入圈套器，抓取长导丝头端并拉出体外，建立股动脉—降主动脉—PDA—肺动脉—右心室—右心房—下腔静脉—股静脉轨道。<br>（3）术中密切关注患者的精神状态，应主动询问局麻患者是否有不适，密切观察心电、血压、血氧饱和度等情况，异常情况及时应对处理并做好记录。 |
| 送入输送系统 | （1）经导管送入加硬导丝至降主动脉后撤出导管。<br>（2）使用肝素盐水冲洗输送鞘管，保证输送鞘管通畅，无气体和血栓。<br>（3）沿加硬导丝送入相适应的输送鞘管至降主动脉后撤出内芯及交换导丝。 |
| 选择封堵器 | （1）根据影像与超声测量结果，选择合适的封堵器。<br>（2）所选封堵器的直径较 PDA 最窄处内径大 3～6 mm。 |
| 释放封堵器 | （1）将封堵器与输送杆前端连接。从输送鞘管中送入封堵器至降主动脉，打开封堵器前端，将封堵器回撤至 PDA 主动脉侧，嵌在主动脉端，回撤输送鞘管，使封堵器腰部嵌在动脉导管内并出现明显腰征，观察 5～10 min。<br>（2）通过主动脉弓部造影及复查心脏超声，显示封堵器位置良好、无明显反流后可释放封堵器，撤除输送鞘管及导管后压迫止血。<br>（3）严密观察患者病情变化，应提前告知局部麻醉患者可能出现的不适症状，关心患者感受。观察有无发生烦躁不安、面色发绀、皮肤黏膜出血、肉眼血尿等封堵器移位或脱落的症状。发现异常及时报告、及时处理。同时规范护理记录，完善材料登记。 |

续表

| 手术步骤 | 护理配合 |
|---|---|
| 手术效果评估 | 通过主动脉造影，再次评估封堵器的位置良好、无残余分流（微量分流）。效果满意后结束手术。 |
| 术毕包扎 | （1）协助医生根据患者配合程度及穿刺部位，采取合适止血及包扎方式。<br>（2）观察生命体征、皮肤、出入量、穿刺点、足背动脉搏动、肢体温度等情况。<br>（3）清醒患者嘱其保持术侧肢体伸直，避免弯曲，必要时予约束带制动，并做好术后健康宣教。 |
| 患者转运 | （1）提前 15 min 电话通知病房 /ICU/CCU 做好准备（全麻患者）。<br>（2）转运准备：检查气管插管和中心静脉（全麻患者）、输液管道、尿管等固定良好，管路通畅。按需连接便携式心电监护仪、备用氧气袋、抢救盒等转运物品。<br>（3）规范过床：锁定 DSA 床和平车，可使用过床板协助患者规范过床，保持管道顺畅，穿刺点肢体保持伸直状态。<br>（4）安全转运交接：由手术医师 / 麻醉医师（全麻患者）、配台护士、护工共同将介入手术患者安全转运至病房 /ICU/CCU。途中关注患者病情、用药及管道安全，注意予保暖和保护隐私，予床边行全面交接。<br>（5）完善护理文件：护理记录单和交接单填写完整并签名。保证医疗、护理记录的客观性和一致性。 |
| 清洁消毒 | （1）术后配台护士及时清点并清洁手术器械，等待供应室回收；布类敷料统一放置，等待洗衣房回收清洗；及时清理术区污染物品。<br>（2）规范医疗废物分类处置并明确标识，对有血液传播疾病风险的敷料物品，需严格按医院感染管理隔离要求规范处理。<br>（3）按照手术室环境表面清洁与消毒规定《医疗机构消毒技术规范》（WS/T 367—2012）要求进行手术室环境终末清洁消毒。 |

# 第十九节　室间隔缺损介入封堵术

## 一、概述

室间隔缺损（ventricular septal defect，VSD）是一种常见的先天性心脏畸形，占成人先天性心血管疾病的 10%～20%，可单独存在，也可与其他畸形合并存在。室间隔由膜部、漏斗部和肌部三部分组成。根据缺损的部位，VSD 可分为膜部缺损（最常见）、漏斗部缺损和肌部缺损。VSD 必然导致心室水平左向右分流，其血流动力学效应为肺循环血量增多，左室容量负荷增大，体循环血量下降，晚期可形成 Eisenmenger 综合征。VSD 传统的治疗方法是外科手术，但是外科治疗创伤大，并发症发生率高，占用医疗资源多，术后对患者有一定的不良心理影响。VSD 介入封堵术是利用介入技术封堵先天性心脏病中的 VSD，其介入治疗创伤小，治疗效果与外科相近。《2020 ESC 成人先天性心脏病管理指南》中首次指出，经导管 VSD 介入封堵术已成为一种外科手术的替代方法，特别是对残余 VSD、外科难以完成的 VSD 及位于室间隔中央的肌型 VSD 患者。

【麻醉方式】

（1）局部麻醉：皮下注射 1% ～ 2% 盐酸利多卡因注射液。

（2）静脉麻醉（儿童或不能配合手术者）：氯胺酮、丙泊酚，常辅以适量芬太尼、舒芬太尼等阿片类镇痛剂。

【血管入路】股静脉、股动脉。

## 二、术前准备

【环境准备】导管手术间环境安全，层流空调 / 空气消毒机正常运行，规范清洁消毒，环境符合使用标准。屏蔽设施完好，符合《医用电气设备第 2-43 部分：介入操作 X 射线设备的基本安全和基本性能专用要求》（GB 9706.243—2021）。

【仪器准备】仪器设备处于完好备用状态（见表 8-19-1）。

表 8-19-1　VSD 介入封堵术常用仪器设备

| 序号 | 设备 | 用量 | 序号 | 设备 | 用量 |
|---|---|---|---|---|---|
| 1 | DSA 机 | 1 台 | 10 | 心电监护系统 | 1 套 |
| 2 | 超声仪 | 1 台 | 11 | 除颤仪 | 1 台 |
| 3 | 器械台 | 2 台 | 12 | 吸引装置 | 1 套 |
| 4 | 治疗车 | 2 台 | 13 | 加压袋 | 1 个 |
| 5 | ACT 仪 | 备用 | 14 | 铅防护用品 | 齐全 |
| 6 | 呼吸机 | 备用 | 15 | 中心供氧及气源 | 备用 |
| 7 | 呼吸囊 | 备用 | 16 | 恒温箱 | 按需 |
| 8 | 输液泵 / 微量泵 | 按需 | 17 | 充气升温装置 | 按需 |
| 9 | 输液加温器 | 按需 | | | |

【无菌物品准备】心血管造影手术包、心血管造影敷料包、一次性使用无菌机罩（1套）/一次性使用心血管造影包等符合使用要求（详见本章第一节）。

【耗材准备】VSD介入封堵术耗材见表8-19-2。

表8-19-2　VSD介入封堵术耗材

| 耗材 | 用量 | 耗材 | 用量 |
|---|---|---|---|
| 5～6F 血管鞘 | 2 副 | 20 mL 注射器 | 1 支 |
| 0.035″ 导丝 260 cm J 型 | 1 根 | 10 mL 注射器 | 1 支 |
| 5F/6F MPA2 | 1 根 | 5 mL 注射器 | 1 支 |
| 5F/6F PIG 145° | 1 根 | 11 号刀片 | 1 把 |
| 高压注射器 | 1 台 | 动脉血气针 | 若干 |
| 高压连接管 | 1 根 | 无菌手套 | 若干 |
| 0.032″ 超滑导丝 260 cm | 1 根 | 输液器 | 1 套 |
| 圈套器 | 1 个 | 一次性使用无菌机罩 | 1 套 |
| 封堵器输送装置 | 1 套 | 血管缝合器 | 按需 |
| VSD 封堵器 | 1 个 | 压力传感器 | 1 个 |

【药品准备】VSD介入封堵术常用药品、常用抢救药品和备用抢救药品见表8-19-3至表8-19-5。

表8-19-3　VSD介入封堵术常用药品

| 物品 | 药品 | 用量 |
|---|---|---|
| 小圆杯 | 盐酸利多卡因注射液（5 mL:0.1g） | 5 mL |
| 小圆杯（标记） | 肝素钠注射液（2 mL:12500 U） | 12500 U |
| 消毒杯 | 碘伏消毒液 | 50 mL |
| 治疗碗 1 | 对比剂 | 100 mL |
| 治疗碗（标记） | 肝素钠注射液（2 mL:12500 U） | 6250 U |
| | 0.9% 氯化钠注射液 | 250 mL |
| 治疗碗 2 | 0.9% 氯化钠注射液 | 250 mL |
| 冲洗盆 | 0.9% 氯化钠注射液 | 500 mL |

表8-19-4　VSD 介入封堵术常用抢救药品

| 药品 | 用量 |
|---|---|
| 硫酸阿托品注射液（1 mL:0.5 mg） | 若干 |
| 盐酸肾上腺素注射液（1 mL:1 mg） | 若干 |
| 地塞米松磷酸钠注射液（1 mL:5 mg） | 若干 |
| 盐酸多巴胺注射液（2 mL:20 mg） | 若干 |

表8-19-5　VSD 介入封堵术备用抢救药品

| 药品 | 用量 |
|---|---|
| 注射用甲泼尼龙琥珀酸钠（40 mg/瓶） | 若干 |
| 羟乙基淀粉130/0.4 氯化钠注射液（500 mL） | 若干 |
| 硫酸鱼精蛋白注射液（5 mL:50 mg） | 若干 |
| 盐酸去甲肾上腺素（1 mL:1 mg） | 若干 |
| 氢化可的松注射液（2 mL:10 mg） | 若干 |

## 三、手术护理配合

1.手术患者交接与核对

详见本章第一节。

2 患者评估与准备

详见本章第一节。

3. 手术步骤和护理配合

VSD 介入封堵术基本步骤及护理配合见表8-19-6。

表8-19-6　VSD 介入封堵术基本步骤及护理配合

| 手术步骤 | 护理配合 |
|---|---|
| 消毒体位安置 | （1）协助患者取舒适平卧位，双下肢分开并外展，暴露双侧腹股沟消毒区域（范围为脐下至大腿中上 1/3 处），对婴幼儿做好敏感部位的放射防护，予患者保暖与保护隐私。<br>（2）婴幼儿予双手抱头，可用抱头巾固定，保持体位舒适，防止坠床。 |

续表

| 手术步骤 | | 护理配合 |
|---|---|---|
| 麻醉 | 全身麻醉 | 协助麻醉师建立中心静脉导管、桡动脉压力监测。 |
| | 局部麻醉 | （1）成人及配合操作的大龄儿童可选用局部麻醉。<br>（2）应提前告知患者局部麻醉时有针刺感，尽量让患者放松，避免患者出现过度紧张引起心率增快、血管痉挛等。 |
| 开包备台 | | 手术配台护士面向手术台，按照无菌技术操作原则，打开心血管介入手术及器械包，规范铺置无菌器械台，并将手术耗材分类有序放置于器械台上。 |
| 消毒铺巾 | | （1）消毒双侧腹股沟区域，协助铺巾，建立无菌区域。<br>（2）协助医生穿无菌手术衣、戴无菌手套。<br>（3）套无菌机罩和铅屏套，避免跨越或接触无菌区域。<br>（4）连接测压系统并准确校对零点，连接高压注射器系统并注意排空压力延长管内的空气。 |
| 穿刺置管 | | （1）穿刺股动、静脉，放置鞘管。关注穿刺过程，如出现穿刺部位渗血、血肿，应立即行压迫止血或包扎，并协助医生重新穿刺部位。<br>（2）穿刺成功后，按照患者体重（70～100 U/kg）完成全身肝素化。定时监测 ACT 值，保持 ACT 值在 250～350 s，并根据手术时长及 ACT 值提醒手术医生追加肝素。 |
| 右心导管检查 | | 经股静脉送入 MPA 导管行右心导管检查：监测肺动脉压、肺小动脉压、右室动脉压、右房动脉压、主动脉压等，并采集血标本行血气分析。 |
| 左心室及升主动脉造影 | | （1）经股动脉送入 PIG145° 导管进行左心室及升主动脉造影，测量 VSD 直径及形态，根据测量结果选择合适封堵器，所选封堵器直径较造影测量直径大 1～2 mm。<br>（2）观察患者神志、心电、心率、皮肤等情况，此过程易引起室性心律失常，密切心电监护，并做好电除颤准备。 |
| 建立动静脉轨道 | | （1）通常应用剪切的 PIG 导管作为过隔导管。经主动脉逆行至左心室，在导引导丝帮助下，导管头端经 VSD 入右心室，将 260 mm 长的 0.032″ 超滑导丝 / 交换导丝经导管插入右心室并推送至肺动脉 / 上腔静脉，再由股静脉送入圈套器将导丝拉出体外，建立股静脉—右心房—右心室—VSD—左心室—主动脉—股动脉轨道。 |

续表

| 手术步骤 | 护理配合 |
|---|---|
| 建立动静脉轨道 | （2）术中密切关注患者的精神状态，局部麻醉患者主动询问其是否有不适，密切观察心电、血压、血氧饱和度等情况，及时应对处理并做好记录。正确识别各种心律失常图形，如有异常，应及时报告医生，协助药物治疗，有效地控制室性心律失常的发生。 |
| 送入输送鞘 | （1）由股静脉端沿轨道送入合适的输送长鞘至右心房与过室间隔的导管相接（对吻），止血钳夹住导丝两端，牵拉猪尾造影导管，同时推送输送长鞘及扩张管至主动脉弓部，缓缓后撤输送长鞘和内扩张管至主动脉瓣上方。<br>（2）从动脉侧推送导丝及过室间隔导管达左心室心尖部，此时缓慢回撤长鞘至主动脉瓣下，沿导引导丝顺势指向心尖，撤去导引导丝和扩张管。<br>（3）密切关注患者病情变化，主动询问局麻患者是否有不适，密切观察心电、血压、血氧饱和度等情况，及时应对处理并做好记录。 |
| 评估选择封堵器 | （1）所选封堵器的直径较造影测量直径大 1～2 mm。<br>（2）缺损距主动脉窦 2 mm 以上者，选用对称型封堵器。<br>（3）不足 2 mm 者，选用偏心型封堵器。<br>（4）囊袋型多出口且拟放置封堵器的缺损孔距离主动脉窦 4 mm 以上者选用细腰型封堵器。 |
| 释放封堵器 | （1）将封堵器与输送杆连接。经输送短鞘插入输送系统，将封堵器送达输送长鞘末端，在 TTE 导引下结合 X 射线透视，将左盘释放，回撤输送长鞘，使左盘与室间隔相贴，确定位置良好后，封堵器腰部嵌入缺损处，然后撤输送长鞘，释放右盘。<br>（2）TTE 评价观察封堵器位置、有无分流和瓣膜反流，随后重复上述体位行左心室造影，确认封堵器位置及分流情况，并行升主动脉造影，观察有无主动脉瓣反流。<br>（3）对缺损较大、建立轨道相对困难者，可选用偏大输送长鞘。<br>（4）通过 X 射线及 TTE 评价，显示封堵器位置良好，无明显对比剂分流后可释放封堵器，撤除输送鞘管及导管后压迫止血。<br>（5）严密观察病情变化，应提前告知局麻患者可能出现的不适症状，关心患者感受。观察有无发生烦躁不安、面色发绀、皮肤黏膜出血、肉眼血尿等封堵器移位或脱落的症状。发现异常及时报告，遵医嘱予处理，同时规范护理记录，完善材料登记。 |

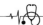

续表

| 手术步骤 | 护理配合 |
|---|---|
| 手术效果评估 | （1）通过左室造影及升主动脉造影，心脏超声再次评估封堵器的位置良好、无分流和瓣膜反流等。效果满意后结束手术。<br>（2）观察评价患者神志、生命体征、皮肤是否出现皮疹等过敏反应或其他并发症，异常情况及时报告并协助处理。 |
| 术毕包扎 | （1）协助医生根据穿刺部位及患者配合程度，采取合适的止血及包扎方式。<br>（2）观察生命体征、出入量、穿刺点、足背动脉搏动、肢体温度及皮肤等情况。<br>（3）清醒患者嘱其保持术侧肢体伸直，避免弯曲，必要时予约束带制动，予相应术后健康宣教。 |
| 患者转运 | （1）提前 15 min 电话通知病房 /ICU/CCU 做好准备（全麻患者）。<br>（2）转运准备：检查气管插管和中心静脉（全麻患者）、输液管道、尿管等在位 顺畅。按需连接便携式心电监护仪、备用氧气袋、抢救盒等转运物品。<br>（3）规范过床：锁定 DSA 床和平车，使用过床易协助患者规范过床，保持管道顺畅，穿刺点 / 切开处肢体保持伸直状态。<br>（4）安全转运交接：由手术医师 / 麻醉医师（全麻患者）、配台护士、工友共同将介入手术患者安全转运至病房 /ICU/CCU。途中关注患者病情、用药及管道安全，注意予保暖和保护隐私，予床边行全面交接。<br>（5）完善护理文件：护理记录单和交接单填写完整并签名。保证医疗、护理记录的客观性和一致性。 |
| 终末消毒 | （1）术后配台护士及时清点并清洁手术器械，等待供应室回收；布类敷料统一放置，等待洗衣房回收清洗；及时清理术区污染物品。<br>（2）规范医疗废物分类处置并标明术间，对有血液传播疾病风险的敷料物品，需严格按医院感染管理隔离要求规范处理。<br>（3）按照手术室环境表面清洁与消毒规定《医疗机构消毒技术规范》（WS/T 367—2012）要求进行手术室环境终末清洁消毒。 |

## 第二十节　经皮二尖瓣球囊成形术

### 一、概述

经皮二尖瓣球囊成形术（percutaneous balloon mitral valvuloplasty，PBMV）是治疗风湿性心脏病二尖瓣狭窄的一项技术，采用经静脉及房间隔穿刺，将球囊导管送到二尖瓣区并扩张二尖瓣瓣膜，利用球囊导管膨胀力将黏连的瓣叶交界处撕裂分离以解除瓣口狭窄，实现解除或减少左心房血流阻力的目的，从而缓解患者病情，改善心功能。PBMV 对于有症状且具备良好解剖结构的二尖瓣狭窄患者，是一种微创、安全与外科手术相辅的治疗方法。目前，二尖瓣严重狭窄合并关闭不全的患者，仍以外科手术作为首选。PBMV 因近期疗效满意，同时与外科手术相比具有并发症少、感染机会少、栓塞率和死亡率低、费用少等优点而成为代替部分外科手术的良好方法。

【麻醉方式】局部麻醉：皮下注射 1% ～ 2% 盐酸利多卡因注射液。

【血管入路】股静脉。

### 二、术前准备

【环境准备】导管手术间环境安全，层流空调 / 空气消毒机正常运行，规范清洁消毒，环境符合使用标准。屏蔽设施完好，符合《医用电子设备第 2-43 部分：介入操作 X 射线设备的基本安全和基本性能专用要求》（GB 9706.243—2021）。

【仪器准备】仪器设备处于完好备用状态（见表 8-20-1）。

表 8-20-1　PBMV 仪器设备

| 序号 | 设备 | 用量 | 序号 | 设备 | 用量 |
|---|---|---|---|---|---|
| 1 | DSA 机 | 1 台 | 10 | 推注泵 | 2 ～ 3 台 |
| 2 | 血流动力学监护系统 | 1 套 | 11 | 器械台 | 2 ～ 3 台 |
| 3 | 超声仪 | 1 台 | 12 | 治疗车 | 2 ～ 3 台 |
| 4 | 除颤仪（含除颤电极片） | 1 台 | 13 | 恒温箱 | 1 个 |
| 5 | 吸引装置 | 2 台 | 14 | 充气升温装置（按需） | 1 个 |
| 6 | 中心供氧及气源 | 1 ～ 2 套 | 15 | ACT 仪 | 1 台 |
| 7 | 听诊器 | 2 台 | 16 | 洗手设备 | 2 套 |
| 8 | 电刀装置（按需） | 1 个 | 17 | 铅防护用品 | 充足齐全 |
| 9 | 输液泵 | 2 ～ 3 台 | | | |

【术间布局】以 DSA 手术床为中心，超声仪位于 DSA 床（患者头部）的右前方。充气升温装置（按需）置于 DSA 床左后侧方。铅防护屏和护理工作站位于 DSA 床尾（患者足部）右侧方。

【无菌物品准备】心血管造影手术包、心血管造影敷料包、一次性使用无菌机罩（1 套）/一次性使用心血管造影包等符合使用要求（详见本章第一节）。

【耗材准备】PBMV 耗材见表 8-20-2。

表 8-20-2　PBMV 耗材

| 耗材 | 用量 | 耗材 | 用量 |
|---|---|---|---|
| 二尖瓣球囊导管（各型号按需） | 1 根 | 房间隔穿刺针 | 1 根 |
| 扩张器 | 1 个 | 房间隔穿刺鞘 | 1 副 |
| 金属延伸器 | 1 个 | 压力传感器 | 1 个 |
| 转向操纵导丝 | 1 根 | 20 mL 注射器 | 1 支 |
| 6F 股动脉鞘 | 1 副 | 10 mL 注射器 | 1 支 |
| 螺纹口注射器 50 mL | 1 支 | 5 mL 注射器 | 1 支 |
| 0.035″ 诊断导丝 260 cm J 型 | 备用 | 11 号刀片 | 1 把 |
| 左房导引导丝 | 1 根 | 无菌手套 | 若干 |
| 6F MPA2 导管 | 1 根 | 弹力绷带 | 若干 |
| 体表加温毯 | 按需 | 5F/6F PIG 导管 | 备用 |

【药品准备】PBMV 常用药品和常用抢救药品见表 8-20-3、表 8-20-4。

表 8-20-3　PBMV 常用药品

| 物品 | 药品 | 用量 |
|---|---|---|
| 小圆杯 | 盐酸利多卡因注射液（5 mL:0.1 g） | 5 mL |
| 消毒杯 | 碘伏消毒液 | 50 mL |
| 治疗碗 1 | 对比剂 | 20～50 mL |
| 治疗碗（标记） | 肝素钠注射液（2 mL:12500 U） | 6250 U |
| | 0.9% 氯化钠注射液 | 250 mL |
| 治疗碗 2 | 0.9% 氯化钠注射液 | 250 mL |
| 冲洗盆 | 0.9% 氯化钠注射液 | 500 mL |

表 8-20-4 PBMV 常用抢救药品

| 药品 | 用量 |
|---|---|
| 硫酸阿托品注射液（1 mL:0.5 mg） | 若干 |
| 注射用甲泼尼龙琥珀酸钠（40 mg/ 瓶） | 若干 |
| 盐酸多巴胺注射液（2 mL:20 mg） | 若干 |
| 硫酸鱼精蛋白注射液（5 mL:50 mg） | 若干 |
| 地塞米松磷酸钠注射液（1 mL:5 mg） | 若干 |
| 氢化可的松注射液（2 mL:10 mg） | 若干 |
| 盐酸肾上腺素注射液（1 mL:1 mg） | 若干 |
| 盐酸去甲肾上腺素（1 mL:1 mg） | 若干 |

## 三、手术护理配合

1. 手术患者交接与核对

详见本章第一节。

2. 患者评估与准备

详见本章第一节。

3. 手术步骤和护理配合

PBMV 基本步骤及护理配合见表 8-20-5。

表 8-20-5 PBMV 基本步骤及护理配合

| 手术步骤 | 护理配合 |
|---|---|
| 消毒体位安置 | 协助患者取舒适平卧位，双下肢分开并外展，暴露双侧腹股沟消毒区域（范围为脐下至大腿中上 1/3 处），予患者保暖与保护隐私，安慰关心患者。 |
| 手术台铺设 | 手术配台护士面向手术台，按照无菌操作技术打开心血管介入手术包，规范铺置无菌器械台，并将手术耗材有序放置于器械台上。 |
| 消毒铺巾 | （1）准备加温至 37 ℃的消毒液，消毒双侧腹股沟区域，消毒皮肤范围，协助铺巾，建立无菌区域。<br>（2）协助医生穿无菌手术衣，戴无菌手套。<br>（3）套无菌机罩和铅屏套，避免跨越或接触无菌区域。 |

续表

| 手术步骤 | 护理配合 |
|---|---|
| 局部麻醉 | 　　告知患者局部注射麻醉时有针刺感，穿刺前可按需给予镇静止痛药物，应尽量使其放松，避免患者因过度紧张引起心率增快、血管痉挛等。 |
| 穿刺置管 | 　　（1）穿刺一侧股静脉，放置鞘管。<br>　　（2）按需穿刺一侧股动脉，放置鞘管，连接有创压力监测系统并校零。<br>　　（3）严密观察并记录血压、心率及穿刺部位情况，如局部出现渗血、皮下血肿等，应及时报告并协助处理。 |
| 穿刺房间隔 | 　　（1）有序开启房间隔穿刺针、穿刺鞘及球囊导管等系列耗材，予冲洗排气准备。<br>　　（2）经股静脉在 X 射线指导下穿刺房间隔，造影确认房间隔穿刺成功后，交换送入左房钢丝，按照患者体重（70～100 U/kg）完成全身肝素化。定时监测 ACT 值，保持 ACT 值在 250～350 s，并根据 ACT 值追加肝素用量。<br>　　（3）监测左房压、二尖瓣跨瓣压差、跨瓣流速及二尖瓣反流情况并记录。 |
| 球囊扩张及效果评价 | 　　（1）送入扩张管扩张皮下组织及房间隔穿刺部位，送入球囊导管，经下腔静脉到达右心房，穿过房间隔至左心房后，调整球囊置于狭窄的二尖瓣口，球囊内注入 10%～15% 碘对比剂快速充盈球囊，将黏连的瓣叶交界处撕裂分离以解除瓣口狭窄。<br>　　（2）球囊扩张后，及时监测评价左房压、二尖瓣跨瓣压差、跨瓣流速及二尖瓣反流情况。<br>　　（3）协助配合进行二尖瓣区域听诊，可闻及舒张期"隆隆"样杂音减弱或消失。效果满意后，撤出球囊导管。<br>　　（4）停止球囊扩张的标准：交界处完全分离；瓣口面积指数大于 1 $cm^2$；术后二尖瓣口面积较术前 ≥ 50% 或 ≥ 1.5 $cm^2$，左心房压下降 > 50% 或左心房平均压 < 18 mmHg，且没有严重并发症（二尖瓣关闭不全 ≤ 2/4 级，心包压塞等）、出现明显的二尖瓣反流或反流增加 25%；心尖部听诊杂音减弱或消失。<br>　　（5）密切监护患者有无心包填塞等并发症，球囊扩张过程中易引起室速、心室颤动等心律失常，应并做好除颤等准备。同时关心安慰患者，并规范护理记录，完善材料登记。 |
| 术毕包扎 | 　　（1）协助拔除股动静脉鞘管，予敷料张贴固定，嘱患者术侧肢体保持伸直状态至拔管后 6 h，如咳嗽等使腹内压增高时，应用手轻按穿刺点以免出血。<br>　　（2）密切观察患者生命体征、出入量、穿刺点、足背动脉搏动、皮肤等情况，如有异常，及时处理。 |

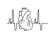

续表

| 手术步骤 | 护理配合 |
| --- | --- |
| 患者转运 | （1）转运准备：检查输液管道、尿管等在位顺畅。按需连接便携式心电监护仪、备用氧气袋、抢救盒等转运物品。<br>（2）规范过床：锁定DSA床和平车，使用过床易协助患者过床，保持管道顺畅，穿刺侧肢体保持伸直状态。<br>（3）安全转运交接：由手术配台护士、工友共同将介入手术患者安全转运至病区。途中关注患者病情、用药及管道安全，注意予保暖和保护隐私，予床边行全面交接。<br>（4）完善护理文件：护理记录单和交接单填写完整并签名。保证护理与医疗记录的客观性和一致性。 |
| 清洁消毒 | （1）术后配台护士及时清点并清洁手术器械，等待供应室回收；布类敷料统一放置，等待洗衣房回收清洗；及时清理术区污染物品。<br>（2）规范医疗废物分类处置并规范标识，对有血液传播疾病风险的敷料物品，需严格按医院感染管理隔离要求规范处理。<br>（3）按照手术室环境表面清洁与消毒规定《医疗机构消毒技术规范》（WS/T 367—2012）要求进行手术室环境终末清洁消毒。 |

# 第二十一节　经皮肺动脉瓣球囊成形术

## 一、概述

经皮肺动脉瓣球囊成形术（percutaneous balloon pulmonary valvuloplasty，PBPV）是利用球囊扩张的机械力量使黏连的肺动脉瓣叶交界处分离，以缓解瓣口狭窄程度。PBPV可解除梗阻，使跨肺动脉瓣压差下降，右室内径减小；同时，右房大小受血流动力学影响较大，对右室压力变化相对敏感，梗阻解除后，右房内径会逐渐缩小。目前，PBPV已成为肺动脉瓣狭窄的首选治疗方法。典型肺动脉瓣狭窄跨瓣压差 ≥ 40 mmHg 是球囊成形术的适应证。球囊成形术成功的关键在于谨慎选择合适的患者，熟练地掌握操作方法，严格挑选球囊的类型、大小和长度，避免损伤腱索和瓣膜周围组织。

【麻醉方式】

（1）局部麻醉：皮下注射 1% ～ 2% 盐酸利多卡因注射液。

（2）静脉麻醉（儿童或不能配合手术者）：氯胺酮、丙泊酚，常辅以适量芬太尼、舒芬太尼等阿片类镇痛剂。

【血管入路】股静脉。

## 二、术前准备

【环境准备】导管手术间环境安全，层流空调/空气消毒机正常运行，规范清洁消毒，环境符合使用标准。屏蔽设施完好，符合《医用电子设备第2-43部分：介入操作X射线设备的基本安全和基本性能专用要求》（GB 9706.243—2021）。

【仪器准备】仪器设备处于完好备用状态（见表8-21-1）。

表8-21-1 PBPV常用仪器设备

| 序号 | 设备 | 用量 | 序号 | 设备 | 用量 |
|---|---|---|---|---|---|
| 1 | DSA机 | 1台 | 11 | 血流动力学监护系统 | 1套 |
| 2 | 麻醉机（按需） | 1台 | 12 | 除颤仪（含除颤电极片） | 1台 |
| 3 | 麻醉复苏设备（喉镜、呼吸囊）（按需） | 1套 | 13 | 超声仪（按需） | 1台 |
| 4 | ACT仪 | 1台 | 14 | 吸引装置 | 2套 |
| 5 | 充气升温装置（按需） | 1套 | 15 | 器械台 | 3～4台 |
| 6 | 输液加温器 | 2台 | 16 | 治疗车 | 3～4台 |
| 7 | 输液泵 | 3～4台 | 17 | 恒温箱 | 1个 |
| 8 | 推注泵 | 3～4台 | 18 | 洗手设备 | 2套 |
| 9 | 中心供氧及气源 | 2套 | 19 | 铅防护用品 | 充足齐全 |
| 10 | 加压袋 | 1个 | | | |

【术间布局】以DSA手术床为中心，麻醉吊塔和麻醉机位于DSA床（患者头部）的右前方，麻醉吊塔层架上放置推注泵。超声仪放置在DSA床（患者头部）正前方，铅防护屏置于DSA床头与超声仪之间。升温仪放置在DSA床左后侧方。手术器械台（宽度150 cm）置于DSA床右侧旁开2 m处平行位置。铅防护屏和护理工作站位于DSA床尾（患者足部）右后侧方。

【无菌物品准备】心血管造影手术包、心血管造影敷料包、一次性使用无菌机罩（1套）/一次性使用心血管造影包等符合使用要求（详见本章第一节）。

【耗材准备】PBPV耗材见表8-21-2。

表8-21-2 PBPV耗材

| 耗材 | 用量 | 耗材 | 用量 |
|---|---|---|---|
| 球囊（各型号） | 1个 | 0.035″诊断导丝260 cm | 1根 |

续表

| 耗材 | 用量 | 耗材 | 用量 |
|---|---|---|---|
| 高压注射器 | 1 台 | 0.032″/0.035″超滑导丝 260 cm | 1 根 |
| 压力延长管 | 1 根 | 压力传感器 | 1 个 |
| 造影导管（5F/6F PIG） | 1 根 | 三联三通 | 1 个 |
| 造影导管（5F/6F MPA） | 1 根 | 注射器（各型号） | 若干 |
| 体外加温毯 | 1 张 | 螺纹注射器 | 若干 |
| 无菌手套 | 若干 | 3M 敷贴/弹力绷带 | 若干 |
| 输液器 | 若干 | 0.035″诊断导丝 150 cm | 1 根 |
| 血气分析管（按需） | 若干 | 一次性使用无菌机罩 | 1 套 |
| 血管鞘(5F/6F) | 1 副 | | |

【药品准备】PBPV 常用药品和备用抢救药品见表 8-21-3、表 8-21-4。

表 8-21-3　PBPV 常用药品

| 物品 | 药品 | 用量 |
|---|---|---|
| 小圆杯 | 盐酸利多卡因注射液（5 mL:0.1 g） | 5 mL |
| 消毒杯 | 碘伏消毒液 | 50 mL |
| 治疗碗 1 | 对比剂 | 20～50 mL |
| 治疗碗（标记） | 肝素钠注射液（2 mL:12500 U） | 6250 U |
| | 0.9% 氯化钠注射液 | 250 mL |
| 治疗碗 2 | 0.9% 氯化钠注射液 | 250 mL |
| 冲洗盆 | 0.9% 氯化钠注射液 | 500 mL |

表 8-21-4　PBPV 备用抢救药品

| 药品 | 用量 |
|---|---|
| 硫酸阿托品注射液（1 mL:0.5 mg） | 若干 |
| 注射用甲泼尼龙琥珀酸钠（40 mg/瓶） | 若干 |
| 盐酸多巴胺注射液（2 mL:20 mg） | 若干 |
| 羟乙基淀粉 130/0.4 氯化钠注射液（500 mL） | 若干 |
| 硫酸鱼精蛋白注射液（5 mL:50 mg） | 若干 |

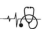

续表

| 药品 | 用量 |
|---|---|
| 地塞米松磷酸钠注射液（1 mL:5 mg） | 若干 |
| 氢化可的松注射液（2 mL:10 mg） | 若干 |
| 盐酸肾上腺素注射液（1 mL:1 mg） | 若干 |
| 盐酸去甲肾上腺素（1 mL:1 mg） | 若干 |

## 三、手术护理配合

1. 手术患者交接与核对

详见本章第一节。

2. 患者评估与准备

详见本章第一节。

3. 手术步骤和护理配合

PBPV 基本步骤及护理配合见表 8-21-5。

表 8-21-5 PBPV 基本步骤及护理配合

| 手术步骤 | | 护理配合 |
|---|---|---|
| 消毒体位安置 | | （1）协助患者取舒适平卧位，双下肢分开并外展，暴露双侧腹股沟消毒区域（范围为脐下至大腿中上 1/3 处），予患者保暖与保护隐私，安慰关心患者。<br>（2）患者双手予布单固定在头部两侧，保持体位舒适，防止坠床。 |
| 麻醉 | 全身麻醉 | 协助麻醉师建立中心静脉导管、桡动脉压力监测。 |
| | 局部麻醉 | 告知患者局部麻醉时有针刺感，尽量引导患者放松，避免患者因过度紧张引起心率增快、血管痉挛等。 |
| 开包备台 | | 手术配台护士面向手术台，按照无菌技术操作原则，打开心血管介入手术包，规范铺置无菌器械台，并将手术耗材分类有序放置于器械台上。 |
| 消毒铺巾 | | （1）准备加温至 37 ℃的碘伏消毒液，配合医生进行皮肤消毒。<br>（2）协助医生铺置无菌手术单，建立无菌区域。<br>（3）协助医生穿无菌手术衣，戴无菌手套。<br>（4）连接测压系统并准确校对零点，连接高压注射器系统并注意排空压力延长管内空气。 |

续表

| 手术步骤 | 护理配合 |
|---|---|
| 穿刺置管 | （1）穿刺一侧股静脉，放置鞘管。<br>（2）穿刺成功后，按照患者体重（700～100 U/kg）完成全身肝素化。定时监测ACT值，保持ACT值在250～350 s，并根据手术时长及ACT值提醒手术医生追加肝素。<br>（3）严密观察记录患者血压、心率及穿刺部位等情况，如局部出现渗血、皮下血肿，应及时报告并协助处理。 |
| 右心导管检查 | （1）经右侧股静脉鞘管送入5F/6F（MPA2）导管至右房，调整导管方向，使患者头端对着三尖瓣口，自右心导管内送入超滑导丝至右室，导丝随血流进入肺动脉，固定导丝顺势将导管送至肺动脉内。<br>（2）测量肺动脉压、右心室压及肺动脉至右心室连续测压，并计算跨瓣压差。<br>（3）严密观察心电、血压、血氧饱和度等情况，并记录测压值。 |
| 右心室造影 | （1）经右股静脉送入5F/6F PIG导管行右心室侧位造影。<br>（2）明确肺动脉、瓣环及瓣叶发育情况，判断是否合并继发性右心室流出道狭窄，确定PS类型，通过再循环观察有无合并房间隔缺损、室间隔缺损或动脉导管未闭。<br>（3）观察患者神志、生命体征、皮肤是否出现皮疹等过敏反应或出现其他并发症，发现异常，及时报告并协助处理。 |
| 球囊扩张 | （1）更换加硬导丝，沿导丝推送BALT球囊至肺动脉瓣处，球囊瓣环比（BAR）为肺动脉瓣环直径的1.2～1.4倍。球囊送至肺动脉瓣环后，可先预充球囊，并调整球囊位置，使球囊中部位于肺动脉瓣环处。固定球囊及导丝，使用稀释的（15%～20%）对比剂快速充盈球囊5～10 s，快速吸瘪球囊，可扩张2～3次。<br>（2）经胸超声心电图及右心导管再次测压，测量肺动脉瓣跨瓣压差（PG），若PG仍大于40 mmHg，则增加球囊直径后再次进行扩张，结果满意后退出球囊，撤出右心导管、导丝及穿刺鞘。<br>（3）术中严密观察心电、血压、心率及心律等情况，如出现心律失常，应予及时处理。同时规范护理记录，完善材料登记。 |
| 手术效果评估 | （1）重复右室造影明确疗效：扩张前可见腰征明显，扩张后腰征基本消失。<br>（2）右心导管再次测量肺动脉压、右室压、肺动脉瓣PG，较术前明显降低。<br>（3）经胸超声心动图测量肺动脉瓣PG及肺动脉瓣反流情况，肺动脉瓣狭窄明显减轻，瓣上狭窄环消失；肺动脉瓣上最大血流速度较术前明显减慢。<br>（4）听诊肺动脉瓣区收缩期杂音明显减轻或消失。<br>（5）观察评价患者病情及生命体征，是否出现其他并发症，发现异常及时报告并协助处理。 |

**续表**

| 手术步骤 | 护理配合 |
|---|---|
| 术毕包扎 | （1）协助医生根据穿刺部位，采取合适止血及包扎方式。<br>（2）观察监测生命体征、出入量、穿刺点、肢体温度及皮肤等情况。<br>（3）清醒患者嘱其保持术侧肢体伸直，避免弯曲，必要时予约束带制动，并予相应手术健康宣教。 |
| 患者转运 | （1）提前 15 min 电话通知病房 /ICU/CCU 做好准备（全麻患者）。<br>（2）转运准备：检查气管插管和中心静脉（全麻患者）、输液管道、尿管等在位顺畅。按需连接便携式心电监护仪、备用氧气袋、抢救盒等转运物品。<br>（3）规范过床：锁定 DSA 床和平车，使用过床易协助患者规范过床，保持管道顺畅，穿刺点肢体保持伸直状态。<br>（4）安全转运交接：由手术医师 / 麻醉医师、配台护士、工友共同将介入手术患者安全转运至病房 /ICU/CCU。途中关注患者病情、用药及管道安全，予保暖和保护隐私，予床边行全面交接。<br>（5）完善护理文件：护理记录单和交接单填写完整并签名。保证医疗、护理记录的客观性和一致性。 |
| 清洁消毒 | （1）术后配台护士及时清点并清洁手术器械，等待供应室回收；布类敷料统一放置，等待洗衣房回收清洗；及时清理术区污染物品。<br>（2）规范医疗废物分类处置并标明术间，对有血液传播疾病风险的敷料、物品，需严格按医院感染管理隔离要求规范处理。<br>（3）按照手术室环境表面清洁与消毒规定《医疗机构消毒技术规范》（WS/T 367—2012）要求进行手术室环境终末清洁消毒。 |

# 第二十二节　主动脉夹层介入术

## 一、概述

主动脉夹层介入治疗是 20 世纪 90 年代初发展起来的新技术，包括初期的经皮内膜开窗术、分支血管支架置入术及胸主动脉腔内修复术（thoracic endovascular aortic repair, TEVAR）。TEVAR 的开展，开创了治疗主动脉夹层的新纪元。TEVAR 以覆膜支架封闭原发内膜破口，并扩张真腔、压缩假腔、促进假腔血栓化、防止夹层破裂，达到主动脉重构、改善远端分支血管供血的目的。TEVAR 具有操作相对简便、手术成功率高、创伤小、患者恢复快等优点。同时，TEVAR 患者的平均住院时间、ICU 住院时间、围术期死亡率及并发症发生率等均显著低于外科手术，因此在一定范围内取代了外科手术，成为 Stanford B 型主动脉夹层的重要治疗方法。

【麻醉方式】

（1）局部麻醉加强化：皮下注射 1% ～ 2% 盐酸利多卡因注射液。

（2）静脉麻醉：氯胺酮、丙泊酚，常辅以适量芬太尼、舒芬太尼等阿片类镇痛剂。

【血管入路】股动脉、髂动脉、腹主动脉。

## 二、术前准备

【环境准备】环境要求符合《医院洁净手术部建筑技术规范》（GB 50333—2013）；介入手术间屏蔽设施完好，符合《医用电子设备第 2-43 部分：介入操作 X 射线设备的基本安全和基本性能专用要求》（GB 9706.243—2021）。

【仪器准备】仪器设备处于完好备用状态（见表 8-22-1）。

表 8-22-1　TEVAR 常用仪器设备

| 序号 | 设备 | 用量 | 序号 | 设备 | 用量 |
| --- | --- | --- | --- | --- | --- |
| 1 | DSA 机 | 1 台 | 13 | 数字一体化系统终端设备（按需） | 1 套 |
| 2 | 麻醉吊塔 | 1 台 | 14 | 医用冰箱（按需） | 1 个 |
| 3 | 麻醉机 | 1 台 | 15 | 电刀装置 | 1 套 |
| 4 | 高压注射器 | 1 台 | 16 | 设备吊塔 | 1 台 |
| 5 | ACT 仪 | 1 台 | 17 | 血流动力学监护系统 | 1 套 |
| 6 | 升温仪 | 1 台 | 18 | 除颤仪 | 1 台 |
| 7 | 输液泵 | 5 ～ 6 台 | 19 | 血液回输装置 | 1 套 |
| 8 | 推注泵 | 5 ～ 6 台 | 20 | 输液加温器 | 2 台 |
| 9 | 麻醉复苏设备（喉镜、呼吸囊） | 1 台 | 21 | 器械台（加宽至 150 ～ 200 cm） | 1 台 |
| 10 | 中心供氧及气源 | 2 套 | 22 | 治疗车 | 1 台 |
| 11 | 洗手设备 | 2 套 | 23 | 吸引装置 | 2 台 |
| 12 | 恒温箱 | 1 个 | 24 | 无影灯 | 1 ～ 2 台 |

续表

| 序号 | 设备 | 用量 | 序号 | 设备 | 用量 |
|---|---|---|---|---|---|
| 25 | 铅防护用品 | 充足齐全 | 27 | 全景视频摄像（按需） | 1个 |
| 26 | 体外循环设备（按需） | 1套 | 28 | 智能药品柜（按需） | 1个 |

【术间布局】以 DSA 手术床为中心，麻醉吊塔和麻醉机位于 DSA 床（患者头部）的右前方，麻醉吊塔层架上放置推注泵。设备吊塔位于 DSA 床左侧中段，电刀放置在设备吊塔层架上。升温仪和高压注射器分别放置在 DSA 床左后侧方。铅防护屏和护理工作站位于 DSA 床（患者足部）右后侧方。

【无菌物品准备】心血管造影手术包、心血管造影敷料包、一次性使用无菌机罩（1套）/一次性使用心血管造影包等符合使用要求（详见本章第一节）。TEVAR 器械见表 8-22-2。

表 8-22-2 TEVAR 器械

| 序号 | 物品 | 用量 | 序号 | 物品 | 用量 |
|---|---|---|---|---|---|
| 1 | 蚊氏钳 | 2把 | 3 | 持针器 | 1个 |
| 2 | 止血钳（直） | 2把 | 4 | 无菌灯把 | 1个 |
| 动静脉切开包（切开血管技术备用）：巾钳、刀柄、止血钳（直）、蚊氏钳、镊子、针板、直角钳、组织剪、卵圆钳、乳突撑开器、拉钩、血管阻断钳 | | | | | 若干 |

【耗材准备】TEVAR 耗材见表 8-22-3。

表 8-22-3 TEVAR 耗材

| 序号 | 材料 | 规格型号 | 用量 |
|---|---|---|---|
| 1 | 穿刺针 | — | 1根 |
| 2 | 动脉鞘 | 6F、7F | 各1副 |
| 3 | 扩张血管鞘 | 12～18F（按需） | 1副 |
| 4 | 血管缝合器 | ProGlide（按需） | 2～3个 |

续表

| 序号 | 材料 | 规格型号 | | 用量 |
|---|---|---|---|---|
| 5 | 导丝 | 诊断导丝 | 0.035″×145 cm/260 cm | 1 根 |
| | | 泥鳅导丝 | 0.035″×180 cm/260 cm | 1 根 |
| | | COOK Lunderquist | 0.035″×260 cm | 1 根 |
| 6 | 导管 | PIG | 6F/5F（按需） | 1 根 |
| | | | 5F-145°/黄金标 | 1 根 |
| | | 椎动脉单弯导管 | 5F | 1 根 |
| 7 | 高压注射筒 | 150 mL | | 1 支 |
| 8 | 高压连接管 | 122 cm | | 1 根 |
| 9 | 胸主动脉覆膜支架 | 各型号、国产/进口 | | 若干 |
| 10 | 压力泵 | 各型号按需 | | 1 个 |
| 11 | 外周球囊 | 各型号（按需） | | 若干 |
| 12 | 大血管球囊 | 各型号（按需） | | 若干 |
| 13 | 外周覆膜支架 | 各型号（按需） | | 若干 |
| 14 | 弹簧圈 | 各型号（按需） | | 若干 |
| 15 | 配套用品 | 各型号注射器、无菌手套、留置导尿管、体表加温毯等 | | |
| 16 | 麻醉用物 | 中心静脉导管、压力传感器、呼吸回路、牙垫、加压面罩等 | | |
| 17 | 外科备物（按需） | 缝线 | 0/2-0/4-0 | 若干 |
| | | 吸痰管 | 成人 | 若干 |
| | | 输血器 | — | 若干 |
| | | 吸头 | — | 若干 |
| | | 头皮针 | — | 若干 |
| | | 电凝切割器 | — | 若干 |
| | | 医用手术薄膜 | — | 若干 |

【药品准备】TEVAR 常用药品和常用抢救药品见表 8-22-4、表 8-22-5。

表 8-22-4 TEVAR 常用药品

| 物品 | 药品 | 用量 |
|---|---|---|
| 小圆杯 | 盐酸利多卡因注射液（5 mL:0.1 g） | 5 mL |

续表

| 物品 | 药品 | 用量 |
|---|---|---|
| 小圆杯（标记） | 肝素钠注射液（2 mL:12500 U） | 12500 U |
| 消毒杯 | 碘伏消毒液 | 50 mL |
| 大圆杯 | 硝酸甘油注射液（1 mL:5 mg） | 1 mL |
| 治疗碗（标记） | 肝素钠注射液（2 mL:12500 U） | 6250 U |
| | 0.9% 氯化钠注射液 | 250 mL |
| 治疗碗 | 0.9% 氯化钠注射液 | 250 mL |
| 冲洗盆 | 0.9% 氯化钠注射液 | 500 mL |
| 高压注射器器 | 对比剂 | 50 ～ 100 mL |

表 8-22-5　TEVAR 常用抢救药品

| 药品 | 用量 |
|---|---|
| 硫酸阿托品注射液（1 mL:0.5 mg） | 若干 |
| 盐酸多巴胺注射液（2 mL:20 mg） | 若干 |
| 胶体注射液（500 mL） | 若干 |
| 注射用甲泼尼龙琥珀酸钠（40 mg/ 瓶） | 若干 |
| 盐酸鱼精蛋白注射液（5 mL:50 mg） | 若干 |
| 盐酸去甲肾上腺素（1 mL:1 mg） | 若干 |
| 盐酸肾上腺素注射液（1 mL:1 mg） | 若干 |
| 地塞米松磷酸钠注射液（1 mL:5 mg） | 若干 |
| 氢化可的松注射液（2 mL:10 mg） | 若干 |

## 三、手术护理配合

1. 手术患者交接与核对

详见本章第一节。

2. 患者评估与准备

详见本章第一节。

### 3. 手术步骤和护理配合

TEVAR 基本步骤及护理配合见表 8-22-6。

表 8-22-6 TEVAR 基本步骤及护理配合

| 手术步骤 | 护理配合 |
| --- | --- |
| 消毒体位安置 | 协助患者取舒适平卧位，双下肢分开并外展，暴露双侧股动脉消毒区域，予患者保暖与保护隐私，安慰关心患者。 |
| 协助全身麻醉 | 协助麻醉师建立中心静脉导管、桡动脉压力监测，予留置导尿。 |
| 开包备台 | 手术配台护士面向手术台，按照无菌技术操作原则，打开心血管介入手术及器械包，规范铺置无菌器械台，并将手术耗材分类有序放置于器械台上。 |
| 消毒铺巾 | （1）准备加温至 37 ℃的消毒液，消毒范围为患者脐部至双侧腹股沟与膝关节之间下 1/3 处，协助铺巾。<br>（2）协助医师穿无菌手术衣，戴无菌手套。<br>（3）套无菌机罩和铅屏套，避免跨越或接触无菌区域。 |
| 入路建立：穿刺预置缝合器技术 | 器械护士予肝素盐水冲洗耗材备用；递送穿刺针、鞘管、手术刀、注射器、纱布等穿刺用品；协助手术医术完成穿刺置管。以大转子中上 1/3 水平搏动最强区域为穿刺点，放置 6F 动脉鞘。<br>器械护士递送 ProGlide 血管缝合器 2 把、止血钳 2 把；予预置 ProGlide 血管缝合器，两者倾斜夹角大于 45°，置入合适的动脉鞘管扩张。<br>器械护士准备肝素盐水（1000 U/ mL），根据患者体重（70～100 U/kg）予全身肝素化。定时监测 ACT 值，保持 ACT 值在 250～350 s。 |
| 入路建立：切开暴露股动脉技术 | （1）器械护士备用血管切开器械用物、电凝切割器、穿刺用品等；配台护士配合电刀装置合理使用。<br>（2）以腹股沟皱褶上 2/3、下 1/3 范围内股动脉搏动最强区域切开 6 cm 皮肤，分离暴露股动脉无名段，于暴露股动脉中点正上壁穿刺，置入动脉鞘管。<br>（3）器械护士准备肝素盐水（1000 U/ mL），根据患者体重（70～100 U/kg）予全身肝素化。定时监测 ACT 值，保持 ACT 值在 250～350 s。 |
| 主动脉造影：（腹主动脉及双髂动脉、双股动脉；胸降主动脉；升主动脉） | （1）抽吸碘对比剂（放置恒温箱至 37 ℃备用），备好连接管并排气，调试高压注射器（对比剂总量 25 mL、流速 15 mL/s、注射压力 600 psi）。<br>（2）器械护士递送 5F/6F PIG 至主动脉行造影。<br>（3）术中密切观察心电监护、有创血压、指脉氧监测，如出现心率持续减慢、血压降低、皮肤皮疹等，及时报告，遵医嘱处理并做好记录。 |

**续表**

| 手术步骤 | 护理配合 |
|---|---|
| 支架选择 | 结合 DSA 影像和术前 CTA 检查结果评估，选择合适型号的胸主动脉支架，护士协助测量比对并监测 ACT 值。 |
| 支架定位释放 | （1）遵医嘱核对并递送 Cook Lunderquist 导丝及胸主动脉覆膜支架。<br>（2）协助支架置入及效果评价：冲洗支架，沿超硬导丝送入支架输送系统，配台护士协助在支架释放前，调试使用高压注射器造影，保证术中精确定位，释放支架。 |
| 手术效果评价 | （1）遵医嘱设置高压注射器并协助造影，评价支架放置情况。<br>（2）观察评价患者神志、生命体征、皮肤是否出现皮疹等过敏反应或出现其他并发症，异常情况及时报告并协助处理。 |
| 术后处理：ProGlide 缝合股动脉/缝合切口 | （1）术后撤出支架系统，器械护士递送 ProGlide 血管缝合器相关用品/血管镊、缝线、小号圆、角针、丝线等器械协助缝合穿刺点/切口。<br>（2）配台护士检查穿刺点/缝合切口、足背动脉搏动、肢体温度、皮肤、生命体征、出入量等情况。 |
| 患者转运 | （1）提前 15 min 电话通知病房/ICU 做好准备。<br>（2）转运准备：检查气管插管、中心静脉、输液管道、尿管等在位顺畅。按需连接便携式心电监护仪（含有创动脉压、氧饱和度监测等）。按需备用氧气袋、抢救盒等转运物品。<br>（3）规范过床：锁定 DSA 床和平车，使用过床易协助患者规范过床，保持管道顺畅，穿刺点/切开处肢体保持伸直状态。<br>（4）安全转运交接：由手术医师/麻醉医师、配台护士、工友共同将介入手术患者安全转运至病区/ICU。途中关注患者病情、用药及管道安全，注意保暖和隐私保护；予床边行全面交接。<br>（5）完善护理文件：护理记录单和交接单填写完整并签名。保证护理、麻醉及医疗记录的客观性和一致性。 |
| 终末消毒 | （1）术后配台护士及时清点并清洁手术器械，等待供应室回收；布类敷料统一放置，等待洗衣房回收；及时清理清洁术区污染物品。<br>（2）规范医疗废物分类处置并规范标识，对有血液传播疾病风险的敷料物品，需严格按医院感染管理隔离要求规范处理。<br>（3）按照手术室环境表面清洁与消毒规定《医疗机构消毒技术规范》（WS/T 367—2012）要求进行手术室环境终末清洁消毒。 |

## 第二十三节　经导管主动脉瓣置换术

### 一、概述

经导管主动脉瓣置换术（transcatheter aortic valve replacement，TAVR）又称经导管主动脉瓣置入术（transcatheter aortic valve implantation，TAVI），是指将组装完备的人工主动脉瓣经导管置入到病变的主动脉瓣处，在功能上完成主动脉瓣的置换。自 2002 年全球首例置换术成功以来，TAVR 已经成为老年主动脉瓣狭窄（aortic stenosis，AS）患者的一线治疗手段。近些年，随着多中心随机对照试验研究结果的公布，TAVR 的适应证也在不断拓展。系列大小临床研究证实了 TAVR 可作为外科手术禁忌、高危、中危甚至低危患者的治疗手段。与外科手术相比，TAVR 无须开胸，创伤小、术后恢复快，将逐渐成为一种广泛应用的标准化手术。

【麻醉方式】

（1）局部麻醉加强化：皮下注射 1% ～ 2% 盐酸利多卡因注射液。

（2）静脉麻醉：氯胺酮、丙泊酚，常辅以适量芬太尼、舒芬太尼等阿片类镇痛剂。

【血管入路】股动脉、锁骨下动脉、颈动脉、升主动脉等。

### 二、术前准备

【环境准备】环境要求符合《医院洁净手术部建筑技术规范》（GB 50333—2013）；介入手术间屏蔽设施完好，符合《医用电气设备第 2-43 部分：介入操作 X 射线设备的基本安全和基本性能专用要求》（GB 9706.243—2021）。

【仪器准备】仪器设备处于完好备用状态（见表 8-23-1）。

表 8-23-1　TAVR 常用仪器设备

| 序号 | 设备 | 用量 | 序号 | 设备 | 用量 |
|---|---|---|---|---|---|
| 1 | DSA 机 | 1 台 | 17 | 超声仪＋食道探头（按需） | 1 台 |
| 2 | 麻醉吊塔 | 1 台 | 18 | 设备吊塔 | 1 台 |
| 3 | 麻醉机 | 1 台 | 19 | 血流动力学监护系统 | 1 套 |
| 4 | 恒温箱 | 1 个 | 20 | 除颤仪（含除颤电极片） | 1 台 |
| 5 | ACT 仪 | 1 台 | 21 | 血液回输装置 | 1 套 |
| 6 | 升温仪 | 1 台 | 22 | 输液加温器 | 2 台 |
| 7 | 输液泵 | 5 ～ 6 台 | 23 | 器械台（加宽至 150 ～ 200cm）；器械台（血管切开技术加备） | 2 个 |
| 8 | 推注泵 | 5 ～ 6 台 | 24 | 吸引装置 | 2 个 |

续表

| 序号 | 设备 | 用量 | 序号 | 设备 | 用量 |
|------|------|------|------|------|------|
| 9 | 麻醉复苏设备（喉镜、呼吸囊） | 1 套 | 25 | 无影灯 | 1～2 台 |
| 10 | 中心供氧及气源 | 2 套 | 26 | 高压注射器 | 1 台 |
| 11 | 临时起搏器 | 2 个 | 27 | 铅防护用品 | 充足齐全 |
| 12 | 洗手设备 | 2 套 | 28 | 电刀装置（按需） | 1 个 |
| 13 | 加压袋 | 2 个 | 29 | 全景视频摄像（按需） | 1 个 |
| 14 | 数字一体化系统终端设备（按需） | 1 套 | 30 | 智能药品柜（按需） | 1 个 |
| 15 | 体外循环设备（按需） | 1 套 | 31 | IABP 仪（按需） | 1 台 |
| 16 | ECMO 装置（按需） | 1 套 | | | |

【术间布局】

以股动脉为手术入路时，以 DSA 手术床为中心，麻醉吊塔和麻醉机位于 DSA 床（患者头部）的右前方，麻醉吊塔层架上放置推注泵。超声仪放置在 DSA 床（患者头部）正前方，铅防护屏置于 DSA 床头与超声仪之间。设备吊塔位于 DSA 床左侧中段，电刀置于设备吊塔层架上。高压注射器和充气升温仪分别放置在 DSA 床左后侧方。手术器械台（宽度150 cm）置于 DSA 床右侧与床尾呈 90° 垂直，器械准备台（200 cm）放置在 DSA 床右侧旁开 2～3 m 处平行位置，铅防护屏和护理工作站位于 DSA 床（患者足部）右后侧方。具体见表 8-23-2。

表 8-23-2　TAVR 手术入路及术间布局

| 手术入路 | 设备位置 | | | | | |
|----------|----------|----------|----------|----------|----------|----------|
| | 麻醉吊塔/麻醉机 | 超声仪/铅防护屏 | 手术器械台 | 器械准备台 | 高压注射器 | 充气升温仪 |
| 股动脉入路 | DSA 床（患者头部）右前方 | DSA 床（患者头部）正前方 | DSA 床右侧与床尾呈 90° 垂直 | DSA 床右侧旁开 2～3 m 处 | DSA 床左后侧方 | DSA 床左后侧方 |
| 颈动脉入路（首选左侧） | DSA 床（患者头部）右前侧方 | DSA 床（患者头部）右前方 | DSA 床头左侧与床接近成直线 | DSA 床左侧旁开 2～3 m 处 | DSA 床右后侧方 | DSA 床左后侧方 |

续表

| 手术入路 | 设备位置 | | | | | |
|---|---|---|---|---|---|---|
| | 麻醉吊塔 / 麻醉机 | 超声仪 / 铅防护屏 | 手术器械台 | 器械准备台 | 高压注射器 | 充气升温仪 |
| 升主动脉入路 | 麻醉机于 DSA 床（患者头部）左前方 | DSA 床（患者头部）正前方 | DSA 床右侧与床头呈 90°垂直 | DSA 床右后侧旁开 2～3 m 处 | DSA 床左后侧方 | DSA 床左后侧方 |
| 心尖入路 | DSA 床（患者头部）右前方 | DSA 床（患者头部）正前方 | DSA 床左侧中段与床呈 90°垂直 | DSA 床右侧旁开 2～3 m 处 | DSA 床尾后方 | DSA 床右后侧方 |

【无菌物品准备】TAVR 手术器械包（见表 8-23-3）、心血管造影手术包、心血管造影敷料包、一次性使用无菌机罩（1 套）/ 一次性使用心血管造影包等符合使用要求（详见本章第一节）。

表 8-23-3　TAVR 手术器械包

| 物品 | 用量 | 备注 |
|---|---|---|
| 不锈钢长方盆 | 1 个 | 自膨式瓣膜备用 |
| 不锈钢碗 | 4 个 | |
| 不锈钢碗 | 6 个 | 爱德华 S3 球扩式瓣膜备用 |
| 止血钳（弯） | 5 把 | |
| 剪刀（直） | 2 把 | |
| 持针器 | 1 把 | |
| 无齿镊 | 1 把 | |
| 无菌灯把 | 1 个 | |
| 血管切开包（适用于颈动脉、升主动脉、锁骨下动脉入路，需切开血管技术时备用） | | 巾钳、刀柄、止血钳（直）、蚊氏钳、镊子、针板、直角钳、组织剪、卵圆钳、乳突撑开器、拉钩、血管阻断钳等数量若干 |

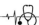

【耗材准备】TAVR 耗材见表 8-23-4。

表 8-23-4　TAVR 耗材

| 耗材 | 用量 | 耗材 | 用量 |
|---|---|---|---|
| 瓣膜输送系统（各型号按需） | 1 个 | 0.035″ 诊断导丝 150 cm J 型、260 cm J 型、260 cm 直头 | 各 1 根 |
| 瓣膜（各型号按需）<br>国产 / 进口<br>自膨式 / 球扩式 | 若干 | 造影导管（JR4.0、PIGx2、AL1）<br>AL2/5FMPA（按需） | 各 1 根 |
| 主动脉扩张球囊（各型号按需） | 若干 | 临时起搏电极（带囊） | 1 个 |
| 超硬钢丝（Cook Lunderquist/Boston）<br>（按需） | 1 根 | 环柄注射器 | 1 个 |
| 血管长鞘<br>16F/18F/20F/22F（按需） | 1 副 | 压力连接管 122 cm | 1 根 |
| 动脉鞘 6F/7F（按需） | 3～4 副 | 高压注射筒 | 1 支 |
| 桡动脉鞘 6F（按需） | 3～4 副 | 三联三通 | 1 个 |
| ProGlide 血管缝合器 | 3 个 | 注射器（10 mL、20 mL） | 若干 |
| 血管扩张鞘 12F/10F（按需） | 1 副 | 50 mL 螺纹注射器 | 1 支 |
| 三通开关 | 1～2 个 | 缝线 4-0 | 1 根 |
| 压力传感器 | 2 个 | 输液器 | 2 套 |
| 体表加温毯 | 1 张 | 一次性使用无菌机罩 | 1 套 |
| 无菌石蜡油棉球 | 1 个 | 无菌手套 | 若干 |
| 导尿包 | 1 个 | 3M 敷贴 / 绷带 | 若干 |
| 精密尿袋 | 1 个 | 超滑导丝（按需） | 1 根 |
| 圈套器 snare（按需） | 1 个 | GORE（VIABAHN）外周覆膜支架 7×100 mm/8×100 mm（按需） | 若干 |
| 外周血管球囊、支架<br>（各型号按需） | 若干 | 封堵器（按需） | 1 个 |
| 冠状动脉耗材：指引导管、球囊、导丝、支架等（按需） | 若干 | 脑保护装置（按需） | 1 个 |
| 体外循环管道 /IABP 球囊 /<br>ECMO 耗材（按需） | 1 个 | | |

【药品准备】TAVR常用药品和常用抢救药品见表8-23-5、表8-23-6。

表8-23-5　TAVR常用药品

| 物品 | 药品 | 数量 |
|---|---|---|
| 小圆杯 | 盐酸利多卡因注射液（5 mL:0.1 g） | 5 mL |
| 小圆杯（标记） | 肝素钠注射液（2 mL:12500 U） | 12500 U |
| 消毒杯 | 碘伏消毒液 | 50 mL |
| 大圆杯 | 硝酸甘油注射液（1 mL:5 mg） | 1 mL |
| 治疗碗（标记） | 肝素钠注射液（2 mL:12500 U） | 6250 U |
| | 0.9%氯化钠注射液 | 250 mL |
| 治疗碗 | 0.9%氯化钠注射液 | 250 mL |
| 冲洗盆 | 0.9%氯化钠注射液（冰） | 4000 mL |
| | 肝素钠注射液（2 mL:12500 U） | 4000 U |
| 高压注射器 | 对比剂 | 100~200 mL |

表8-23-6　TAVR常用抢救药品

| 药品 | 用量 |
|---|---|
| 硫酸阿托品注射液（1 mL:0.5 mg） | 若干 |
| 注射用甲泼尼龙琥珀酸钠（40 mg/瓶） | 若干 |
| 盐酸多巴胺注射液（2 mL:20 mg） | 若干 |
| 胶体注射液（500 mL） | 若干 |
| 硫酸鱼精蛋白注射液（5 mL:50 mg） | 若干 |
| 地塞米松磷酸钠注射液（1 mL:5 mg） | 若干 |
| 氢化可的松注射液（2 mL:10 mg） | 若干 |
| 盐酸肾上腺素注射液（1 mL:1 mg） | 若干 |
| 盐酸去甲肾上腺素（1 mL:1 mg） | 若干 |

## 三、手术护理配合

1. 手术患者交接与核对

详见本章第一节。

2. 患者评估与准备

详见本章第一节。

3. 手术步骤和护理配合

TAVR 基本步骤及护理配合见表 8-23-7。

表 8-23-7 TAVR 基本步骤及护理配合

| 手术步骤 | 护理配合 |
|---|---|
| 消毒体位安置 | 协助患者取舒适平卧位，双下肢分开并外展，暴露双侧股动脉消毒区域，必要时消毒一侧桡动脉区域（掌心向上暴露手腕部），予患者保暖与保护隐私，安慰关心患者。 |
| 协助全身麻醉 | （1）协助麻醉师建立中心静脉导管及桡动脉压力监测；食道超声探头放置到位。<br>（2）予留置导尿，保持管道通畅并妥善固定尿袋。 |
| 手术台铺设 | 护士面向器械台，按照无菌操作技术开启心血管介入手术包，规范铺置无菌器械台，并将手术耗材有序放置于器械台上。 |
| 协助消毒铺巾 | （1）准备加温至 37 ℃的碘伏消毒液，消毒皮肤范围：患者脐部至双侧腹股沟与膝关节之间下 1/3 处，必要时消毒一侧手掌至肘部区域，协助铺巾，建立无菌区域。<br>（2）协助医生穿无菌手术衣，戴无菌手套。<br>（3）套无菌机罩和铅屏套，避免跨越或接触无菌区域。 |
| 穿刺置管建立通路 | （1）穿刺主入路对侧的股动脉，置入动脉鞘，放置 PIG 导管至主动脉根部，提供压力监测与主动脉造影。配台护士协助连接压力感受器并准确校对零点，协助连接高压注射器，确保排空管道内气体并保持顺畅。<br>（2）穿刺一侧股静脉，放置鞘管并置入临时起搏电极至右心室心尖部，配台护士协助连接临时起搏器并测试参数，保证起搏器完好备用状态，调整频率 40～50 次 /min，输出电压 10 V，感知 2.0 mV。<br>（3）通过主入路对侧的股动脉置入右冠造影导管至腹主动脉行主入路血管造影，在 DSA 引导下穿刺主入路股动脉，置入鞘管，并预先放置 2 个 ProGlide 血管缝合器，予 2 把止血钳分别固定缝线，置入 10F/12F 动脉鞘管。<br>（4）主入路鞘管内置入右冠造影导管，通过超硬导丝引导交换送入 16～22F 血管长鞘并固定。根据患者体重（70～100 U/kg）予全身肝素化。经术前影像学充分评估，若双侧股动脉均无法作为主入路，可选择颈动脉、升主动脉、锁骨下动脉等，这些入路的建立需要外科医师配合。 |

续表

| 手术步骤 | 护理配合 |
|---|---|
| 穿刺置管<br>建立通路 | （5）冠状动脉高危患者术中须行冠状动脉保护时，予一侧桡动脉行穿刺置管，并按需预置球囊／支架植入。<br>（6）配台护士应及时准确记录肝素用量与时间，定时监测活化。<br>（7）监测 ACT 值，并保持 ACT 值在 250～350 s。观察记录穿刺部位情况，出现局部渗血、血肿等，应及时报告医生并协助处理。 |
| 组装瓣膜 | （1）协助指导技术支持人员规范完成外科手消毒、穿手术衣及戴手套，规范无菌操作。<br>（2）瓣膜准备台：严格无菌操作，规范开启自膨式／球扩式 TAVR 手术器械包，按需备用肝素生理盐水及冰生理盐水。<br>（3）核对并协助开启所需型号瓣膜，装载前瓣膜应使用生理盐水充分冲洗，并在冰盐水中塑形装载至输送系统内，再冲洗排气备用。 |
| 建立轨道 | （1）超硬导丝至左心室建立输送轨道。<br>（2）主入路鞘管内送入 AL-1 导管，260 cm 直头导丝完成跨瓣。<br>（3）经 260 cm J 型导丝交换，将 PIG 导管送入左心室，与辅路送入至主动脉瓣上的 PIG 导管共同完成跨瓣压测定，并记录数值。<br>（4）通过 PIG 将塑形后的超硬导丝送至左心室内建立轨道。 |
| 主动脉球囊扩张 | （1）球囊扩张过程应保证手术团队成员统一指挥，团结协作，并确保瓣膜系统已准备好。保证急救设备用品处于完好备用状态。<br>（2）遵医嘱核对并开启所需型号球囊，器械护士准备 10%～20% 碘对比剂并完成球囊排气。<br>（3）沿超硬导丝将球囊送至主动脉瓣狭窄处，配台护士协助使用高压注射器，通过主动脉造影（对比剂总量 20 mL、流速 15 mL/s、注射压力 500 psi），协助完成球囊的准确定位。<br>（4）球囊扩张流程：起搏—球囊充盈扩张—主动脉造影—抽瘪球囊—停止起搏。<br>（5）护理协作：①护士 A 操作临时起搏器：设置起搏频率（180～220 次/min），以动脉收缩压 < 60 mmHg、脉压差 < 20 mmHg 为宜。起搏后达目标血压时，快速充分扩张球囊，主动脉造影后快速抽瘪球囊，再停止起搏，总起搏时间应小于 15 s，避免因长时间低灌注造成严重并发症。②护士 B/ 技师操作高压注射器：设置高压注射器为手动模式（对比剂总量 15 mL、流速 15 mL/s、注射压力 500 psi），当球囊完全扩张时行主动脉造影以协助评估瓣膜型号及预测冠状动脉阻塞风险。 |

续表

| 手术步骤 | 护理配合 |
|---|---|
| 主动脉球囊扩张 | （6）严密观察病情变化，球囊扩张后应通过超声/血流动力学监测评估瓣膜反流情况。如出现大量反流易引发循环崩溃，此时应在维持有效循环的同时，快速完成主动脉瓣膜的释放。<br><br>（7）评估球囊扩张效果满意后退出球囊导管。 |
| 输送瓣膜并释放 | （1）沿超硬导丝将瓣膜及输送系统送至主动脉瓣狭窄处。<br><br>（2）对于水平型主动脉与瓣环平面角度大，瓣膜通过困难时，可使用圈套器（snare）辅助。<br><br>（3）周漏严重需置入第二个瓣膜时，可使用圈套器（snare）辅助。<br><br>（4）瓣膜释放前，由辅路送入 PIG 导管放置在无冠窦最低点作为参考。调整 DSA 投照角度使 3 个窦底在同一平面。瓣膜释放过程中可根据 PIG 导管、瓣膜钙化影等标记或反复多次造影确认瓣膜深度与位置。<br><br>（5）护士 B 操作高压注射器：设置对比剂总量 10 mL、流速 10 mL/s、注射压力 500 psi，反复多次。<br><br>（6）瓣膜释放过程应缓慢，瓣膜支架从竖直状态到逐渐展开锚定状态时瓣膜易发生移位，此过程可辅以快速起搏。护士 A 操作临时起搏器：设置频率 120～180 次/min，起搏时间 10～20 s，使收缩压＜50 mmHg、脉压差＜10 mmHg 以降低瓣膜移位可能。瓣膜完全释放后，进行影像学、心电、血流动力学评估（包括瓣膜深度、形态、跨瓣压差、瓣周漏、冠状动脉阻塞、心脏传导阻滞等）。对于瓣膜膨胀不全或瓣周漏严重者，可采取球囊后扩张。<br><br>（7）术中严密观察病情变化，严格记录出入量，定时监测 ACT 值。<br><br>（8）移动 DSA 球管时应避免管道滑脱。出现病情变化，应及时报告并配合麻醉师遵医嘱及时处理，规范护理记录，完善材料登记。 |
| 术毕血管缝合，<br>加压包扎 | （1）入路处理：协助完成主入路股动脉穿刺部位血管缝合器缝合，并从辅路股动脉行血管造影，评价主入路血管情况。再完成辅路股动脉血管缝合器缝合。予绷带加压包扎。<br><br>（2）协助拔除（调试）并固定临时起搏电极及敷料：术后心电图无变化且术前无 RBBB 者，术后即刻拔除临时起搏电极；术前存在 RBBB/术后有心电图改变者，留置临时起搏电极 24 h，并进一步评估；术中（术后）出现高度（完全性）房室传导阻滞且在术后 48 h 内未恢复者，应植入永久性起搏器。<br><br>（3）配台护士应密切观察患者穿刺点、足背动脉搏动、肢体温度、皮肤、生命体征、出入量等情况，如有异常，及时处理。 |

续表

| 手术步骤 | 护理配合 |
|---|---|
| 患者转运 | （1）提前 15 h 电话通知 ICU 做好准备。<br><br>（2）转运准备：检查气管插管、中心静脉、输液管道、尿管等在位顺畅。按需连接便携式心电监护仪（含有创动脉压、血氧饱和度监测等）。按需备用氧气袋、抢救盒等转运物品。<br><br>（3）规范过床：锁定 DSA 床和平车，使用过床易协助患者过床，保持管道顺畅，穿刺侧肢体伸直状态。<br><br>（4）安全转运交接：由手术医师/麻醉医师、配台护士、工友共同将介入手术患者安全转运至 ICU。途中关注患者病情、用药及管道安全，注意予保暖和隐私保护；予床边行全面交接。<br><br>（5）完善护理文件：护理记录单和交接单填写完整并签名。保证护理、麻醉及医疗记录的客观性和一致性。 |
| 清洁消毒 | （1）术后配台护士及时清点并清洁手术器械，等待供应室回收；布类敷料统一放置，等待洗衣房回收清洗；及时清理术区污染物品。<br><br>（2）规范医疗废物分类处置并规范标识，对有血液传播疾病风险的敷料物品，需严格按医院感染管理隔离要求规范处理。<br><br>（3）按照手术室环境表面清洁与消毒规定《医疗机构消毒技术规范》（WS/T 367—2012）要求进行手术室环境终末清洁消毒。 |

# 第二十四节　经导管二尖瓣缘对缘修复术

## 一、概述

经导管二尖瓣缘对缘修复术（以 MitraClip 为例）是指经股静脉为手术入径，穿刺房间隔，进入左心房及左心室，在三维超声及 X 射线引导下，根据缘对缘缝合技术，使用 MitraClip 系统，夹持二尖瓣前、后叶中部，使二尖瓣在收缩期由单孔变成双孔，从而减少二尖瓣瓣口有效面积以减轻反流程度。缘对缘修复技术作为二尖瓣反流介入治疗中发展时间最长、研究数据最多、证据最充分的一项技术，循证医学已经充分证实其治疗的安全性与有效性。未来缘对缘修复技术将继续领跑，成为临床广泛应用的经导管二尖瓣治疗技术。

【麻醉方式】静脉麻醉：氯胺酮、丙泊酚，常辅以适量芬太尼、舒芬太尼等阿片类镇痛剂。

【血管入路】股静脉。

## 二、术前准备

【环境准备】环境要求符合《医院洁净手术部建筑技术规范》（GB 50333—2013）；介入手术间屏蔽设施完好，符合《医用电气设备第 2-43 部分：介入操作 X 射线设备的基本安全和基本性能专用要求》（GB 9706.243—2021）。

【仪器准备】仪器设备处于完好备用状态（见表 8-24-1）。

表 8-24-1　MitraClip 手术常用仪器设备

| 序号 | 设备 | 用量 | 序号 | 设备 | 用量 |
|---|---|---|---|---|---|
| 1 | DSA 机 | 1 台 | 17 | 超声仪＋食道探头 | 1 套 |
| 2 | 麻醉吊塔 | 1 台 | 18 | 设备吊塔 | 1 台 |
| 3 | 麻醉机 | 1 台 | 19 | 血流动力学监护系统 | 1 套 |
| 4 | 恒温箱 | 1 个 | 20 | 除颤仪（含除颤电极片） | 1 台 |
| 5 | ACT 仪 | 1 台 | 21 | 血液回输装置 | 1 套 |
| 6 | 升温仪 | 1 台 | 22 | 输液加温器 | 2 台 |
| 7 | 输液泵 | 5～6 台 | 23 | 器械台（加宽至 150～200 cm） | 2 个 |
| 8 | 推注泵 | 5～6 台 | 24 | 吸引装置 | 2 个 |
| 9 | 麻醉复苏设备（喉镜、呼吸囊） | 1 套 | 25 | 无影灯 | 1～2 台 |
| 10 | 中心供氧及气源 | 2 套 | 26 | 铅防护用品 | 充足齐全 |
| 11 | 洗手设备 | 2 套 | 27 | 加压袋 | 3 个 |
| 12 | 刻度尺 | 1 把 | 28 | 输液架 | 2 个 |
| 13 | 电刀装置（按需） | 1 个 | 29 | 全景视频摄像（按需） | 1 个 |
| 14 | 数字一体化系统终端设备（按需） | 1 套 | 30 | 智能药品柜（按需） | 1 个 |
| 15 | 体外循环设备（按需） | 1 套 | 31 | IABP 仪（按需） | 1 台 |
| 16 | ECMO 装置（按需） | 1 套 | | | |

【术间布局】以 DSA 手术床为中心，麻醉吊塔和麻醉机位于 DSA 床（患者头部）的右前方，麻醉吊塔层架上放置推注泵。超声仪放置在 DSA 床（患者头部）正前方，铅防护屏置于 DSA 床头与超声仪之间。设备吊塔位于 DSA 床左侧中段，电刀置于设备吊塔层架

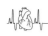 

上。升温仪放置在 DSA 床左后侧方。手术器械台（宽度 150 cm）置于 DSA 床右侧与床尾呈 90° 垂直，器械准备台（200 cm）放置在 DSA 床右侧旁开 2～3 m 处平行位置，右侧放置一个输液架。铅防护屏和护理工作站位于 DSA 床（患者足部）右后侧方。

【无菌物品准备】二尖瓣钳夹器械包（见表 8-24-2）、心血管造影手术包、心血管造影敷料包、一次性使用无菌机罩（1 套）/ 一次性使用心血管造影包等符合使用要求（详见本章第一节）。

表 8-24-2　MitraClip 手术器械包

| 物品 | 用量 | 物品 | 用量 |
|---|---|---|---|
| 止血钳 | 2 把 | 巾钳 | 2 把 |
| 卵圆钳 25 cm | 1 把 | 剪刀（直） | 1 把 |
| 持针器 | 1 把 | 不锈钢碗 | 3 个 |

【手术用物准备】MitraClip 手术耗材见表 8-24-3。

表 8-24-3　MitraClip 手术耗材

| 耗材 | 用量 | 耗材 | 用量 |
|---|---|---|---|
| 平台 | 1 个 | 血管鞘 6F/7F（按需） | 2 副 |
| 支撑板 | 1 个 | 0.035″ 诊断导丝 150 cm | 1 根 |
| 稳定器 | 1 个 | 房间隔穿刺针 | 1 根 |
| 可操控导引导管 24F | 1 个 | 房间隔穿刺鞘 | 1 副 |
| 瓣膜夹及输送系统（XTR/NTR）（各型号按需） | 若干 | 超硬钢丝 Supper stiff 1 cm（Boston） | 1 根 |
| 股静脉扩张器 16～18F（按需） | 1 个 | 压力传感器 | 1 个 |
| 体表加温毯 | 1 张 | PIG 导管 | 1 根 |
| 威高缝针线 4-0 | 1 根 | 10 mL/50 mL 螺纹口注射器 | 若干 |
| 无菌灯把 | 1 个 | 20 mL 注射器 | 若干 |
| 3M 敷贴绷带 | 若干 | 输液器 | 2 套 |
| 无菌测温尿管导尿包、精密尿袋 | 各 1 个 | 三通开关 | 5 个 |
| 体外循环管道 /IABP 球囊 /ECMO 耗材（按需） | | 无菌手套 | 若干 |
| 电凝切割器（按需） | 若干 | 美皮康自黏式敷料（按需） | 按需 |
| GORE（VIABAHN）外周覆膜支架 7 mm×100 mm/8 mm×100 mm | 若干 | 医用手术薄膜（按需） | 若干 |
| ProGlide 血管缝合器（按需） | 1 个 | 超滑导丝（按需） | 1 根 |

【药品准备】MitraClip 手术常用药品和常用抢救药品见表 8-24-4、表 8-24-5。

表 8-24-4　MitraClip 手术常用药品

| 药品 | 用量 |
|---|---|
| 肝素钠注射液 （2 mL:12500 U） | 5 支 |
| 0.9% 氯化钠注射液（500 mL/ 袋） | 5 袋 |
| 0.9% 氯化钠注射液（1000 mL/ 袋） | 4 袋 |
| 对比剂（50 mL/ 瓶） | 1 瓶 |

表 8-24-5　MitraClip 手术常用抢救药品

| 药品 | 用量 |
|---|---|
| 硫酸阿托品注射液（1 mL:0.5 mg） | 若干 |
| 盐酸多巴胺注射液（2 mL:20 mg） | 若干 |
| 胶体注射液（500 mL） | 若干 |
| 注射用甲泼尼龙琥珀酸钠（40 mg/ 支） | 若干 |
| 硫酸鱼精蛋白注射液（5 mL:50 mg） | 若干 |
| 盐酸去甲肾上腺素（1 mL:1 mg） | 若干 |
| 盐酸肾上腺素注射液（1 mL:1 mg） | 若干 |
| 地塞米松磷酸钠注射液（1 mL:5 mg） | 若干 |
| 氢化可的松注射液（2 mL:10 mg） | 若干 |

## 三、手术护理配合

1. 手术患者交接与核对：

详见本章第一节。

2. 患者评估与准备

详见本章第一节。

3. 手术步骤和护理配合

MitraClip 手术基本步骤及护理配合见表 8-24-6。

表 8-24-6　MitraClip 手术基本步骤及护理配合

| 手术步骤 | 护理配合 |
|---|---|
| 患者体位安置 | （1）调整室温，协助患者取舒适平卧位，双下肢分开并外展，暴露双侧股动脉消毒区域。<br>（2）放置支撑板于患者双下肢与 DSA 床之间，平台放置于患者入路侧下肢上方，平台前缘距离胸骨柄 80 cm（予刻度尺精确测量后摆放）。调整平台呈前低后高位，保证平面高度高于患者头部。<br>（3）安慰关心患者，动作轻柔，注意保暖和保护隐私。 |
| 全身麻醉 | （1）协助麻醉师建立中心静脉导管、桡动脉压力监测；食道超声探头到位。<br>（2）予测温导尿管留置导尿，保持通畅并妥善固定。 |
| 手术台铺设 | （1）手术器械台：护士面向器械台开台，严格按照无菌技术操作规范要求打开心血管介入手术包，规范铺置无菌器械台，并将手术使用耗材有序放置于器械台上。<br>（2）器械准备台：严格无菌操作规范开启二尖瓣钳夹器械包、备用三通开关 5 个、输液器 2 套。 |
| 消毒铺巾 | （1）准备加温至 37 ℃的消毒液，消毒皮肤范围：患者脐部至双侧腹股沟与膝关节之间下 1/3 处，必要时消毒胸部区域，协助铺巾，建立无菌区域。<br>（2）协助医生穿无菌手术衣，戴无菌手套。<br>（3）套无菌机罩和铅屏套，避免跨越或接触无菌区域。 |
| 血管入路建立 | （1）穿刺一侧股动脉，置入动脉鞘，放置 6F PIG 导管至主动脉根部，协助手术医生连接有创压力监测通道并准确校对零点，术中予持续监测主动脉压力。<br>（2）穿刺一侧股静脉，放置鞘管。置管后注入肝素钠 2000 U，护士记录肝素用量与时间。定时观察并记录血压、心率及穿刺部位等情况，如局部出现渗血、皮下血肿，应及时报告医生并协助处理。 |
| 穿刺房间隔 | （1）经股静脉在食道超声及 X 射线引导下行房间隔穿刺，选择合适的房间隔穿刺点（距二尖瓣 4.0～4.5 cm），造影确认穿刺成功后保留 J 型钢丝于左上肺静脉。<br>（2）按照患者体重（70～100 U/kg）完成全身肝素化。定时监测 ACT 值，保持 ACT 值在 250～350 s。<br>（3）测量并记录左房压力。 |

**续表**

| 手术步骤 | 护理配合 |
|---|---|
| MitraClip 器械系统准备：排气及器械功能测试 | （1）排气及测试准备。<br>（2）开启导引导管与瓣膜夹及输送系统至器械准备台上。<br>（3）配台护士准备 0.9% 氯化钠注射液 1000 mL×2，加入肝素 1000 U /1000 mL，使用加压袋予 200～300 mmHg 压力持续加压，并将输液器分别与导引导管、瓣膜夹及输送系统（CDS 系统）相连接，予加压冲洗排气。<br>（4）术中护士应严密观察，保持两路排气管道持续匀速滴速（1 滴/1～2 s），建议 0.9% 氯化钠注射液加压使用至最后 50 mL 时及时更换，以防气体进入 MitraClip 系统，引起气体栓塞风险。一旦系统出现气体，需重新排气。<br>（5）使用前应仔细检查，确保调弯导引导管与 CDS 系统外观完好且性能正常。应测试系统在不同角度时 clip 夹的夹闭效果，以确保二尖瓣成形夹臂从打开到关闭状态操作性能良好。 |
| 导引导管入左房 | 将 super stiff 导丝置入左上肺静脉，用 16F/18F 扩张鞘扩张股静脉，沿 super stiff 推送 MitraClip 导引鞘管至左房（延伸 2～3 cm）。 |
| 瓣膜夹及输送系统（CDS 系统）调整定位至左室 | （1）在加硬导丝 super stiff 指引下将 CDS 系统送至左心房，在食道超声引导下，推送 MitraClip 系统至二尖瓣左房面，远端置于瓣叶方大于 1 cm。<br>（2）食道超声引导下调整定位（二尖瓣钳夹置于瓣膜中央 A2P2 区；弹道轴向垂直二尖瓣平面）。<br>（3）经超声确认，钳夹再测试后关闭钳夹至 60° 推送至二尖瓣左室面（瓣膜下方 2 cm）。 |
| 夹持瓣叶并释放 | （1）在食道超声引导下，捕捉并夹持二尖瓣前、后叶中部，使二尖瓣在收缩期由大的单孔变成小的双孔。<br>（2）经食管超声确认二尖瓣前后叶夹有效持长度、反流情况及跨瓣压差，并测量左心房压力，效果满意后释放 clip 夹。<br>（3）术中严密观察患者生命体征变化，观察有无出现心包填塞、气体栓塞、瓣叶撕裂损伤、二尖瓣狭窄等并发症。发现病情变化应及时报告，并遵医嘱配合麻醉师及时处置。<br>（4）定时监测 ACT 值，严格观察并记录出入量，术中保持静脉通路、尿管及排气管道顺畅。<br>（5）规范护理文书记录，完善手术材料登记。 |

续表

| 手术步骤 | 护理配合 |
|---|---|
| 手术效果评价 血管缝合包扎 | （1）经食道超声再次确认clip夹的有效夹持长度、二尖瓣反流情况、跨瓣压差等，效果满意后退出导引鞘管。<br><br>（2）拔除动静脉鞘管。使用"8"字缝合法缝合股静脉，血管缝合器/压迫股动脉，协助包扎处置穿刺点。<br><br>（3）评估患者生命体征、出入量情况，检查穿刺点无出血、血肿、足背动脉搏动、肢温均良好。穿刺处弹力绷带松紧适宜，穿刺侧肢无胀痛麻木，末梢无发绀。 |
| 患者转运 | （1）提前15 min电话通知ICU做好准备。<br><br>（2）转运准备：检查气管插管、中心静脉、输液管道、尿管等在位顺畅。按需连接便携式心电监护仪（含有创动脉压、血氧饱和度监测等）。按需备用氧气袋、抢救盒等转运物品。<br><br>（3）规范过床：锁定DSA床和平车，使用过床易协助患者过床，保持管道顺畅，穿刺侧肢体伸直状态。<br><br>（4）安全转运交接：由手术医师/麻醉医师、配台护士、工友共同将介入手术患者安全转运至ICU。途中关注患者病情、用药及管道安全，注意予保暖和隐私保护；予床边行全面交接。<br><br>（5）完善护理文件：护理记录单和交接单填写完整并签名。保证护理、麻醉及医疗记录的客观性和一致性。 |
| 清洁消毒 | （1）术后及时清点并清洁手术用具及器械。平台和支撑板予消毒液擦拭消毒晾干备用；稳定器清洁后送供应中心高压灭菌备用；布类予洗衣房回收清洗消毒。<br><br>（2）规范医疗废物分类处置并规范标识，有血液传播疾病风险的敷料物品，须严格按医院感染管理隔离要求规范处理。<br><br>（3）按照手术室环境表面清洁与消毒规定《医疗机构消毒技术规范》（WS/T 367—2012）要求进行手术室环境终末清洁消毒。 |

# 第二十五节　ECMO 辅助 CHIP 手术

## 一、概述

CHIP（complex high-risk and indicated patients）即病情复杂、病变高危且有介入治疗指征的患者，临床上常见三种情况：

（1）病变复杂且外科手术风险高，如左主干分叉、钙化、扭曲及 CTO 病变。

（2）复杂基础病的高危患者，伴有多种全身合并症，如糖尿病、肾功能不全、严重瓣膜病变等。

（3）心功能严重受损或血流动力学不稳定，以 LVEF ≤ 35% 为重要指标，且经皮冠状动脉置入术过程需要血流动力学支持。

ECMO 主要用于为重症心肺功能衰竭患者提供持续的体外呼吸与循环，以维持患者生命。它的本质是一种改良的人工心肺机，最核心的部分是膜肺和血泵，分别起人工肺和人工心的作用。

【麻醉方式】局部麻醉：皮下注射 1% ～ 2% 盐酸利多卡因注射液。

【血管入路】

（1）冠状动脉入路：桡动脉（肱动脉）、股动脉。

（2）深静脉置管入路：锁骨下静脉。

（3）ECMO 入路：股动脉、股静脉。

## 二、术前准备

【环境准备】环境要求符合《医院洁净手术部建筑技术规范》（GB 50333—2013）；介入手术间屏蔽设施完好，符合《医用电子设备第 2-43 部分：介入操作 X 射线设备的基本安全和基本性能专用要求》（GB 9706.243—2021）。

【仪器准备】DSA 机、心电监护仪（含有创血压监测模块）、除颤仪、吸氧装置、微量泵、ACT 测试仪及试管、血气分析仪、IABP 机和 ECMO 仪器等均处于备用状态，其中 ECMO 仪器包括离心泵或人工心肺机装置膜式氧合器、空氧混合器、气源、变温水箱。

【无菌物品准备】心血管造影手术包、心血管造影敷料包、一次性使用无菌机罩（1 套）/一次性使用心血管造影包等符合使用要求（详见本章第一节）。ECMO 套包、ECMO 动静脉插管符合使用要求。ECMO 手术器械包见表 8-25-1。

表 8-25-1　ECMO 手术器械包

| 手术器材 | 型号 | 用量 | 手术器材 | 型号 | 用量 |
|---|---|---|---|---|---|
| 手术刀柄 | 3 号 | 1 把 | 组织拉钩 | 甲状腺拉钩 | 2 把 |
| | 7 号 | 1 把 | 无损伤阻断钳 | 30° | 2 把 |
| 镶片持针器 | 直窄 | 1 把 | | 45° | 1 把 |
| | 直粗 | 1 把 | 止血钳 | 12.5 cm | 1 把 |
| 乳头牵开器 | 3×4 | 1 把 | | 14 cm | 2 把 |
| 显微镊 | — | 1 把 | | 18 cm | 1 把 |
| 组织镊 | 14 cm | 1 把 | 持针钳 | — | 1 把 |
| 无损伤镊 | — | 1 把 | 海绵钳 | — | 1 把 |
| 组织剪 | 直 | 1 把 | 分离结扎钳 | — | 1 把 |
| 精细剪 | — | 1 把 | | | |

【耗材准备】ECMO 手术耗材、CHIP 手术耗材（除常规 PTCA 手术耗材外）和 ECMO 辅助 CHIP 手术备用耗材见表 8-25-2 至表 8-25-4。

表 8-25-2　ECMO 手术耗材

| 耗材 | 用量 | 耗材 | 用量 |
|---|---|---|---|
| ECMO 套包 | 1 套 | 16F 静脉鞘 | 1 副 |
| 6F 股动脉鞘 | 1 副 | ProGlide 血管缝合器 | 2 个 |
| 8F 股动脉鞘 | 1 副 | Anjio-seal 血管封合器 | 1 个 |
| 11F 股动脉鞘 | 1 副 | 3.0 不可吸收缝线 | 若干 |
| 14F 动脉鞘 | 1 副 | | |

表 8-25-3　CHIP 手术耗材

| 耗材 | 用量 | 耗材 | 用量 |
|---|---|---|---|
| 7F 股动脉鞘 | 1 副 | 微导管 | 按需 |
| CTO 导丝 | 按需 | 双腔微导管 | 按需 |
| Stingray 球囊 | 按需 | 延长导管 | 按需 |

表 8-25-4　ECMO 辅助 CHIP 手术备用耗材

| 备用耗材 | 用量 | 备用耗材 | 用量 |
|---|---|---|---|
| JL/JR 造影管 | 1 根 | 超滑导丝 | 1 根 |
| PIG 造影管 | 1 根 | 高压注射器 | 1 台 |
| IVUS 耗材 | 1 套 | OCT 耗材 | 1 套 |
| IABP 耗材 | 1 套 | 旋磨耗材 | 1 套 |
| 激光耗材 | 1 套 | | |

【药品准备】ECMO 辅助 CHIP 手术药品及用法（除常规 PTCA 手术药品外）、常用抢救药品、备用药品见表 8-25-5 至表 8-25-7。

表 8-25-5　ECMO 辅助 CHIP 手术药品及用法

| 药品 | 用量（mL） | 使用方法 |
|---|---|---|
| 乳酸钠林格注射液 | 1000 | 预冲 ECMO 管路 |
| 0.9% 氯化钠注射液 | 9 | 遵医嘱静脉注射 |
| 地佐辛注射液（1 mL:10 mg） | 1 | |

表 8-25-6　ECMO 辅助 CHIP 手术药品常用抢救药品

| 药品 | 用量 | 药品 | 用量 |
|---|---|---|---|
| 硫酸阿托品注射液（1 mL:0.5 mg） | 若干 | 地塞米松磷酸钠注射液（1 mL:5 mg） | 若干 |
| 盐酸多巴胺注射液（2 mL:20 mg） | 若干 | 盐酸肾上腺素注射液（1 mL:1 mg） | 若干 |
| 重酒石酸去甲肾上腺素注射液（1 mL:2 mg） | 若干 | 羟乙基淀粉 130/0.4 电解质注射液（500 mL） | 若干 |

表 8-25-7　ECMO 辅助 CHIP 手术备用药品

| 药品 | 用量 | 药品 | 用量 |
|---|---|---|---|
| 氯化钾注射液（10 mL:1 g） | 若干 | 注射用硝普纳（50 mg） | 若干 |
| 葡萄糖酸钙注射液（10 mL:1 g） | 若干 | | |

## 三、手术护理配合

**1. 手术患者交接与核对**

详见本章第一节。

**2. 患者评估与准备**

详见本章第一节。

**3. 手术步骤和护理配合**

ECMO 辅助 CHIP 手术基本步骤及护理配合见表 8-25-8。

表 8-25-8　ECMO 辅助 CHIP 手术基本步骤及护理配合

| 手术步骤 | 护理配合 |
|---|---|
| 术前准备 | （1）根据患者病情，配合医生进行右侧锁骨下深静脉穿刺，备 50 mL 爱尔碘皮肤消毒剂消毒，穿刺结束后备 3.0 不可吸收手术缝线与手术贴膜对穿刺部位进行固定。根据医生选择的穿刺部位，穿刺侧上肢稍外展并使用托手板支撑，暴露左 / 右侧桡 / 肱动脉消毒区域，双下肢分开并外展，暴露双侧腹股沟消毒区域（范围为脐下至大腿中上 1/3 处），注意予患者保暖和保护隐私。<br>（2）使用足量生理盐水或乳酸钠林格注射液约 1000 mL 充分预冲 ECMO 管路。必要时使用新鲜血浆或代血浆预冲管路排尽管路内空气后钳闭。<br>（3）连接 ECMO 空气源、氧气源、主机及水箱电源并开机，流量计数调零。<br>（4）将钳闭的 ECMO 管路置于 ECMO 仪器上，并固定连接水箱管路，夹好流量传感器，确保管路间连接无误后，打开流量开关试运转，观察器械离心泵运转是否正常，检查膜肺有无渗漏、流量显示是否正确，并再次检查 ECMO 系统内有无气泡，确保一切正常后，夹闭动、静脉管道，机器预充完毕等待接管。 |
| 手术台铺设 | （1）开台时，手术护士面向手术台，严格按照无菌技术操作规范要求打开一次性使用心血管介入手术包及 ECMO 器械包，规范铺置无菌器械台，摆放物品及器械，并将一次性使用耗材打开后使用无菌持物钳移至器械台上。<br>（2）套一次性使用无菌机罩，注意在手术间活动的人员避免跨越或接触无菌区域。 |
| ECMO 套包准备 | （1）开启 ECMO 套包，另外需要准备 4～8 把卵圆钳、3 把管道钳，按顺序备穿刺针、血管扩张鞘，备 50 mL 注射器对动静脉管路内进行预冲洗。<br>（2）安装好持针器与手术刀片。 |

续表

| 手术步骤 | 护理配合 |
|---|---|
| 消毒铺巾 | （1）指导患者抬高穿刺侧上肢，掌心朝上，张开手指并保持姿势固定，配合医生进行皮肤消毒。<br><br>（2）消毒完成后，协助医生铺置无菌手术单，建立无菌区域，同时告知患者如有不适需口头告知医生或护士，不能随意活动肢体，避免污染无菌区域。由于术中无菌单的铺置增大了对穿刺点出血情况观察的难度，为了方便观察术中出血、渗血，可在术肢下铺白色盖单，方便估计患者出血量，同时注意观察穿刺部位的形态及结构，以方便对穿刺部位的肿胀程度进行观察。<br><br>（3）协助医生穿无菌手术衣，戴无菌手套。 |
| 局部麻醉 | （1）告知患者局部麻醉时有针刺感，尽量让患者放松，避免患者出现过度紧张引起心率增快、血管痉挛、心肌耗氧量增加等。<br><br>（2）打开 ProGlide 血管缝合器，配合手术医生进行预埋缝线。 |
| 穿刺置管 | （1）关注穿刺过程，如出现穿刺不顺利，协助医生更换穿刺部位或鞘管；如出现原穿刺部位渗血、血肿，应立即行压迫止血或包扎，并协助医生在新穿刺部位建立无菌区域。<br><br>（2）穿刺置管成功后，注意记录肝素用量与时间，定时观察和记录穿刺部位情况，如局部有渗血、皮下血肿，应及时报告医生并协助处理。<br><br>（3）协助医生连接两路有创压力监测通道并准确校对零点，确认监护系统工作正常，连接对比剂，肾功能异常的患者应尽量使用等渗对比剂，并尽可能减少对比剂用量。<br><br>（4）医生进行股动静脉穿刺前，给予患者"0.9%氯化钠注射液 9 mL+ 地佐辛注射液 10 mg"微量泵注射，以减轻患者置管期间疼痛。<br><br>（5）动静脉插管置管成功后，配合医生与台下技师进行动静脉插管与动静脉管路的对接，确保连接无误后，台上先松开动静脉置管道钳，旋转流量开关至 1500 r/min 左右，再松开动脉管道，ECMO 运转开始，同时将膜肺氧浓度调至 70%～80%，气流量：氧流量为 0.5:1～0.8:1。配合医生使用 3.0 不可吸收手术缝线与手术大贴膜固定股动静脉穿刺处，观察穿刺皮肤处是否有大量出血、血肿等情况。 |

续表

| 手术步骤 | 护理配合 |
|---|---|
| 术中监测 | （1）手术开始后 0.5 h 监测 ACT 值并要求使其维持在 350～450 s，由于冠状动脉手术抗凝要求高于 ECMO，因此 ACT 监测以冠脉抗凝为主。ACT 值过高会增加出血与血肿的风险，除了可见的插管伤口、手术切口，消化道、颅脑等关键位置的出血也应格外注意。同时每小时巡视观察穿刺部位是否有变化，若有血肿发生，及时告知医生配合处理。同时抽血检查动脉血气情况，根据结果随时调整 ECMO 流量、肝素的使用情况，必要时根据动脉血气情况，补充血清钠、钾等元素。<br><br>（2）由于术中 ECMO 辅助期间血小板消耗较为严重，手术持续 2 h 以上，应注意补充新鲜血浆、凝血因子及血小板，使术中血小板维持在 $5×10^9$ 以上，纤维蛋白原水平维持在 100 mg/dL 以上。密切关注心电监护与有创血压的波形变化，由于使用 ECMO 后，患者的供氧情况可能得到改善，部分患者可能出现全身血管张力过低而需要使用缩血管升压药，必要时可询问医生是否使用缩血管药物。<br><br>（3）手术过程中严格注意监测冠状动脉导管的压力波形，如出现室性波形，提示手术医生将导管或导丝退出心室；如出现有创压力明显下降，应提示手术医生导管是否出现冠状动脉口嵌顿，及时撤出导管；如造影导管嵌顿于窦房结支，极易引起心室颤动，应马上提醒手术医生，并做好急救准备。<br><br>（4）在 ECMO 辅助下，可能存在动静脉分流，会影响肢体末梢的循环，故在 ECMO 辅助 CHIP 手术时，末梢温度与肾功能情况也应作为反应循环质量的参考内容。每 30 min 记录术中患者病情变化、尿量、血压、心率，发现问题及时报告手术医生并配合处理，及时准确填写术中护理记录。<br><br>（5）在手术过程中应严密观察患者心电监护情况，及时识别、处理各类心律失常和心室电风暴（ventricular electrical storm，VES）现象。在行前降支（LAD）或右冠血管（RCA）经皮冠状动脉置入术开通血管后，患者出现室性心动过速或过缓甚至心搏骤停等现象，考虑为再灌注引发的恶性心律失常，应及时根据医嘱给予患者抗心律失常药物和（或）电复律处理。<br><br>（6）ECMO 运行过程中应维持尿量＞ 2 mL/(kg·h)，若尿量＜ 0.5 mL/(kg·h)，提示肾功能受损。常规留置尿管接精密尿袋，注意观察尿液颜色，若患者出现严重血红蛋白尿或肉眼血尿，提示溶血。关注患者对比剂用量与尿量，并及时提示医生，对于肾功能异常的患者应避免生理盐水输液速度过慢，以 0.5～1.0 mL/(kg·h) 进行充分水化，保持尿量在 75～125 mL/h；伴有心力衰竭的患者，应注意避免输液过快引起心力衰竭加重。 |

续表

| 手术步骤 | 护理配合 |
|---|---|
| 术中监测 | （7）及时询问患者对导管室温度的反馈，ECMO 期间温度过高，机体氧耗增加，不利于内环境紊乱的纠正；温度太低，又容易发生凝血机制和血流动力学的紊乱。应根据患者具体病情维持合适的温度，一般保持体温在 35 ～ 37 ℃。ECMO 支持早期可温度稍低，以利于偿还氧债，缩短纠正内环境紊乱的时间。由于动静脉穿刺留置管道及氧合器暴露于室温中易导致患者体温下降，故后续必要时，根据患者的需求适当调节术间温度或使用变温装置保持体温。<br><br>（8）手术时间超过 2 h 或术中发现患者处于高凝状态，酌情追加肝素 1000 ～ 2000 U 并复测动脉血气情况。 |
| 术毕包扎 | （1）术毕，将流量降至 0.5 ～ 0.6 L/min，可维持较稳定的循环、内环境、氧合和酸碱平衡，考虑终止 ECMO，应配合医师先行夹闭 ECMO 循环管路，同时严格监测血流动力学变化，如循环稳定，可行管道撤除。术后协助医生包扎穿刺部位，对 ECMO 管路采取合适的包扎方式。<br><br>（2）压迫止血时应注意压迫点应处于穿刺内口上方，才能达到压迫动脉血管穿刺口的目的，避免出现仅压迫到皮肤穿刺口而引起的皮下血肿。<br><br>（3）保持止血绷带松紧度适宜，患者穿刺侧肢无胀痛麻木，末梢无发绀，穿刺点不出血且穿刺点远方仍可触及动脉搏动为最佳止血状态。<br><br>（4）在拔除动脉鞘管时，应注意患者是否出现心率减慢、血压降低、皮肤苍白、大汗淋漓等迷走反射症状，并及时处理，如予阿托品、多巴胺等拮抗处理后，患者血压仍低，应注意是否存在失血性休克。<br><br>（5）检查患者皮肤情况，防止受压导致的组织灌注不足的情况。 |
| 患者转运 | （1）转运过程中需要全体参与人员协调一致、统一号令、各尽其责，评估循环是否稳定、是否可承受转运。<br><br>（2）对转运环节进行评估：各管路是否有脱管危险、断电的应急处理方案、氧气的携带方式、转运路径（上电梯、行走顺序）的选择、各人员职责内容、衔接单元是否做好准备等。<br><br>（3）按管路、用药、插管、设备、辅助装置分责管理。<br><br>（4）确认患者生命指标、其他设备正常连接、工作运转正常。<br><br>（5）护理文件核对，核对医嘱文件以及各项治疗信息。导管室护士根据患者病情准备氧气袋、抢救盒等转运物品，必要时与手术医生共同转运患者。<br><br>（6）若携带 ECMO 回病房，应确认辅助、连接管和工作运转正常，全身其他管路衔接正常，药品确认，患者和设备放置确认，患者皮肤确认。 |

续表

| 手术步骤 | 护理配合 |
|---|---|
| 清洁消毒 | （1）在患者离开导管室前，确保患者的血迹已被全部擦除。<br>（2）术后护士及时清点使用过的器械，清理术区污染物品，按照医疗废物进行分类处理，及时清空手术间内所有垃圾，并注明手术间号及备案号。<br>（3）清点过后的器械送至污物间清洗，等待供应室回收；布类敷料统一放置，等待洗衣房回收清洗。<br>（4）如遇有血液传播疾病污染的各类敷料物品，需按医院感染管理隔离要求进行处理。<br>（5）将患者送离介入手术间后，按照手术室环境表面清洁与消毒规定及时对手术间进行清洁与消毒，如遇传染性疾病患者，应按《医疗机构消毒技术规范》（WS/T 367—2012）要求进行终末清洁消毒。 |

# 第二十六节 主动脉内球囊反搏术

## 一、概述

主动脉内球囊反搏术（intra-aotic balloon bump，IABP）是一种通过主动脉内球囊与心动周期同步充放气，增加心肌供氧、减少心肌耗氧的方法。多用于药物治疗效果不佳或高危患者再灌注治疗的支持治疗，是心源性休克主要的非药物治疗手段。

【麻醉方式】局部麻醉：皮下注射 1% ～ 2% 盐酸利多卡因注射液。

【血管入路】股动脉。

## 二、术前准备

【环境准备】导管手术间环境安全，层流空调 / 空气消毒机正常运行，规范清洁消毒，环境符合使用标准。屏蔽设施完好，符合《医用电子设备第 2-43 部分：介入操作 X 射线设备的基本安全和基本性能专用要求》（GB 9706.243—2021）。

【仪器准备】仪器设备处于完好备用状态（见表 8-26-1）。

表 8-26-1 IABP 常用仪器设备

| 序号 | 设备 | 用量 | 序号 | 设备 | 用量 |
|---|---|---|---|---|---|
| 1 | DSA 机 | 1 台 | 4 | 血流动力学监护系统 | 1 套 |
| 2 | 主动脉球囊反搏泵 | 1 台 | 5 | 除颤仪 | 1 台 |
| 3 | ACT 仪 | 1 台 | 6 | 临时起搏器 | 1 个 |

【无菌物品准备】心血管造影手术包、心血管造影敷料包、一次性使用无菌机罩（1 套）/一次性使用心血管造影包等符合使用要求（详见本章第一节）。

【耗材准备】IABP 常用耗材见表 8-26-2。

表 8-26-2　IABP 常用耗材

| 序号 | 耗材 | 规格型号 | 用量 |
|---|---|---|---|
| 1 | IABP 导管 | 见表（8-26-3） | 1 根 |
| 2 | 临时起搏电极 | 5F/6F | 1 个 |
| 3 | 加压袋 | —— | 1 个 |
| 4 | 压力传感器 | —— | 1 个 |
| 5 | 一次性使用无菌机罩 | —— | 1 套 |

IABP 导管的选择。IABP 导管分为普通球囊导管和光纤球囊导管，根据其球囊容积不同可分为 25 cc、34 cc、40 cc、50 cc 4 种型号（见表 8-26-3）。临床应用时，根据患者身高选择合适的主动脉球囊导管，同时还需考虑到患者的临床情况及患者躯干长度。

表 8-26-3　IABP 导管型号及特点

| 产品特点 | Linear 25 cc | Linear 34 cc | Linear 40 cc | MEGA 50 cc |
|---|---|---|---|---|
| 导管直径 | 7.5F | 7.5F | 7.5F | 8F |
| 球囊尺寸 | 25 cc | 34 cc | 40 cc | 50 cc |
| 球囊长度 | 174 mm | 221 mm | 258 mm | 258 mm |
| 球囊直径 | 15 mm | 15 mm | 15.0 mm | 17.4 mm |
| 可植入长度 | 72.3 cm | 72.3 cm | 72.3 cm | 72.3 cm |
| 患者身高 | < 152 cm | 152～162 cm | 163～183 cm | > 183 cm |

【药品准备】IABP 常用药品见表 8-26-4。

表 8-26-4　IABP 常用药品

| 药品 | 用量 |
|---|---|
| 盐酸利多卡因注射液（5 mL:0.1 g） | 5 mL |
| 肝素钠注射液（2 mL:12500 U） | 12500 U×2 |
| 0.9% 氯化钠注射液 | 500 mL×3 |
| 硫酸阿托品注射液（1 mL:0.5 mg） | 若干 |

**续表**

| 药品 | 用量 |
|---|---|
| 盐酸多巴胺注射液（2 mL:20 mg） | 若干 |
| 盐酸肾上腺素注射液（1 mL:1 mg） | 若干 |

## 三、手术护理配合

1. 手术患者交接与核对

详见本章第一节。

2. 患者评估与准备

详见本章第一节。

3. 手术步骤和护理配合

IABP 基本步骤及护理配合见表 8-26-5。

表 8-26-5　IABP 基本步骤及护理配合

| 手术步骤 | 护理配合 |
|---|---|
| 术前评估 | （1）记录导管置入前血流动力学评估数据。<br>（2）评价患者双下肢循环，确定最佳穿刺侧。<br>（3）患者（家属）对手术的理解。 |
| 用物准备 | （1）局部皮肤消毒液、麻醉药品。<br>（2）缝线材料（静脉穿刺包）。<br>（3）无菌铺巾、口罩、手术服、手套、手术帽。<br>（4）消毒敷布和大 3M 胶布、固定的弹力胶布。<br>（5）肝素化生理盐水冲洗液。<br>（6）10 mL、20 mL 注射器，治疗碗。<br>（7）压力监测套件和持续的肝素冲洗液（0.9% 氯化钠注射液 500 mL + 肝素钠 5000 U）用于球囊导管中央腔的增压冲洗。<br>（8）IABP 机（电源线、心电线、压力线、转换线等）。<br>（9）ECG 电极、抢救物品（抢救车、除颤仪）。<br>（10）辅助用品：加压袋、机套、塑料布垫、洞巾。 |

续表

| 手术步骤 | 护理配合 |
|---|---|
| 主动脉球囊反搏泵准备 | （1）检查氦气容量，打开阀门和电源。<br>（2）与患者建立 ECG 导线和压力导线。<br>（3）IABP 自动识别触发信号、自动设定充放气时控。<br>（4）触发信号：心电、压力、起搏信号和固有频率。 |
| 患者消毒、穿刺 | （1）患者平卧手术台，双侧腹股沟备皮。<br>（2）充分麻醉和消毒。<br>（3）选择适合处穿刺。 |
| 导管准备 | （1）根据患者身高选择合适导管。<br>（2）将导管单向阀沿黄芯向球囊导管方向推送并旋转。<br>（3）接上注射器，抽吸 30 mL 空气后，取出球囊。<br>（4）在体表量出长度［从 Louis 角（胸骨角）到脐斜向穿刺部位，将封套标记在相应的位置］。<br>（5）导丝从 Y 型口出来，标记刻度，冲洗内腔。<br>（6）先回抽压力管内的液体［排气再回抽内腔内的液体（排气）］，再拔下注射器，接上肝素帽。<br>（7）IABP 导管与导管延长管（来自穿刺包盘）相连。 |
| 导管植入 | （1）置入球囊。<br>（2）将 IABP 球囊导管送入主动脉处。<br>（3）移除导丝，连接至压力管。<br>（4）从中央腔回抽见血，用少量肝素水冲洗，连接至冲洗系统。<br>（5）推入重新定位管套的袖套，与鞘管连接。<br>（6）移除单向阀，通过引流管连接机器。 |
| 操作后处理 | （1）记录患者生命体征，及时向医生汇报变化情况。<br>（2）注意有无并发症发生。<br>（3）随时掌握显示板信息变化，获得及时准确报警原因和处理方法。<br>（4）注意患者心率、心律、有创动脉压、反搏压等变化，及时调整反搏比或球囊充气放气时间，掌握拔管指征。 |

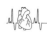 

# 第二十七节　经皮室间隔化学消融术

## 一、概述

梗阻性肥厚型心肌病是肥厚型心肌病的亚型，约占肥厚型心肌病的 25%，除具有一般病理学特征外，可见显著的室间隔心肌肥厚，由此可造成左心室流出道狭窄及梗阻，使原有症状加重或直接引起相关症状。常见症状有心绞痛、心力衰竭、心律失常、反复晕厥、猝死等。非药物治疗方法有：①外科手术，切除或切开造成梗阻的室间隔心肌，使左心室流出道扩大。②植入双腔起搏器，改变心脏间隔收缩的模式和顺序，降低左心室流入道与主动脉之间的压力差。③经皮室间隔心肌化学消融术，向冠状动脉的间隔支内注射无水乙醇，阻断血流供应，使肥厚的室间隔部位的心肌细胞缺血、萎缩直至坏死，从而减轻或消除左心室流出道梗阻，达到缓解患者症状的目的。

【麻醉方式】局部麻醉：皮下注射 1%～2% 盐酸利多卡因注射液。

【血管入路】桡动脉、肱动脉、股动脉等。

## 二、术前准备

【环境准备】导管手术间环境安全，层流空调 / 空气消毒机正常运行，规范清洁消毒，环境符合使用标准。屏蔽设施完好，符合《医用电气设备第 2–43 部分：介入操作 X 射线设备的基本安全和基本性能专用要求》（GB 9706.243—2021）。

【仪器准备】仪器设备处于完好备用状态（见表 8–27–1）。

表 8–27–1　经皮室间隔化学消融术常用仪器设备

| 序号 | 设备 | 用量 | 序号 | 设备 | 用量 |
|---|---|---|---|---|---|
| 1 | DSA 机 | 1 台 | 7 | 监护仪 | 1 台 |
| 2 | 中心供氧及气源 | 1 套 | 8 | 血流动力学监护系统 | 1 套 |
| 3 | 高压注射器 | 1 台 | 9 | 除颤仪 | 1 台 |
| 4 | 输液泵 | 1 台 | 10 | 器械台 | 1 台 |
| 5 | 推注泵 | 1 台 | 11 | 治疗车 | 1 台 |
| 6 | 临时起搏装置 | 1 个 | 12 | 铅防护用品 | 1 个 |

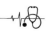

【耗材准备】经皮室间隔化学消融术常用耗材见表8-27-2。

表8-27-2 经皮室间隔化学消融术常用耗材

| 序号 | 材料 | 规格型号 | | 用量 |
|---|---|---|---|---|
| 1 | 穿刺针 | — | | 1 根 |
| 2 | 桡动脉鞘 | 6F/7F | | 1 副 |
| 3 | 股血管鞘 | 6F | | 1 副 |
| 4 | 导丝 | 普通导丝 | 0.035″×145 cm/150 cm | 1 根 |
| | | 泥鳅导丝 | 0.035″×180 cm/260 cm | 1 根 |
| 5 | 导管 | PIG | 6F/5F（按需） | 1 根 |
| | | | 6F-145°/黄金标 | 1 根 |
| 6 | 高压注射筒 | 150 mL | | 1 支 |
| 7 | 压力泵 | — | | 1 个 |
| 8 | OTW 球囊 | 各型号（按需） | | 若干 |
| 9 | 冠脉造影 | 三联三通 | | 1 个 |
| | | 压力传感器 | | 1 个 |
| 10 | 临时起搏电极 | 根据实际备用 | | 1 个 |
| 11 | 医用贴膜 | 按需备用 | | 1 张 |
| 12 | 其他耗材 | 2 mL 螺纹针筒 | | 1 个 |
| | | 单三通 | | 1 个 |

【药品准备】经皮室间隔化学消融术常用药品、常用抢救药品和OTW球囊规格见表8-27-3至表8-27-5。

表8-27-3 经皮室间隔化学消融术常用药品

| 药品 | 用量 |
|---|---|
| 盐酸利多卡因注射液（5 mL:0.1 g） | 5 mL |
| 肝素钠注射液（2 mL:12500 U） | 12500 U×2 |
| 0.9% 氯化钠注射液 | 500 mL×4 |
| 对比剂 | 100～200 mL |
| 无水乙醇 | 500 mL |

表 8-27-4　经皮室间隔化学消融术常用抢救药品

| 药品 | 用量 |
|---|---|
| 硫酸阿托品注射液（1 mL:0.5 mg） | 若干 |
| 盐酸多巴胺注射液（2 mL:20 mg） | 若干 |
| 地塞米松磷酸钠注射液（1 mL:5 mg） | 若干 |
| 盐酸肾上腺素注射液（1 mL:1 mg） | 若干 |
| 盐酸去甲肾上腺素（1 mL:1 mg） | 若干 |

表 8-27-5　OTW 球囊规格

| 球囊长度 | 8 mm、12 mm、15 mm、20 mm、30 mm |
|---|---|
| 球囊直径 | 1.2 mm、1.5 mm、2.0 mm、2.25 mm、2.5 mm、2.75 mm、3.0 mm、3.25 mm、3.5 mm、3.75 mm、4.0 mm |

## 三、手术流程与护理配合

1. 手术患者交接与核对

详见本章第一节。

2. 患者评估与准备

详见本章第一节。

3. 手术步骤和护理配合

经皮室间隔化学消融术基本步骤及护理配合见表 8-27-6。

表 8-27-6　经皮室间隔化学消融术基本步骤及护理配合

| 手术步骤 | 护理配合 |
|---|---|
| 术前评估 | （1）准确记录所有血流动力学评估数据。<br>（2）评估桡动脉、股动脉搏动情况，以确定最佳血管入路。<br>（3）患者（家属）对手术的理解及围术期准备。 |
| 用物准备 | （1）局部皮肤消毒液（安尔碘Ⅲ）。<br>（2）局部麻醉剂（1%～2% 盐酸利多卡因注射液）。<br>（3）无菌铺巾、口罩、手术服、手套、手术帽。 |

续表

| 手术步骤 | 护理配合 |
|---|---|
| 常规 CAG 及左心室造影 | 常规 CAG，右前斜位和后前位加头位，充分暴露间隔支动脉。 |
| 测定 LVOTG | 使用猪尾巴导管或多功能导管，将导管放置在心尖部（梗阻近端）记录压力，并将导管向主动脉拉出，从而得到左心室与主动脉间连续的压力曲线。LVOTG 为梗阻近端心室内压力和主动脉内压力之差。 |
| 消融前准备 | 按经皮冠状动脉介入治疗肝素化，选取合适指引导管和导丝，穿刺右侧股静脉，准备临时起搏电极，连接临时起搏装置并调至备用状态。 |
| OTW 球囊准备 | （1）选择直径合适的球囊，球囊导管的扩张直径不得超过狭窄部位近端和远端的冠状动脉直径。<br>（2）从保护环中取出球囊导管，移除保护装置和轴柄。<br>（3）包装中 CLIPIT 夹可以固定导管。<br>（4）用适当的球囊导管扩张介质，如 1:1 对比剂和无菌生理盐水充注注射器或扩张器械。<br>（5）三通阀连接至导管的接头，通过三通阀进行冲洗。<br>（6）排除空气。<br>（7）沿导引导丝将球囊导管推送至靶血管（通常是第一间隔支）。<br>（8）缓慢扩张至合适压力。<br>（9）完成扩张，扩张器械负压收缩。<br>（10）球囊充盈阻塞第一间隔支 15 min，观察 LVOTG 有无变化。<br>（11）抽去导丝，通过球囊导管的管腔注射对比剂，观察欲消融心肌的范围，有无侧支循环反流至前降支。若压力差下降，心肌染色范围合适，表明靶血管正确，可以开始化学消融。 |
| 消融 | （1）球囊充盈状态下造影确定完全阻塞靶血管。<br>（2）静脉注射吗啡 3～5 mg。<br>（3）经 OTW 球囊导管注射无水乙醇（推注时避免回抽以防球囊中心腔凝血）。<br>（4）每次注射 0.5 mL，观察心电图、LVOTG 及患者胸痛情况。<br>（5）一般注射 1～2 mL 无水乙醇后可以达到满意治疗效果。<br>（6）消融终点明显下降 ≥ 50% 或静息 VOTG < 30 mmHg。<br>（7）若心电图出现明显 P-R 间期延长或一过性安全性房室传导阻滞应终止手术。 |

续表

| 手术步骤 | 护理配合 |
|---|---|
| 术后处理 | （1）术后留置临时起搏导管，同时严密心电监护，如无明显房室传导阻滞，24 h后拔除临时起搏电极。如发生高度房室传导阻滞，应延长监护时间。对不能恢复者应考虑植入DDD型永久起搏器。<br>（2）转运至监护病房观察。 |

# 参考文献

［1］胡盛寿，高润霖，刘力生，等.《中国心血管病报告 2018》概要［J］.中国循环杂志，2019，34（3）：209-220.

［2］ROTH G A，MENSAH G A，JOHNSON C O，et al. Global burden of cardiovascular diseases and risk factors，1990—2019：Update from the GBD 2019 Study［J］. J Am Coll Cardiol，2020，76（25）：2982-3021.

［3］姚焰，张海澄，曹景颖，等.薪火相传　不负韶华——我国心脏电生理学的发展与成就［J］.中国心血管病研究，2021，19（9）：769-772.

［4］卢亚辉，侯昌，刘健.2020 年冠状动脉腔内影像学研究进展［J］.中国介入心脏病学杂志，2021，29（11）：637-641.

［5］中国医师协会心血管内科医师分会结构性心脏病专业委员会.中国经导管左心耳封堵术临床路径专家共识［J］.中国介入心脏病学杂志，2019，27（12）：661-672.

［6］毛燕君，秦月兰，刘雪莲.介入室护理管理实用手册［M］.上海：第二军医大学出版社，2017.

［7］霍勇.从胸痛中心到新型心血管疾病防治体系建设［J］.中国介入心脏病学杂志，2021，29（3）：124-126.

［8］霍勇.胸痛中心在中国的探索与实践［J］.中国介入心脏病学杂志，2021，29（2）：63-67.

［9］霍勇.中国胸痛中心建设理论与医学模式［J］.中国介入心脏病学杂志，2021，29（1）：1-3.

［10］陈玉国，张敏，王文君，等.护士在胸痛中心建设与发展中的作用［J］.中华急危重症护理杂志，2020，1（1）：7-10.

［11］中国胸痛中心联盟，中国心血管健康联盟，苏州工业园区心血管健康研究院，等.中国胸痛中心质控报告（2021）概要［J］.中国介入心脏病学杂志，2022，30（5）：321-327.

［12］郭莉.手术室护理实践指南［M］.北京：人民卫生出版社，2019：14-34.

［13］李保.心血管介入培训教程［M］.北京：人民军医出版社，2013.

［14］侯桂华，肖娟，王英.介入诊疗器械应用与护理［M］.北京：北京大学医学出版社，2021.

［15］李海燕，陆清声，莫伟.血管疾病临床护理案例分析［M］.上海：复旦大学出版社，2019.

［16］葛均波，徐永健，王辰．内科学［M］.北京：人民卫生出版社，2018：212.

［17］陈孝平，汪建平，赵继宗．外科学［M］.北京：人民卫生出版社，2018：7.

［18］侯桂华，霍勇．心血管介入治疗护理实用技术：第二版［M］.北京：北京大学医学出版社，2017：182.

［19］杨璐，高连君，尹晓盟，等．不同抗凝方案对心房颤动射频消融术中肝素用量影响的临床研究［J］.中华心血管病杂志，2019，47（8）：602-607.

［20］HINDRICK G，POTPARA T，DAGRES N，et al. 2020 ESC Guidelines for the diagnosis and management of atrial fibrillation developed in collaboration with the European Association of Cardio-Thoracic Surgery（EACTS）：the task force for the diagnosis and management of atrial fibrillation of the European Society of Cardiology（ESC）developed with the special contribution of the European Heart Rhythm Association（EHRA）of the ESC［J］. European Heart Jounal，2021，42（5）：373-498.

［21］中华医学会心电生理和起搏分会，中国医师协会心律学专业委员会．经冷冻球囊导管消融心房颤动中国专家共识［J］.中华心律失常学杂志，2020，24（2）：96-112.

［22］中华医学会心血管病学分会，中华心血管病杂志编辑委员会．中国左心耳封堵预防心房颤动卒中专家共识（2019）［J］.中国心血管病学杂志，2019，47（12）：937-955.

［23］张伟丽，樊冬磊．左心耳封堵术围术期的护理进展［J］.TODAY NURSE，2021，28（2）：4-5.

［24］周奇，韩宇，宋书波，等．微创封堵治疗房间隔缺损的临床近况［J］.中国胸心血管外科临床杂志，2021，28（2）：1-5.

［25］刘金桥，肖丽苗，陈丽丽，等．联合ＴＴＥ和ＴＥＥ在儿童继发孔型房间隔缺损诊断及封堵术中的价值［J］.中国超声医学杂志，2021，37（1）：50-53.

［26］张玉顺，蒋世良，朱鲜阳．卵圆孔未闭相关卒中预防中国专家指南［J］.心脏杂志，2021，33（1）：1-10.

［27］中华医学会心血管内科分会，中国医师协会心血管内科分会．卵圆孔未闭预防性封堵术中国专家共识［J］.中国循环杂志，2017，32（3）：209-214.

［28］孙保，程端，李波，等．超声引导下经皮介入治疗1010例结构性心脏病的临床疗效及应用价值［J］.中国胸心血管外科临床杂志，2021，28（8）：921-927.

［29］李建雄，王峰，陈开远，等．卵圆孔未闭封堵术的研究进展［J］.中国医药导报，2021，18（7）：43-46.

［30］中华医学会心血管病分会结构性心脏病学组，中国医师协会心血管内科医师分会结构性心脏病专业委员会．中国动脉导管未闭介入治疗指南2017［J］.中国介入心脏

病学杂志，2017，25（5）：241-248.

［31］陈莎莎，潘文志，管丽华，等.《2020 ESC 成人先天性心脏病管理指南》主要更新及亮点解读［J］.中国临床医学，2020，24（5）：871-880.

［32］秦永文，白元.室间隔缺损介入治疗的"中国梦"——写在国产室间隔缺损封堵器临床应用 20 周年之际［J］.心脏杂志，2021，33（4）：349-357.

［33］耿文磊，胡海波，蒋世良，等.经皮肺动脉瓣球囊扩张术临床应用 30 年疗效分析［J］.中国介入心脏病学杂志，2019，27（3）：157-161.

［34］徐芳.儿童肺动脉瓣狭窄的诊治进展［J］.儿科药学杂志，2020，26（10）：56-58.

［35］中国医师协会心血管外科分会大血管外科专业委员会.主动脉夹层诊断与治疗规范中国专家共识［J］.中国心血管外科杂志，2017，33（11）：641 – 654.

［36］林婧，符伟国，王璐，等.开窗型覆膜支架及面向原位开窗技术的覆膜支架的研究进展［J］.中华外科杂志，2019，57（3）：220-222.

［37］中华医学会心血管病学分会结构性心脏病学组，中国医师协会心血管内科医师分会结构性心脏病专业委员会.中国经导管主动脉瓣置换术临床路径专家共识［J］.中国介入心脏病学杂志，2018，26（12）：661-668.

［38］郭帅，张斌，吴永健.经导管主动脉瓣置换术的最新进展［J］.中国医刊，2020，55（1）：4-7.

［39］中国医师协会心血管内科医师分会结构性心脏病专业委员.经导管主动脉瓣置换术中国专家共识（2020 更新版）［J］.中国介入心脏病学杂志，2020，28（6）：301-309.

［40］林心平，朱齐丰，刘先宝，等.经导管二尖瓣反流介入治疗的现状及进展［J］.中华心血管病杂志，2021，49（5）：425-431.

［41］林心平，王建安.中国心脏瓣膜病介入治疗的现状与进展［J］.心电与循环，2019，38（5）：353-356.